Kosten kontra Menschlichkeit

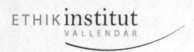

Ethische Herausforderungen in Medizin und Pflege

Band 6

Hermann Brandenburg /
Helen Güther / Ingo Proft (Hg.)

Kosten kontra Menschlichkeit

*Herausforderungen an eine gute Pflege
im Alter*

Matthias Grünewald Verlag

VERLAGSGRUPPE PATMOS

PATMOS
ESCHBACH
GRÜNEWALD
THORBECKE
SCHWABEN

Die Verlagsgruppe
mit Sinn für das Leben

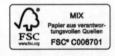

Für die Schwabenverlag AG ist Nachhaltigkeit ein wichtiger Maßstab ihres Handelns. Wir achten daher auf den Einsatz umweltschonender Ressourcen und Materialien.

Bibliografische Information der Deutschen Nationalbibliothek
Die Deutsche Nationalbibliothek verzeichnet diese Publikation in der Deutschen Nationalbibliografie; detaillierte bibliografische Daten sind im Internet über http://dnb.d-nb.de abrufbar.

Umschlaggestaltung: Finken & Bumiller, Stuttgart
Umschlagabbildung: © thinkstock
Druck: CPI – Ebner & Spiegel, Ulm
Hergestellt in Deutschland
ISBN 978-3-7867-3034-7

Inhalt

Dieser thematische Band ist Sr. Basina Kloos FBMVA gewidmet.

Einleitung

Mit herzlichem Dank und zugleich in großer Verbundenheit ist die vorliegende Publikation „Kosten contra Menschlichkeit. Herausforderungen an eine gute Pflege im Alter" Sr. Basina Kloos zu Ihrem 75. Geburtstag gewidmet. Sr. Basina hat sich über mehr als zwei Jahrzehnte an der Spitze der Marienhaus Unternehmensgruppe nicht nur in der konfessionellen Landschaft des deutschen Gesundheitssystems, sondern darüber hinaus in Politik und Sozialgesellschaft verantwortungsvoll und weitsichtig für die Belange kranker und pflegebedürftiger Menschen eingesetzt. Mit menschlicher Nähe und unternehmerischem Geist versteht Sr. Basina es, die wirtschaftlichen Belange von sozialen Einrichtungen mit dem Spezifikum einer franziskanischen Spiritualität im Dienst am Nächsten zu verbinden. Unser Dank gilt ihrer Schaffenskraft, ihrer Bereitschaft und ihrem Mut, wichtige Innovationen besonders in der Pflege voranzubringen und dabei die Wurzeln der Ordensgemeinschaft der Waldbreitbacher Franziskanerinnen immer wieder zu verlebendigen und theologisch zu reflektieren.

Eine besondere Verbundenheit zeichnet Sr. Basina mit der Philosophisch-Theologischen Hochschule Vallendar (PTHV) aus. Sowohl die Idee wie auch die Umsetzung einer Pflegewissenschaftlichen Fakultät an dieser Hochschule, gerade in der Verbindung zu Theologie und Philosophie, hat sie entscheidend mitgeprägt und nachhaltig unterstützt. Im Zuge dieser Entwicklung erhielt das wissenschaftliche Fachgebiet der Gerontologischen Pflege erstmals in Deutschland einen Platz an einer Universität. Damit wird eine wichtige Lücke im Vergleich zum internationalen Raum (etwa Großbritannien) geschlossen, wo seit den 1990er Jahren dieses Lehr- und Forschungsgebiet bereits etabliert ist.

„Im Zentrum steht die Frage nach dem Menschen und dem richtigen Tun in der Gerontologischen Pflege". Seit nun mehr als drei Jahren leitet dieser Satz die Weiterbildungsreihe „Profession, Qualität & Innovation" am Institut für Wissenschaftliche Weiterbildung (IWW) der PTHV. Konzipiert und gestaltet wird die Reihe vom Lehrstuhl für Gerontologische Pflege der Pflegewissenschaftlichen Fakultät der Hochschule. In zweitägigen Fachvorträgen und Workshops diskutieren Teilnehmer und Referenten theoretische Konzepte und wissenschaftliche Instrumente zur Verbesserung von pflegerischer Versorgung in der Gerontologischen Pflege.[1] Vor allem aber bietet die Weiterbildungsreihe Raum für die kritische Reflexion des Pflegealltags und regt einen intensiven Austausch von Wissenschaft und Praxis an. Seit 2014 ergänzt das jährlich tagende „Vallendarer Kolloquium zum Gesundheits-, Pflege- und Sozialwesen", ein ausgewähltes Diskussionsforum aus verschiedenen Trägervertretern der Altenhilfe und Wissenschaftlern, die Entwicklung um wichtige Fragestellungen und Analysen der derzeitigen pflegerischen Handlungspraxis.

Hintergrund und Anliegen des Buchs

Vor dem Hintergrund dieser Entstehungsgeschichte versteht sich das vorliegende Buch als Dokumentation der fachübergreifenden Diskussionen in den vergangenen Jahren. Vor allem aber ist es das Anliegen der AutorInnen, den Dialog zwischen Wissenschaft und Praxis weiter zu fördern. Aus diesem Grunde werden die einzelnen Kapitel dieses Bandes durch einen „Kommentar aus der Praxis" abgerundet.

Es ist uns sehr bewusst, dass die Praxis der Altenhilfe als auch die Wissenschaft der Gerontologischen Pflege vor großen Herausforderungen stehen. Anders als dies in der Öffentlichkeit häufig thematisiert wird, stellen sich jedoch nicht nur Fragen der effizienten Versorgung. Dieser Weg allein führt in eine Sackgasse. Dabei ist völlig klar, dass es ohne vernünftiges Wirtschaften nicht geht – auch nicht in der Altenhilfe. Verschwendung, Misswirtschaft und unreflektierter Ressourceneinsatz waren immer schon ethisch unhaltbar. Jedoch hat die derzeitige Spirale der Ökonomisierung in der Altenhilfe zu einer „Verbetriebswirtschaftlichung" der Heime (und ambulanten Dienste) mit Fokus auf Markt, Wettbewerb und Kostenersparnis geführt. Darüber hinaus sind Fachkräftemangel, niedrige Löhne (bis hin zu Armutslöhnen), die Bürokratisierung der pflegerischen Arbeit sowie der deutliche Ausbau externer Kontrollorgane Anzeichen für eine Fehlentwicklung der Pflegeinfrastruktur. Fast unbemerkt von der Öffentlichkeit haben sich auch die Trägerstrukturen verschoben. Der privatgewerbliche Bereich konnte seinen Marktanteil von 1999 bis 2009 im ambulanten Sektor um fast ein Drittel, im stationären Sektor um über 38% steigern.

Hinzu kommt die Einsicht, dass der Machbarkeit durch den Menschen Grenzen gesetzt sind. Diese Erkenntnis ermöglicht vielleicht kein Erfahrungsraum so deutlich wie der der Altenhilfe. Die Aner-

---

[1] Im Buch werden die Begriffe gerontologische Pflege, gerontologische Langzeitpflege und Altenhilfe synonym verwendet.

kennung von Grenzen menschlicher Machbarkeitswünsche soll aber nicht einer Defizitperspektive das Wort reden, sondern im Gegenteil den Blick öffnen für die Möglichkeiten der Gestaltung von gutem Leben angesichts von Hochaltrigkeit, Pflegebedürftigkeit und Abhängigkeit. Damit wird eine stärker rehabilitative Haltung vertreten. Grundlegend ist dabei die Frage nach einer guten Handlungspraxis, die sich an erster Stelle am Menschsein und an dem konkreten pflegebedürftigen und alten Menschen orientiert. Angestrebt ist die Emanzipation der Gerontologischen Pflege, die den Fehlentwicklungen im Handlungsfeld der Altenhilfe entgegenwirkt. Dazu dient der Blick zurück auf die eigenen, christlich-ethischen und wohlfahrtsstaatlichen Traditionen als auch die (Selbst)-Reflexion gegenwärtiger Entwicklungen insbesondere in der stationären Altenhilfe hinsichtlich des Einsatzes von Assessments (Lebensqualität), dem Autonomiepostulat und gegenwärtiger Personal- und Organisationsentwicklung. Emanzipation bedarf zudem aber auch der Entwicklung von Perspektiven, von Utopien, auf die hin Handeln in verändernder Weise zukünftig orientiert werden kann. Anregungen bieten hierzu u.a. Analysen und Überlegungen zum Sozialraum verbunden mit Überlegungen zu einem notwendigen Kulturwandel in der Langzeitpflege. Nicht zuletzt aus diesem Grunde kann und muss der Titel dieses Buches „Kosten contra Menschlichkeit" als Provokation und Irritation empfunden werden.

Inhalte und Aufbau des Buchbands

Der Aufbau folgt dabei dem einleitend formulierten Grundanliegen und nimmt seinen Ausgang bei den Menschen, die im Zentrum unseres Tuns stehen, den pflegebedürftigen älteren Menschen. Die Demenz bildet hierbei ein zentrales Krankheitsgeschehen, welches in besonderer Weise Pflegebedürftigkeit definiert. Als Syndrom kognitiv progredient verlaufender Einbußen führt sie zum einen zum Verlust von Selbstständigkeit und Alltagskompetenzen. Zum anderen – und dies ist für die Betroffenen meist gravierender – führt sie zur Erfahrung von Diskriminierung, Entmündigung und Verunsicherung hinsichtlich der eigenen Identität. Es ist daher danach zu fragen, wie das Leben von Menschen mit Demenz im pflegerischen Kontext so gestaltet werden kann, dass diese Menschen entgegen gängiger Marginalisierungspraxis Lebensqualität und Autonomie erleben und in ihrer Würde als Menschen geachtet werden. Dass dies keine Selbstverständlichkeit ist, sondern ein immer wieder zu erringendes Gut vor dem Hintergrund knapper finanzieller Ressourcen in der Pflege, zeigt ein Blick auf Daten zur Versorgung von Menschen mit Demenz. Schon heute bilden sie die größte Personengruppe in den Alten- und Pflegeheimen – mit steigender Tendenz. Darüber hinaus zeichnet sich ihre Pflegesituation durch einen hohen Anteil an Betreuungsleistungen aus, die trotz „Nachrüstungen" im SGB XI in den letzten Jahren nur unzureichend mit den Mitteln der Pflegekassen abgedeckt sind. Der erste Teil ist daher den Menschen mit Demenz gewidmet. Ausgehend von den Menschen, die Pflege erfahren, ist es kein weiter Schritt zu den Menschen, die für diese Pflege verantwortlich sind. Die enge Verflechtung von pflegebedürftigen und pflegegebenden Menschen scheint so naheliegend, dass sie nur allzu oft übersehen wird. Pflegepersonal nicht als Kostenfaktor zu depersonalisieren, ist eng verbunden mit dem Ziel der Förderung einer personalen Handlungspraxis gegenüber Menschen mit Demenz. Denn Menschlichkeit kann nur dort gelingen, wo ein entsprechender Rahmen dazu anregt, als Pflege(fach)person und Mensch gefördert zu werden. Dies mag zudem den positiven Nebeneffekt bringen, Fachkräfte in Zeiten des Personalmangels im Unternehmen zu halten und kann eindrucksvoll demonstrieren, dass Ökonomie mit humanen Zielen bis zu einem gewissen Grad in Einklang zu bringen ist. Viel wesentlicher ist allerdings die Tatsache, dass insbesondere der sensible, weil ethisch vulnerable Bereich der Pflege, der aktiven, lernenden und sich kritisch einbringenden Pflegepersonen bedarf. Der Blick in die Geschichte des Nationalsozialismus führt uns vor Augen, welche katastrophalen Zustände dort geschaffen wurden, wo Menschen zu autoritätshörigen und willigen Befehlsempfängern reduziert wurden. Dies hatte System und war gewollt. Um dem entgegen zu wirken, ist die Entwicklung von lernenden Organisationsstrukturen und demokratischer Personalführung von besonderer Relevanz. Hierzu sind vor allem die Beiträge im zweiten Teil vorgesehen.

Emanzipation bedeutet auch die Suche nach alternativen Handlungskonzepten zur rein vollstationären Pflege. Unter dem Paradigma der „Deinstitutionalisierung" sind, ausgehend von der Debatte um eine Psychiatriereform seit den 1970ern (Klaus Dörner, u.a.) und übertragen auf die Altenhilfe neue Wohnformen entstanden. Damit ist eine stärkere Orientierung in den Sozialraum verbunden mit Konzepten, die die Kommune stärker fordern. Dies ist wiederholt in Modellprojekten mit Erfolg erprobt worden. Bei aller Euphorie, Lösungen auf zentrale Problemlagen wie die Desintegration von pflegebedürftigen älteren Menschen gefunden zu haben, bedürfen auch oder gerade die aktuellen Entwicklungen des reflektierten Austauschs. Welche Erfahrungen machen die Träger? Welche Fragen lassen sich in wissenschaftlichen Analysen aufwerfen? Wie sind solche Entwicklungen letztlich einzuschätzen und zu bewerten? Der dritte Teil setzt sich mit dem Bestreben nach einer Öffnung der Altenhilfe und der Erschließung des sogenannten Dritten Sektors (kritisch) auseinander.

Von der Metaperspektive der Sozialraumanalysen kann im vierten Teil des Buches auf die Makroebene des pflegepolitischen Handelns gewechselt werden. Dazu wird an die in Deutschland einzigartigen Strukturen der Freien Wohlfahrtspflege erinnert und ihre Relevanz für sozialpolitische und pflegepolitische Innovationen dargelegt. Veröffentlicht werden hier Beiträge aus dem ersten „Vallendarer Kolloquium zum Gesundheits-, Pflege- und Sozialwesen". Sie sollen Anstöße zu einer politischen Positionierung der Gerontologischen Pflege geben.

Gleich einer Konklusion fügt sich nun der letzte Beitrag an die Vorhergehenden an und baut auf den dargelegten vielfältigen Facetten Guter Pflege im Alter auf. Von dort aus ist es möglich, einen Ausblick zu wagen und die nächsten Schritte für die Fortsetzung des Dialogs zwischen Wissenschaft und Praxis zu formulieren: „Auf dem Weg zu einer neuen Kultur der Langzeitpflege". Der vorliegende Band will dazu seinen Teil betragen.

Zielgruppe

Das Buch wendet sich an Angehörige aller Gesundheitsfachberufe, die sich mit der Pflege und der Versorgung alter Menschen professionell beschäftigen, insbesondere in der stationären Altenhilfe:

- Menschen mit Pflegebedarf und ihre Angehörigen, Mitarbeiter in Heimen, Pflegediensten, Beratungsstellen, Verantwortliche in der Qualitätssicherung und -entwicklung.
- Forschende und Lehrende an (Hoch)-Schulen, die mit der Ausbildung von Gesundheitsberufen befasst sind.
- Personen bei Kommunen, Wohlfahrtsverbänden und in der Politik.

Das Buch richtet sich damit besonders an all jene Personen, die sich aktiv in den Dialog zwischen Altenpflegepraxis und Gerontologischer Pflege als Wissenschaft gestaltend einbringen möchten.

Damit ist der vorliegende thematische Band bewusst nicht im Stil einer klassischen Festschrift verfasst. Vielmehr versteht sich die Festgabe als ein wissenschaftlicher Beitrag, der die aktuellen Entwicklungen im Prozess der Professionalisierung der (Alten)Pflege aufgreift und als fachlicher Diskurs fortführt.

Nur dort, wo der öffentliche Diskurs aufgenommen wird, der Gute Pflege im Alter nicht als Option, sondern als verantwortliche Handlungspraxis vor Augen stellt, kann es gelingen, dass Menschlichkeit und Wirtschaftlichkeit keine Wahlalternativen darstellen, sondern in Theorie wie Praxis zusammenfinden.

Vallendar, am Fest Dreikönig 2015

Helen Güther   Hermann Brandenburg   Ingo Proft

Grußwort

Sehr geehrte Herren und Damen,

„Für sie standen und stehen Kranke, Alte, Kinder und ganz allgemein Menschen, die in Not geraten sind, im Mittelpunkt ihres Wirkens. Ihnen galt und gilt ihre Fürsorge. Schwester Basina ist eine Frau der leisen Töne. Sie macht um ihre eigene Person nicht viel Aufheben. Sie genießt allseits höchste Anerkennung." Diese Sätze sind der Begründung für die Verleihung des Verdienstkreuzes 1. Klasse des Verdienstordens der Bundesrepublik Deutschland an Schwester Basina im Jahr 2010 entnommen. Sie stehen gleichsam als Bilanz für eine Persönlichkeit und deren Lebenswerk, das ihresgleichen sucht.

Ich kenne Schwester Basina seit einer Reihe von Jahren. 2006 durfte ich die Laudatio anlässlich der Ehrenpreisverleihung der Johanna-Löwenherz-Stiftung an Schwester Basina halten. Ihr verantwortliches Wirken, unter anderem als Vorsitzende des Vorstandes der Marienhaus Stiftung, ist mir sehr vertraut und ich schätze Schwester Basina ganz außerordentlich.

Wenn Schwester Basina nun ihr 75. Lebensjahr vollendet, wird sie die vielen freundlichen Worte und Gesten der Wertschätzung gelassen entgegennehmen. Gelassen, aber nicht unberührt, denn es spiegelt ein Leben im Glauben und daran, was sie in nimmermüder praktizierter Barmherzigkeit an Gutem getan hat. Sie ist ein Beispiel an Mitmenschlichkeit und Caritas.

Dass die Philosophisch-Theologische Hochschule Vallendar diese Festgabe dem Thema „Pflege im Alter" widmet, ist so richtig wie konsequent, zählt doch die Sorge um ältere und pflegebedürftige Menschen zu den ganz besonderen Anliegen von Schwester Basina. Und sie ist, nicht zuletzt angesichts des demografischen Wandels, auch hochaktuell.

Rheinland-Pfalz verfügt landesweit über eine gute medizinisch-pflegerische Versorgung. Dabei verfolgt die Landesregierung das politische Ziel, dass ältere Menschen so lange wie möglich ein eigenverantwortliches und selbstbestimmtes Leben führen können. Mit dem Landesaktionsplan „Gut leben im Alter" und mit dem Zukunftsprogramm „Gesundheit und Pflege 2020" will die Landesregierung die bislang gute Versorgung auch für die Zukunft sichern.

„Gesundheit und Pflege 2020" zielt darauf ab, die medizinische und pflegerische Versorgung auch in ländlichen Räumen sicherzustellen.

Denn gerade in den ländlichen Regionen, in denen die Bevölkerungsdichte abnimmt, werden neue Versorgungsmodelle nötig sein. Dazu gehören innovative telemedizinische Projekte oder neue medizinische und pflegerische Dienstleistungsangebote durch die „VERAHs". Das sind Versorgungsassistenten und -assistentinnen in der Hausarztpraxis, die die behandelnden Hausärzte bei vielen Aufgaben im Praxisalltag entlasten können. Dazu gehören die Weiterentwicklung von Krankenhäusern zu sektorenübergreifenden Gesundheitszentren und die Nachwuchsförderung in den Gesundheitsfachberufen und den Pflegeberufen. Und dazu gehören auch Initiativen zur Sicherung der pflegerischen Versorgung durch ambulante Dienstangebote und gemeinschaftliche Wohnprojekte in den Kommunen, damit pflegebedürftige Menschen möglichst lange in ihrer vertrauten Umgebung bleiben können.

Ich weiß, dass diese Zielsetzung auch im Sinne von Schwester Basina ist. Ihr profundes Wissen und ihr wertvoller Rat werden uns bei der Verwirklichung dieses anspruchsvollen Vorhabens leiten und begleiten.

Mit meinen besten Wünschen für Schwester Basina verbinde ich die Hoffnung, dass sie noch viele, viele Jahre bei guter Gesundheit und fortgesetzter Schaffenskraft ihr segensreiches Werk verrichten wird.

Malu Dreyer
Ministerpräsidentin von Rheinland-Pfalz

Paul Rheinbay

Neu geboren werden
Grußwort

Im Johannesevangelium heißt es, dass Christsein nur möglich ist, wenn ein Mensch die Bereitschaft hat, neu geboren zu werden. Hier drückt sich die Wirklichkeit des Reiches Gottes aus, das mit jedem Neuwerden aus dem Glauben bereits anfanghaft da ist und menschlichem Leben, auch im Alter und im Sterben, seine das Rationale immer überschreitende Würde gibt.

Dies gilt auch für Institutionen wie die Philosophisch-Theologische Hochschule Vallendar (PTHV) mit ihren beiden Fakultäten Theologie und Pflegewisenschaft, als deren Rektor ich dieses Grußwort gerne schreibe.

Die PTHV hat mitgewirkt an so manchem Gewinn an Menschlichkeit: Hier geschah vor dem ersten Weltkrieg die Ausbildung von Missionaren für Kamerun. Dort schauen bis heute Christen auf die ersten Pallottiner als die „Väter des Glaubens" – wie Bischof Heinrich Vieter, dessen 100. Todestag 2014 gefeiert wurde. In einer Zeit, als Mission oft sehr nationalistisch verstanden wurde, bauten sie eine Kirche auf, die alle Menschen ernst nahm. Laienkatecheten gaben davon beredtes Zeugnis.

Hier wurde 1914 die Keimzelle der heutigen Schönstatt-Bewegung geboren, eine durch den damaligen Spiritual und Pallottiner Josef Kentenich gegründete „Marianische Congregation" unter spirituell und missionarisch begeisterten Schülern.

Von hier gingen, seitdem 1945 das Theologiestudium der deutschen Pallottiner-Provinzen von Limburg an der Lahn nach Vallendar verlegt worden war, zahlreiche Seelsorger aus, die in der Nachfolge Christi Menschen dienten – in Pfarreien, Bildungseinrichtungen, Krankenhäusern, in der Migrantenseelsorge, auf dem Flughafen Frankfurt ...

Und dann musste die Hochschule selbst einen Wandlungsprozess des Neuwerdens durchlaufen. Die seit den 70er Jahren rückläufige Zahl von eigenen Seminaristen motivierte dazu, einen Weg der Anerkennung staatlicher- und kirchlicherseits zur Theologischen Fakultät zu gehen, der es auch Nicht-Pallottinern, Frauen und Männern, Angehörigen anderer Gemeinschaften, Gasthörern, Promoventen aus dem Ausland ermöglicht, hier ihre akademische Berufsausbildung zu absolvieren.

Ein weiterer historischer Schritt war dann die Erweiterung des Träger-Fundamentes und die Gründung eines zweiten Studiums – Pflegewissenschaft, als eigenständige Fakultät einzigartig in Deutschland. Dies brachte, nach erneuten Verhandlungen mit Land und Kirche, den Schritt von einer Ordenshochschule zur Katholischen Universität im Kleinformat mit sich. Die den „Professionen für den Menschen" gewidmete „neue PTHV" zählt zurzeit rund 250 Studierende in fünf Studiengängen. Ein besonderes Merkmal ist die hohe Anzahl von Promovenden. In beiden Fakultäten war und ist es das erklärte Ziel, akademischen Nachwuchs auszubilden: ein dringendes Desiderat für die deutsche Pflegelandschaft wie auch für die Weltkirche!

Neu geboren werden, institutionell wie auch menschlich, ist ein Weg des Loslassens, der Veränderung, des Vertrauens und der Gestaltung. In vielen Zukunftsgesprächen mit Sr. Basina ist uns an der PTHV ihre ganz persönliche Verbindung von geistlichem, menschlichem, sach- und ergebnisorientierten und ökonomischem Charisma deutlich geworden. Dafür möchte ich ihr im Namen aller Kollegen, Studierenden und Mitarbeiter der Hochschule von Herzen Dank sagen. Ich danke den Initiatoren und Herausgebern dieser akademischen Geburtstagsgabe. Ich danke allen, die, auf welchen Gebieten auch immer, an der Geburt des neuen Menschen mitwirken und Institutionen so gestalten, dass in ihnen menschliche Würde geachtet und menschliche Reife und Entwicklung möglich sind.

Marianne Meyer

Gute Pflege im Alter
Prolog

Gute Pflege im Alter – das ist nicht nur der Titel des vorliegenden Buches, sondern ein Bestreben, dem wir uns in der Marienhaus Stiftung auf besondere Weise verpflichtet fühlen. Uns nach Kräften dafür einzusetzen, dass eine wertvolle Pflege es den uns anvertrauten Menschen unter dem Dach der Marienhaus Stiftung ermöglicht, gut alt zu werden, sehen wir vor allem als einen Auftrag, den wir aus Sicht der Betroffenen, aus unserer Sicht des Arbeitgebers im Sozial- und Gesundheitswesen und nicht zuletzt aus Sicht unserer Mitarbeitenden wahrnehmen möchten.

Für den Alltag bedeutet das zunächst, dass wir unsere Mitarbeitenden bei der würdevollen Pflege und einem sensiblen Umgang mit den Bewohnern zu unterstützen und zu stärken haben. Eine wichtige Rolle spielen dabei für jeden Einzelnen die Fragen: „Aus welcher Perspektive heraus handle ich? – Und wie treffe ich meine Entscheidungen?"

Wenn wir im Alltag der Pflege nur aus unserem Blickwinkel heraus urteilen und handeln, dann besteht die Gefahr einer einseitigen Sichtweise, mit der Konsequenz, dass unser Agieren nicht im Einklang mit den Bedürfnissen und Wünschen der älteren Menschen stehen muss. Die Beispiele hierfür sind zahlreich. Es beginnt bei der Radioeinstellung, die eine entsprechende Musikauswahl nach sich zieht, reicht über die Bezeichnung von Mahlzeiten, bei denen die Bewohnerin bzw. der Bewohner nicht genau weiß, was er isst, bis hin zur Bekleidung oder Möblierung. Für uns bedeutet dies, solchen Fragen nachzugehen und zu schauen, in welcher Umgebung sich die Bewohnerin bzw. der Bewohner heimisch fühlt und was seine Welt ist. Aus welcher Perspektive also findet schließlich die Milieugestaltung statt?

Ein für mich als frühere Heimleiterin prägendes Beispiel möchte ich an dieser Stelle nicht vorenthalten: Eine Bewohnerin in jenem Alten- und Pflegeheim artikulierte sich ständig sehr laut, war höchst herausfordernd und in ihrer Umgebung fühlten sich andere Menschen von ihr gestört. Immer dann, wenn an ihr und für sie etwas getan wurde oder wenn sie in einem Sessel sitzen sollte, fing sie an zu stöhnen und zu rufen. Durch eine intensive Biographie-Arbeit, vielen Gesprächen mit den Angehörigen und der Beobachtung von ihrem, aber auch unserem Verhalten fanden wir schließlich heraus, dass sich die Bewohnerin als Kind immer zurückgesetzt gefühlt hatte. Sie durfte nichts arbeiten, weil ihr nichts zugetraut wurde. Nachdem wir ihre Geschichte kannten, berieten wir gemeinsam mit den Mitarbeitenden aus verschiedenen Professionen, was wir tun könnten. So kam es, dass wir ihr Aufgaben zuwiesen – und das mit Erfolg: Das Äpfelschälen ließ sie ruhig und entspannt werden und unter der Beobachtung einer Betreuungskraft bügelte sie mit großer Freude und einer tiefen Innigkeit Taschentücher, die danach ganz exakt gefaltet wurden. Durch die Arbeit wurde sie müde und ruhte in der übrigen Zeit entspannt. Als wir den Schlüssel für ihr Verhalten gefunden hatten, wurde das Miteinander für alle besser. Für uns war das eine Lernerfahrung, dass und wie wir in die Welt unserer Bewohnerinnen und Bewohner schauen müssen. Wir konnten in der Folge mit viel Geduld und Kreativität lernen, was die einzelnen Menschen für eine gute Lebensqualität brauchen. Nicht zu verschweigen sind auch Misserfolge. Nachdrücklich möchte ich jeden in der Pflege dazu einladen, so oft es möglich ist, mit der Bewohnerin bzw. dem Bewohner in ihre bzw. seine Richtung zu schauen, auf ihren bzw. seinen Lebensweg zu sehen – besonders auch dann, wenn der vor uns stehende Mensch demenziell verändert ist. Nur mit dieser Haltung ist es möglich, annähernd seiner Lebenswelt gerecht zu werden.

Als christlicher Träger sind wir verpflichtet, dem Leben zu dienen. Wenn schon Jesus damals die kranken Menschen bevor er sie heilte fragte: „Was soll ich dir tun?", dann ist es für uns heute umso wichtiger, die uns anvertrauten kranken und alten Menschen nach ihren Bedürfnissen zu fragen. Wenn der einzelne Mensch sich nicht mehr äußern kann, liegt es an uns, durch Versuch und Irrtum, durch Beobachten und Erspüren herauszufinden, was der Mensch braucht, um so seinem Willen gerecht zu werden.

Dabei fällt mir immer wieder auf, dass der Altersabstand zwischen Pflegenden und Bewohnerinnen bzw. Bewohnern mitentscheidend sein kann. Begegnen sich Menschen in diesem Bereich mit hohem Altersunterschied, so ist die Gefahr, den anderen nicht zu verstehen, durchaus gegeben. Es ist daher umso wichtiger für die Pflegenden, auch die Zeitgeschichte von Welt und Gesellschaft, Kirche und Erziehung der damaligen Zeit zu kennen, in der die Bewohnerin bzw. der Bewohner sich sozialisiert hat. Viele Bewohnerinnen und Bewohner entwickeln schnell eine Beziehung zu den jüngeren Generationen und möchten sodann ihr Wissen und ihre Erfahrungen weitergeben. In solchen sehr lebendigen Gesprächen vergessen sie mitunter sogar ihre eigenen Einschränkungen für eine kurze Zeit. Entscheidend scheint mir hierbei das individuelle Interesse an einem anderen Menschen, an seinen Erfahrungen und Erlebnissen. Das Beleben der Vergangenheit lässt sie zur Gegenwart werden und belebt das, was einmal war. Insbesondere demenziell veränderte Menschen entwickeln das Gefühl, etwas zu können. Es befähigt sie, Erinnerungen abzurufen und lässt sie erfahren, dass sie nützlich sind. Wir alle brauchen solche wertschätzenden Erfahrungen.

In der Sorge um unsere Bewohnerinnen und Bewohner wissen wir, dass es auch um eine Begleitung in der letzten Lebensphase geht und der Lebensweg auf dieser Erde oftmals in unseren Einrichtungen endet. Wir wollen den Tod nicht verdrängen, sondern als Bestandteil des Lebens annehmen. An der Lebensgrenze besteht unsere Aufgabe darin, den sterbenden Menschen seinen Wünschen und Fähigkeiten entsprechend menschlich zu begleiten, über seine Ängste und Freuden zu sprechen und ihm zu helfen, das zu regeln, was noch wichtig ist. Wenn die ärztliche Entscheidung mit der Bewohnerin bzw. dem Bewohner oder Betreuerin bzw. Betreuer getroffen ist, von der curativen Medizin in die palliative Pflege und Betreuung zu wechseln, dann ist meist menschliche Nähe, Zeitnehmen für das, was noch wichtig ist, das Entscheidende. Für die Generation der Bewohnerinnen und Bewohner von heute spielt Religiosität, die Frage nach dem Sinn des Lebens und gelebter Glaube, eine große Rolle. Daher brauchen wir religiöse Rituale, Gebete und Gottesdienste, in denen der alt gewordene Mensch spirituell beheimatet ist. Für unsere demenziell veränderten Bewohnerinnen und Bewohner sollen kurze altbekannte Gebetsformen ermöglichen, mit allen Sinnen die Facetten des Glaubens zu erspüren.

Dazu müssen wir unsere Mitarbeiterinnen und Mitarbeiter befähigen, die aktuellen Erkenntnisse der palliativen Pflege in einem multiprofessionellen Team einzusetzen. Eine wichtige Säule ist dabei die spirituelle Dimension. Bei diesen Themen erlebe ich viel Interesse der Mitarbeitenden, damit sie ihr Wissen, aber besonders ihre Haltung und Sensibilität vertiefen können, um adäquat in Situationen handeln zu können und um spirituell sprachfähig zu werden.

Seelsorge beginnt nicht am Lebensende. Leider haben wir in der Vergangenheit das Sakrament der Krankensalbung, zur Stärkung in Alter und Krankheit, sprachlich zur sogenannten „letzten Ölung" abqualifiziert. Vor dem Hintergrund des bestehenden Priestermangels ist deshalb auch eine Neuorientierung der Kirche, Sterbenden eine Form der Stärkung zukommen zu lassen, von großer Wichtigkeit. Rituale helfen, Übergänge zu gestalten, Abschied zu nehmen, loszulassen, bevor etwas Neues beginnen kann. Daher sind durchdachte Rituale auch für die Mitarbeitenden und Angehörigen hilfreich, um sich gut von einem lieb gewordenen Menschen verabschieden zu können und die Erinnerungen zu pflegen. Sterbebegleitung endet nicht mit dem Aushauchen des Lebensatems, sondern erst nach Verabschiedungsritualen, wie z.b. Erinnerungsmomente, die Teilnahme an der Beerdigung oder ein Gedenkgottesdienst in der Einrichtung.

Aus unserem Alltag weiß ich, dass wir – trotz guten Willens – auch an unsere Grenzen gelangen. Für uns wichtige Werte stehen sich dann plötzlich konträr gegenüber und wir geraten in Gewissenskonflikte. Ethische Fallbesprechungen ermöglichen hier, mit ausgewogener und reiflicher Überprüfung, eine richtige, gerechte und verantwortbare Entscheidung im Einzelfall zu treffen. Das stärkt auch das Miteinander im Team und schafft nicht das Gefühl, allein Entscheidungen treffen zu müssen.

Menschen, die zum großen Teil über lange Zeit bei uns leben, sollen am eigenen Leib erfahren, was in der Bibel steht und Gott einem kleinen Volk zugesprochen hat: „Weil du in meinen Augen kostbar und wertvoll bist" (Jes 43,4), tun wir alles, was uns möglich ist, damit der alt gewordene Mensch bis zur letzten Stunde zufrieden und würdevoll sein Leben gestalten kann. Das kann aber nur gelingen, wenn wir uns in gleichem Maße um unsere Mitarbeiterinnen und Mitarbeiter sorgen und für sie da sind. Sie brauchen unsere Fürsorge, aber auch Gestaltungs- und Entlastungsmöglichkeiten, Anerkennung und Lob. Ihre Zufriedenheit und positive Motivation ist unser wertvollstes Gut, das wir in unseren Einrichtungen im Sozial- und Gesundheitswesen aufweisen dürfen. Für sie da zu sein, bleibt eine ständige Herausforderung bei der hohen Arbeitsbelastung einerseits und besonders vor dem Hintergrund des Fachkräftemangels andererseits.

Mein Respekt und meine Hochachtung gelten dem großartigen Engagement vieler Menschen, nicht zuletzt meiner Mitschwester Basina, der zu Ehren diese vorliegende Publikation anlässlich ihres 75. Geburtstages erscheint. Mit ihr teile ich auch die christlichen Werte, das Bemühen auf gesellschaftspolitischer Ebene, Veränderungen für eine wertschätzende Pflege anzustoßen und das Engagement um die uns anvertrauten Menschen, die ihr wie uns in der Marienhaus Stiftung ein Herzensanliegen sind.

Auf vielfältige Weise haben sich die Autorinnen und Autoren unterschiedlicher Professionen mit Themen der stationären Langzeitpflege befasst, die sich angesichts des demografischen Wandels weiter entwickeln und verändern muss. Sie leisten damit einen wichtigen gesellschaftspolitischen Beitrag, die wertschätzende Position für eine gute Pflege im Alter zu stärken und auszuweiten.

Teil I
Autonomie und Lebensqualität
Gute Pflege von Menschen mit Demenz

Lebensqualität bildet das zentrale Konzept in der Pflege von Menschen mit Demenz. Vergegenwärtigt man sich, dass vom Zeitpunkt der Diagnosestellung bis zum Lebensende im Durchschnitt 10 Jahre Lebenszeit liegen, wird deutlich, dass Langzeitpflege und Langzeitpflegebedürftigkeit ganz wesentlich vor die Frage gestellt sind, wie eine solche Lebensphase als ein gutes Leben gestaltet werden kann. Aber auch die Pflegebedürftigkeit von älteren Menschen ohne Demenz weist zumeist komplexe und chronische Einschränkungen auf.

Im Folgenden werden zwei Erhebungsinstrumente zur Messung von Lebensqualität vorgestellt und mit den Erfahrungen ihrer Anwender aus der Praxis in Verbindung gebracht. Das erste Instrument – Heidelberger Instrument zur Erfassung der Lebensqualität demenzkranker Menschen (H.I.L.DE.) – ist darauf ausgerichtet, die Lebensqualität bei Menschen mit Demenz auch in weit fortgeschrittenen Stadien zu dokumentieren und zu messen *(Stefanie Becker)*. Letztlich geht es um die sensible und fachlich gestützte Interpretation von Verhaltensweisen und non-verbalen Ausdrucksweisen der Betroffenen. Ihre Möglichkeiten zur verbalen Mitteilung ihrer Wünsche und Bedürfnisse reduzieren sich im Verlauf der Erkrankung. Ein Kommentar aus der Praxis dokumentiert, wie H.I.L.DE. im pflegerischen Alltag wahrgenommen wird *(Sinje Herrenbrück & Karl-Heinz Will)*.

Die Frage nach der Verbesserung von Lebensqualität ist abgeleitet aus dem Bemühen um ein gutes Leben. Das Gute zu bestimmen steht dabei in letzter Konsequenz zwischen individuellen, subjektiven Wünschen der Bewohner und dem objektiv Richtigen der professionellen Pflegekräfte. Dazu gilt es, diese beiden Perspektiven zunächst einmal transparent zu machen, um sie aufeinander abzustimmen. Hierzu bietet das zweite Instrument – Instrument zur Erfassung von Lebensqualität (INSEL) – Anregung *(Frank Oswald, Hans-Werner Wahl)*. In aufwendigen Interviews werden die individuellen Bedürfnisse der Bewohner ermittelt und den Einschätzungen des Pflegeteams gegenübergestellt. In der Konsequenz führt dies auch zu Entwicklungs- und Umstrukturierungsprozessen pflegerischen Alltags im Sinne des Gedankens einer „lernenden Organisation" (vgl. auch Teil II). Auch bei diesem Verfahren werden die Praxiserfahrungen dargestellt und es wird aufgezeigt, welche Erkenntnisse für einen gelingenden Einsatz bereits vorliegen (*Peter Antfang*).

Bei allen Errungenschaften dieser in jüngster Zeit entwickelten Messinstrumente, darf nicht übersehen werden, dass die Bestimmung dessen, was Lebensqualität ist, immer auch geprägt ist durch den jeweiligen Zeitgeist und die Dominanz geläufiger Paradigmen. Diese schlagen sich in der Konzeption von Messinstrumenten nieder. Daher bedarf ihre Anwendung trotz aller gewonnenen Einblicke in die Wünsche der Bewohner und der präzisen Bestimmung von Zufriedenheit und Wohlbefinden des sensiblen und reflektieren Umsetzens durch die Pflegenden. Wie gehe ich mit dem Recht auf Selbstbestimmung um? Was bedeuten die Ergebnisse für die Gestaltung meines pflegerischen Handelns und des Pflegealltags? Welche Dilemmata ergeben sich? Wo dominiert die pflegefachliche Sicht über die des betroffenen Bewohners? Wo bleiben blinde Flecke? Was ist in der aktuellen direkten Begegnung mit dem Bewohner gut? Diese Fragen nach dem Guten sind normativ und berühren damit zentral die ethische Dimension der Autonomie und Verantwortung. Diesen Ansatz bleibt die Pflege insbesondere bei Menschen mit Demenz auch durch den Einsatz von Messinstrumenten und der Stärkung des Selbstbestimmungsrechts verpflichtet. Damit ist die Haltung Pflegender ganz wesentlich zu fördern und zu unterstützen und zwischen einem empirisch-operationalen und einem begründungstheoretischen, transzendentalen Autonomiekonzept zu unterscheiden (*Heike Baranzke*).

Stefanie Becker

H.I.L.DE. - Heidelberger Instrument zur Erfassung der Lebensqualität demenzkranker Menschen

1. Einführung

Der demographische Wandel in unserer Gesellschaft mit der Umkehrung der Alterspyramide und die nach wie vor zunehmende Bevölkerungsalterung sind zu einer vor allem gesundheits- und sozialpolitisch relevanten Tatsache geworden. Der Anteil der über 65-jährigen an der Bevölkerung in Deutschland beträgt heute ca. 19,5% (Welt der Zahlen, 2014). Diese Entwicklung, begleitet durch den medizinischen, hygienischen und ernährungsbezogenen Fortschritt der letzten 100 Jahre, bedingt eine steigende Zahl älterer Menschen, die bis in ihr 80. Lebensjahr hinein weitgehend psychisch und physisch gesund und mobil ein selbständiges Leben führen können. Außerdem ist mit dieser wachsenden Anzahl alter und hochaltriger Menschen auch die Zahl derjenigen, die an mindestens einer, meist chronischen Erkrankung wie beispielsweise Demenz leiden, ebenfalls deutlich gestiegen. Demenzen gelten heute als die häufigste Ursache für einen notwendigen Umzug in eine Pflegeeinrichtung. Entsprechend verbringen 65–85% aller Betroffenen mit fortgeschrittener Demenz ihre letzte Lebenszeit in einer stationären Pflegeeinrichtung (vgl. Weyerer/Bickel, 2007; Höpflinger et al. 2011).

Damit rücken vor allem Diskussionen um die Pflegequalität und somit adäquate Versorgungsformen der wachsenden Anzahl Demenzkranker in den Fokus, deren verbale Kompetenzen und Möglichkeiten zur autonomen Erfüllung von Wünschen und Bedürfnissen im Laufe der Erkrankung zunehmend eingeschränkter werden (vgl. Brandenburg/Güther, 2013; Tesch-Römer, 2002).

Eine adäquate Lösung für die Erfassung der Ergebnisqualität in der Pflege steht schon seit Jahren auf der „Hitliste" der Wünsche der Pflegepraxis. Zufriedenheitsbefragungen von Bewohnerinnen und Bewohnern sowie deren Angehörigen zählen dabei nach wie vor zu den in der stationären Altenpflege häufig eingesetzten Verfahren. Ausgehend von diesem „Praxisdruck" in den vergangenen 15 Jahren richtete die Versorgungsforschung ihren Blick verstärkt auf die Frage der Verbesserung der Lebenssituation von Menschen mit Demenz. Entsprechend hat sich in den letzten 15 Jahren das Konstrukt der „Lebensqualität" zu einem Schlüsselkonzept in der Versorgung chro-

nisch kranker Menschen, insbesondere auch von Menschen mit Demenz entwickelt (Bassetti et al. 2011). Eine Demenzerkrankung stellt,
unabhängig von ihrer Ätiologie, eine große Herausforderung für die
Lebensbewältigung der Betroffenen und ihrer Angehörigen dar (Per-
rig-Chiello/Höpflinger, 2012). Der chronisch progrediente Verlauf
einer Demenz, der durch bisherige Therapiemaßnahmen bestenfalls
zu verlangsamen aber nicht aufzuhalten ist, rückt die Frage nach der
Erhaltung und Förderung einer guten Lebensqualität trotz der erlebten Einschränkungen und Verluste in den Mittelpunkt des For-
schungsinteresses (Ettema et al., 2007; Byrne-Davis et al., 2006). Eine
wesentliche Voraussetzung dafür stellt die Evaluation im Sinne von
Erfassung und Bewertung der aktuellen Lebensqualität der Betroffenen dar.
Dabei standen zunächst vor allem Anpassungen der Betreuungskonzepte, der baulichen und organisatorischen Rahmenbedingungen, der
Qualifizierung von Mitarbeitern im Mittelpunkt, wodurch ein Per-
spektivenwandel auf die Gestaltung der Pflege und Betreuung von
Menschen mit Demenz hin zu einer individuen-zentrierten, d.h. an
jeweils verbliebenen Kompetenzen der Person ausgerichteten Sicht
stattfand. Insbesondere aber dort, wo die auch aus anderen Gründen
umstrittenen Bewohnerbefragungen aufgrund der verbliebenen
Kompetenzen der Befragten methodisch an ihre Grenzen stoßen, ist
der Bedarf an angemessenen, handhabbaren Instrumenten für die
Beurteilung der Lebensqualität der Betroffenen auch aktuell noch
enorm hoch. Daher ist es wenig verwunderlich, dass sich verschiedene Wissenschaftsbereiche, allen voran auch die Gerontologie (Alternsforschung), intensiv mit dieser Frage auseinander gesetzt haben
(vgl. Kriz et al, 2006; Wahl/Schneekloth, 2009; Wallraffen-Dreisow,
2002). So sind in den letzten Jahren verschiedene Verfahren zu Erfassung und Beurteilung der Lebensqualität Demenzkranker aus unterschiedlichen Perspektiven bzw. vor verschiedenen theoretischen
Grundlagen entwickelt worden. Deren zentrales Ziel stellt die Erhaltung und Förderung der Lebensqualität der Betroffenen nicht zuletzt
im Sinne eines ethischen Anspruchs dar (vgl. Becker et al., 2006,
Kruse, 2005b, Becker et al., 2005, Becker et al., 2010).

2. Das Konstrukt „Lebensqualität" in der Pflege und Betreuung von Menschen mit Demenz

Da es mit Fortschreiten einer dementiellen Erkrankung schwieriger
wird, die jeweils subjektiven Bedürfnisse und Befindlichkeiten des
Erkrankten als zentrale Indikatoren für Lebensqualität direkt zu er-

fragen, wird häufig fälschlicherweise geschlossen, Demenzkranke seien zu einer angemessenen Interaktion nicht mehr in der Lage. So werden (noch) vorhandene Kompetenzen und Ressourcen unterschätzt und eine mögliche Förderung ihrer Lebensqualität bleibt aus (vgl.: Coors/Kumlehn, 2014; Bassetti et al. 2012; Förstl, 2002; Re/Wilbers, 2004; Schwerdt/Tschainer, 2003).

Es gilt jedoch im Sinne des „Normalisierungsprinzips" anzuerkennen, dass die emotionale Schwingungs- und Ausdruckfähigkeit, die durchaus situationsspezifisch variieren kann, (Becker et al., 2010), grundsätzlich auch bei einer Demenz erhalten bleibt, mag sie vielleicht auch weniger sozial-erwünschte und mehr individuelle Ausdrucksformen annehmen. Nicht jeder demenzkranke Mensch äußert seine Freude oder seinen Ärger in gleicher Weise, vielmehr sind es individuelle Ausdrucksformen, die Dritte teilweise nur aufgrund der persönlichen Erfahrungen mit dem Betroffenen erkennen können und für die eine sensible, wertschätzende Haltung entwickelt werden muss.

Der Bedarf an praxisbezogenen Verfahren, die strukturierte und standardisierte Kriterien zur Beurteilung des subjektiven Befindens bzw. der empfundenen Lebensqualität demenzkranker Menschen bereithalten, ist auch aktuell als sehr hoch einzuschätzen. Mit dem Ziel, diese Bedarfslücke in der Versorgung demenzkranker Menschen in der stationären Altenpflege zu schließen und dem Anspruch einer an den individuellen Bedürfnissen der von einer Demenzerkrankung betroffenen Menschen ausgerichteten würdevollen Pflege und Betreuung besser gerecht zu werden, wurde das „Heidelberger Instrument zur Erfassung der Lebensqualität Demenzkranker (H.I.L.DE.)" im Auftrag des Bundesministeriums für Familie, Senioren, Frauen und Jugend (BMFSFJ) entwickelt.

3. Heidelberger Instrument zur Erfassung der Lebensqualität Demenzkranker (H.I.L.DE.)

Ziel der Forschungsarbeit des Projekts „Heidelberger Instrument zur Erfassung der Lebensqualität Demenzkranker (H.I.L.DE.)" war es, ein Erhebungsinstrument zu entwickeln, das in der Lage ist, die Lebensqualität demenzkranker Menschen – unabhängig vom Stadium ihrer Erkrankung – auf der Basis wissenschaftlich fundierter, standardisierter Kriterien zu erfassen und zu beurteilen. Auf der Grundlage einer solchen Erfassung können dann gezielte Interventionen abgeleitet werden, die zur Erhaltung oder Förderung der individuellen Lebensqualität auch schwer demenzkranker Menschen beitragen. Dabei sollte insbesondere der Anspruch der Handhabbarkeit im Rahmen seiner Anwendung in der Pflegepraxis im Fokus stehen.

4. Leitlinien der Assessment-Entwicklung

Um eine zielgruppengerechte Erfassung der Lebensqualität demenzkranker Menschen sicherzustellen, orientierte sich die Entwicklungsarbeit an den folgenden Leitgedanken (vgl. Becker 2009; Becker et al., 2010):

- *Lebensausschnitte:* Ausgehend von Lawton's theoretischem Modell der Lebensqualität (1996) muss eine sinnvolle Erfassung der Lebensqualität demenzkranker Menschen Lebensqualität als mehrdimensionalen Begriff verstehen und entsprechend umsetzen. Neben zielgruppenspezifischen Umweltmerkmalen (z.b. institutionelle Wohnumwelt) umfasst diese Annahme auch demenzspezifische Personenmerkmale (z.b. verbliebene Verhaltenskompetenzen und Bedürfnisstrukturen) als potentielle Ressourcen für ein hohes Maß erlebter Lebensqualität.

- *Qualitätskriterien:* Eine sinnvolle Bewertung der jeweils individuell vorgefundenen Lebens- und Erlebensverhältnisse wird überhaupt erst möglich, wenn klare Kriterien dafür entwickelt werden, was als qualitativ hochwertig und wünschenswert gelten darf. Da jedoch allgemeinverbindliche Mindeststandards für die Lebensqualität demenzkranker Menschen im Kontext der stationären Versorgung momentan nicht verfügbar sind, soll neben einer auf den Einzelnen gerichteten Perspektive auch ein Vergleich mit ähnlich stark beeinträchtigten Demenzkranken (im Sinne einer angemessen Vergleichsgröße) bei der Beurteilung der Qualität vorgefundener Lebensverhältnisse herangezogen werden.

5. Inhaltliche Struktur von H.I.L.DE.

Um zu einem umfassenden Verständnis der Lebenssituation demenzkranker Menschen zu gelangen, wurden inhaltlich unterschiedliche, für die Lebensqualität Demenzkranker zentrale Erfassungsbereiche auf der Grundlage ausführlicher Interviews mit Pflegepersonen erarbeitet:

- *Medizinische Versorgung und Schmerzerleben:* Um eine Pflege und Betreuung auf hohem Qualitätsniveau leisten zu können, kommt der kontinuierlichen Betreuung durch einen Haus- und Facharzt eine Schlüsselrolle zu. Sowohl kognitive Beeinträchtigungen, als auch nicht-kognitive Demenzsymptome können durch fehlende, zu spät eingesetzte oder nicht altersgerechte Medikation verstärkt werden (Seidl et al., 2007). Nur die regelmäßige Einbindung geriatrischer und gerontopsychiatrischer Expertise in den Pflegeprozess gewährleistet eine risikominimierte und dem aktuellen Gesundheitszustand des Betroffenen angemessene Versorgung und sichert dem Bewohner ein Maximum an individuellen Ressourcen, um Lebensqualität zu erfahren.

- *Räumliche Umwelt:* Wesentliche Qualitätsmerkmale einer für demenzkranke Menschen angemessenen räumlichen Umwelt sind einerseits das Vorhandensein von Orientierungshilfen und spezifischen – häufig auch gesetzlich vorgegebenen – Sicherheitsstandards (z.b. Handläufe, rutschfester Boden). Zum anderen kommt insbesondere einer nach individuellen Vorlieben gestalteten persönlichen Umwelt eine große Bedeutung zu, da hierdurch ein Gefühl der „Häuslichkeit" und „Gemütlichkeit" entstehen kann.

- *Aktivitäten:* Durch Aktivitäten wird es möglich, Gefühle von Freude und Teilhabe zu erfahren. Sinnvolle Beschäftigung kann damit einen beträchtlichen Beitrag zur Förderung der Lebensqualität der Betroffenen leisten.

- *Soziale Umwelt:* Mit zunehmendem Alter, aber vor allem auch bei Verlust von (kognitiver) Kompetenz, wird deutlich, dass vor allem die Qualität sozialer Beziehungen das Wohlbefinden erhöht (vgl. Carstensen et al. 2003). Insbesondere emotional bedeutsame Personen können eine Quelle sozialer und emotionaler Unterstützung darstellen und zur Sicherung und Förderung von Lebensqualität demenzkranker Menschen beitragen.

- *Emotionalität:* Da es das letztendliche Ziel einer Förderung von Lebensqualität sein muss, das subjektive Befinden des Bewohners zu verbessern, werden bei der H.I.L.DE.-Erfassung verschiedene Zugangswege zum Bewohnererleben genutzt (z.b. Beobachtung, Dokumentation, direkte Befragung, kollegialer Austausch). Die Interpretation des individuellen mimischen Ausdrucksverhaltens, sowie der Gestik und Körperhaltung kommt dabei eine zentrale Rolle zu.

Diese für die verschiedenen Inhaltsbereiche vorliegenden Merkmalslisten dienen zunächst zur Erfassung der jeweils bewohnerspezifischen Lebenswelt. Anhand dieser fünf Erfassungsdimensionen konnte das Verständnis von Lebensqualität als mehrdimensionales Konstrukt operationalisiert werden.

6. Ähnlichkeiten in wesentlichen Merkmalen bilden Kompetenzgruppen

Die Praxiserfahrung Pflegender in der Betreuung Demenzkranker zeigt, dass das Verhalten und auch die Kompetenzen der Betroffenen nicht alleinig auf der Grundlage ihrer kognitiven Fähigkeiten (z.b. mit dem Mini-Mental-State-Test [MMST] gemessen) beurteilt werden kann. So können zwei Bewohnerinnen mit einem MMST-Wert von 15, was einer mittleren Ausprägung der Erkrankung entspräche, sehr unterschiedlich im Verhalten und ihren alltagspraktischen Fähigkeiten und Bedürfnisse sein. Auch spielt das Ausmaß der vorhandenen Verhaltensauffälligkeiten eine wesentliche Rolle sowohl für die Möglichkeiten des Erlebens von subjektivem Wohlbefinden aber natürlich insbesondere auch für die Auswahl geeigneter Interventionsmaßnahmen zur individuellen Förderung der Lebensqualität. Die Demenz kann somit als Syndrom aus kognitiven und alltagspraktischen Fähigkeiten, sowie Verhaltensauffälligkeiten verstanden und unterschiedliche Gruppen von Betroffenen in Abhängigkeit von ihren Kompetenzausprägungen in diesen drei Bereichen (kognitive und alltagspraktische Fähigkeiten, Verhaltensauffälligkeiten) differenziert werden.

So wurden bei der Entwicklung von H.I.L.DE. neben der Berücksichtigung der Individualität der Betroffenen ihre Ähnlichkeitsmuster in diesen drei verschiedenen, für die Betreuung und Pflege Demenzkranker wesentlichen Kompetenzbereichen analysiert (Becker et al., 2006). Auf der Grundlage von 1784 Bewohnerdaten wurden vier Gruppen von Menschen mit Demenz identifiziert, die sich hinsichtlich ihrer Kompetenzen in den Dimensionen Gedächtnis und Denken (kognitive Fähigkeiten), körperlichen Fähigkeiten und Selbständigkeit in Alltagsaktivitäten (alltagspraktische, funktionale Kompetenzen), sowie im Ausmaß ihrer Belastung durch spezifische Verhaltensauffälligkeiten (psychopathologische Symptome, nichtkognitive Auffälligkeiten) deutlich unterscheiden ließen.

Entsprechend werden diese Personengruppen in H.I.L.DE. als vier unterschiedliche Kompetenzgruppen beschrieben:

- *Leicht demenzkranke Bewohner (LD)* mit weitgehend erhaltenen alltagspraktischen Kompetenzen bei beginnender Demenz.
- *Mittelgradig demenzkranke Bewohner (MD)* mit in Teilen erhaltenen alltagspraktischen Kompetenzen bei mittelgradigen kognitiven Einbußen und erkennbaren nicht-kognitiven Symptomen.

- *Schwer demenzkranke Bewohner mit somatischen Einschränkungen (SD-S)* mit stark eingeschränkten alltagspraktischen Kompetenzen bei schweren kognitiven Einbußen.

- *Schwer demenzkranke Bewohner mit psychopathologischen Verhaltensauffälligkeiten (SD-P)* mit eingeschränkten alltagspraktischen Kompetenzen bei schweren kognitiven Einbußen und einer Häufung verschiedener nicht-kognitiver Symptome.

Diese Kompetenzgruppen haben für die tägliche Begegnung mit demenzkranken Menschen große praktische Relevanz und auch für Arbeit mit H.I.L.DE. zentrale Bedeutung.

7. Lebensqualität beurteilen anhand eines demenzspezifischen Maßstabs

Für eine angemessene Beurteilung der individuellen Lebensqualität sowie die Ableitung adäquater Pflegemaßnahmen (zur Vermeidung von Über- und Unterforderung) ist es notwendig, über geeignete Kriterien zu verfügen, anhand derer eine individuelle Beurteilung sowie eine „maßgeschneiderte" Förderung der Lebensqualität erfolgen kann. Woher weiß eine Pflegeperson aber nun, ob das jeweils beobachtete oder erfasste Ausdrucksverhalten eines demenzkranken Menschen als „kritisch" im Sinne eines Interventionsbedarfs zur Verbesserung seiner/ihrer Lebensqualität zu bewerten ist oder nicht? Damit ist die schwierige Frage nach einem Außenkriterium, d.h. einem objektiven Maßstab für gute bzw. schlechte Lebensqualität angesprochen. Da diese Frage allgemein (auch für kognitiv gesunde Personen) kaum geklärt werden kann, hat sich das Verfahren der Bildung eines Durchschnittswertes anhand möglichst großer Stichproben als inhaltlich und auch methodisch sinnvolles Vorgehen erwiesen. So werden beispielsweise Durchschnittswerte einer möglichst großen Anzahl Menschen mit ähnlichen Eigenschaften in einem Test (= Normstichprobe, z.B. für Blutdruckwerte) als Normwerte (mit einer gewissen Schwankungsbreite) ermittelt. Diese gelten dann, im Sinne einer durchschnittlichen Erwartung für Personen mit gleichen Eigenschaften wie die der Normstichprobe, als Bewertungsmaßstab. Dadurch wird die Beurteilung eines einzelnen, individuellen Wertes als kritisch im Sinne von über- bzw. unterdurchschnittlich, d.h. innerhalb bzw. außerhalb der Norm liegend möglich. Die Entwicklung eines solchen Referenzmaßstabes zur Beurteilung des subjektiven Wohlbefindens demenzkranker Menschen wurde auch im Rahmen der Forschungsarbeiten für H.I.L.DE. anhand der erarbeiteten Kompetenzgruppen realisiert.

33

Für diese vier Kompetenzgruppen konnten durchschnittliche (Referenz-)Werte der realisierten Lebensverhältnisse in allen fünf inhaltlichen Erfassungsbereichen von H.I.L.DE. berechnet werden. Sie bilden den (Vergleichs-)Maßstab bzw. die Referenz für die Interpretation der jeweils individuellen Bewohnerwerte und stellen somit das für ein Assessment-Instrument bedeutsame Beurteilungskriterium dar.

8. Formale Struktur von H.I.L.DE.

Formal besteht H.I.L.DE. aus

- einem Erfassungsheft, das der Dokumentation der individuellen lebensqualitätsrelevanten Lebensumstände in den obigen inhaltlichen Kategorien mit Hilfe von vorgegebenen Merkmals- bzw. Kategorienlisten dient,
- einem Manual, das neben theoretischen Hintergrundinformationen zum Prozess der Instrumentenentwicklung die Durchführungsanleitung enthält und
- vier verschiedenen Referenzheften, die die durchschnittlichen Kennwerte wiedergeben, die für die vier Kompetenzgruppen auf der Basis für die vier Kompetenzgruppen abgebildet sind.

9. Anwendung von H.I.L.DE. und Handhabbarkeit in der Praxis

Anders als viele Assessment-Instrumente ergibt das Ergebnis der Erfassung der Lebensqualität mit dem H.I.L.DE.-Instrument keinen einzelnen Punktwert, sondern vielmehr ein *Profil* der realisierten Lebensumstände eines einzelnen Demenzkranken in den jeweils vom Instrument beschriebenen Lebensbereichen. So kann für jeden Lebensbereich die jeweils dort erlebte Lebensqualität des einzelnen Menschen mit Demenz erfasst und ein individueller Bedarf zur Förderung von Lebensqualität lokalisiert werden. Die eigentliche Bedarfsidentifikation erfolgt durch den Vergleich des individuellen Einzelwertes mit dem Durchschnittswert derjenigen Demenzkranken, die der gleichen Kompetenzgruppe angehören (Referenzmaßstab) und bildet so die Grundlage für eine adäquate, an den individuellen Kompetenzen orientierte Pflegeplanung.

Ein Instrument zur Erfassung von Lebensqualität kann jedoch nur dann tatsächlich auch zum Wohle der Betroffenen eingesetzt werden und wirken, wenn seine Anwendbarkeit in der Praxis gewährleistet ist. Um dieses Ziel zu erreichen, waren Pflegende aus der Praxis an allen Entscheidungspunkten in den Entwicklungsprozess von H.I.L.DE.

aktiv eingebunden. Neben der praxisbezogenen Erarbeitung der inhaltlichen Kriterien mittels ausführlichen Interviews zu Beginn der Projektarbeit, wurde die Handhabbarkeit von H.I.L.DE. im Pflegealltag mehrmals auf der Basis von Evaluationsergebnissen optimiert. An der Evaluation waren insgesamt fast 700 Pflegende beteiligt. Für die Anwendung von H.I.L.DE in der Praxis sind zwei Aspekte besonders relevant:

- *Zeitliche Ressourcen und Aufwand der H.I.L.DE-Anwendung:*
  Vor dem Hintergrund der knappen Ressource „Zeit" ist eine durchschnittliche Anwendungsdauer 1,5 Stunden (bei Erstanwendung), ein nicht unerhebliches Zeitkontingent. Im Rahmen der Praxisprüfung des Instruments durch Pflegende erschien dem überwiegenden Teil der Befragten dieser zeitliche Aufwand jedoch als durchaus gerechtfertigt. Da im Erfassungsheft, unabhängig vom Kompetenzprofil des einzelnen Demenzkranken, immer die gleichen Merkmale in den verschiedenen Inhaltsbereichen dokumentiert werden, ist zu erwarten, dass nach mehrmaligem Einsatz des Instrumentes (sei es für den gleichen oder auch für verschiedene Menschen mit Demenz), ein Lerneffekt einsetzt, nach dem die Pflegenden üblicherweise die erfassten Kategorien im Gedächtnis haben und eine entsprechend auf diese zielende Beobachtung und Dokumentation wesentlich leichter und damit natürlich auch weniger zeitintensiv erfolgen kann.

- *Erfassungszeitpunkt und wiederholte Anwendung:*
  Der praktische Einsatz von H.I.L.DE. sollte keineswegs nur auf die einmalige Feststellung des Status Quo der aktuell erlebten Lebensqualität(en) der Betroffenen beschränkt sein, wie z.B. nach der ersten Eingewöhnungsphase bei einem neuen Heimeinzug. Vielmehr kann H.I.L.DE. sowohl in den jeweiligen Teilen zur Erfolgsprüfung durchgeführter Pflegeplanungsmaßnahmen (ca. 2-4 Wochen nach erfolgter Intervention), oder auch zur Anpassung der generellen Pflegeplanung bei Veränderung des Zustands des Betroffenen im Verlauf der Demenzerkrankung (wodurch ein Wechsel der Zugehörigkeit zu einer Kompetenzgruppe erfolgen kann) genutzt werden. Das hierfür jeweils angemessene Intervall bzw. der geeignete Zeitpunkt kann kaum allgemein formuliert werden. H.I.L.DE. setzt hier auf die Expertise der Pflegenden und so sollte eine erneute H.I.L.DE. Anwendung grundsätzlich gemeinschaftlich vom Pflegeteam bestimmt werden und vor allem in Situationen, in denen deutliche Veränderungen in den Kompetenzbereichen eines Bewohners festgestellt werden oder

sich sonstige auffällige, neue Erlebensweisen ergeben haben. Liegen keine besonderen Vorkommnisse oder Veränderungen vor, empfiehlt sich vor dem Hintergrund der Progredienz der Erkrankung eine wiederholte Anwendung im Abstand von vier bis sechs Monaten.

H.I.L.DE. bietet somit eine wichtige Handreichung zur Erfassung und adäquaten, an den jeweiligen Möglichkeiten des Betroffenen orientieren Beurteilung der Lebensqualität demenzkranker Menschen über allen Stadien der Erkrankung.

10. Zusammenfassung und weitere Entwicklung

Im Ansatz des H.I.L.DE.-Projektes kommt der Adaptivität der Erfassung von Lebensqualität für die sehr unterschiedlichen Syndromformen der Demenz, seien diese nun durch unterschiedliche Ätiologien oder die Progredienz der Erkrankung bestimmt, eine wesentliche Bedeutung zu. In Abgrenzung von bisherigen Erfassungsmodellen wird dabei nicht nur die kognitive Leistungsfähigkeit, sondern darüber hinaus die Selbständigkeit in alltagspraktischen Verrichtungen sowie die Belastetheit der Betroffenen mit einer nicht-kognitiver Demenzsymptomatik berücksichtigt. Als Referenzmaßstab zur Interpretation der Einzelbefunde werden die bei vier typischen (Kompetenz-) Gruppen demenzkranker BewohnerInnen der stationären Altenhilfe identifizierten individuellen Lebensverhältnisse bereitgestellt. Diese Referenzwerte erlauben eine Lokalisierung von Problemlagen und bieten Ansatzpunkte für eine gezielte Förderung des Bewohnerbefindens.

Der Nutzen des H.I.L.DE.-Instrumentes bleibt jedoch nicht auf eine bloße Bestimmung des gegenwärtigen Standes der Lebensqualität (Status Quo) beschränkt. Eine breite Akzeptanz in der Praxis kann ein Lebensqualitäts-Assessment nur dann erfahren, wenn es darüber hinaus auch die Ableitung konkreter Fördermöglichkeiten erlaubt. Auch wenn das Instrument keine Kriterien für eine optimale bzw. maximal mögliche Lebensqualität vorgeben kann, stellen die empirischen Vergleichswerte sinnvolle und vor allem angemessene Orientierungspunkte hierfür dar, da sie sich an den erhaltenen Möglichkeiten eines demenzkranken Menschen ausrichten. Sie helfen somit, eine Unter- oder Überforderung des Bewohners, und nicht zuletzt auch eine Frustration der Pflegenden so weit wie möglich zu vermeiden.

In Deutschland haben die mit H.I.L.DE. gewonnenen Erkenntnisse in einer ebenfalls vom BMFSFJ geförderten Kooperation mit dem

Medizinischen Dienst des Spitzenverbandes Bund der Krankenkassen e.V. die Grundlage zur Entwicklung geeigneter Kriterien für die Beurteilung der Pflegequalität in stationären Einrichtungen im Rahmen des Regelprüfungverfahrens der stationären Einrichtungen leisten können. In der Schweiz hat sich der Einsatz von H.I.L.DE. in vielen Einrichtungen ebenfalls bereits etabliert. Auf der Grundlage der Erkenntnisse von H.I.L.DE. wurde ein standardisiertes Benchmarkinstrument entwickelt, das für den internen und externen Vergleich sowie im Langzeitvergleich zur Ergebnisevaluation und damit zur Qualitätssicherung in der Pflege von Menschen mit Demenz eingesetzt werden kann (QUALIS-LQ, 2013). Es dient dabei nicht nur der Standortbestimmung, sondern zielt darauf ab, die Bedürfnisse demenzkranker Menschen gezielt in die Öffentlichkeit zu heben, in dem sie auf der Liste der „must haves" der Qualitätsindikatoren der Langzeitpflege einen festen Platz erhalten. QUALIS-LQ leistet so durch Empowerment des Pflegemanagements ebenfalls einen wesentlichen Beitrag zur Umsetzung von Maßnahmen zur Förderung der Lebensqualität demenzkranker Menschen.

Literatur

Bassetti C. L., Calabrese P. & Gutzwiller F. (2011). Demenz. Ursachen, Verlauf und Behandlungsmöglichkeiten. Stuttgart: Literatur Verlag.
Becker S., Kaspar R. & Kruse A. (2010). Heidelberger Instrument zur Erfassung der Lebensqualität demenzkranker Menschen (H.I.L.DE.). Bern: Huber.
Becker S., Kaspar R. & Lindenthal M. (2010). Zentrale theoretische Zugänge zur Lebensqualität bei Demenz. In: A. Kruse (Hg.). Lebensqualität bei Demenz? Zur Auseinandersetzung des Menschen mit Grenzsituationen. Berlin: Akademische Verlagsgesellschaft.
Becker S. (2009). Lebensqualität und Demenz – Ergebnisse und Ausblick des H.I.L.DE.-Projekts. Betreuungsmanagement, 4, 180–184.
Becker S., Kaspar R. & Kruse, A. (2006). Die Bedeutung unterschiedlicher Referenzgruppen für die Beurteilung der Lebensqualität demenzkranker Menschen. Zeitschrift für Gerontologie und Geriatrie, 39(5), 350–357.
Becker S., Kruse A, Schröder J. & Seidl U. (2005). Heidelberger Instrument zur Erfassung von Lebensqualität bei demenzkranken Menschen. Zeitschrift für Gerontologie & Geriatrie, 38, 108–121.
Brandenburg H. & Güther H. (2013). Was ist ein gutes Leben für Menschen mit Demenz? Zeitschrift für medizinische Ethik 59, 95–105.
Byrne-Davis L., Bennett P. & Wilcock G. (2006). How are quality of life ratings made? Toward a model of quality of life in people with dementia. Quality of Life Research, 15(5), 855–865.

Carstensen L., Fung H.H., Charles S.D. (2003). Socioemotional Selectivity Theory and the Regulation of Emotion in the Second Half of Life. Motivation and Emotion, 27(2), 103–107.

Coors J. & Kumlehn M. (2014). Lebensqualität im Alter. Kohlhammer: Stuttgart.

Ettema T., Dröes R., de Lange J., Mellenbergh G.J. & Ribbe M.W. (2007). QUALIDEM: development and evaluation of a dementia specific quality of life instrument—validation. International Journal of Geriatric Psychiatry. 22(5), 424–430.

Förstl H. (2002). Symptomatische Therapie der Alzheimer-Demenz. Wiener Medizinische Wochenschrift, 3, 77–80.

Höpflinger F., Bayer-Oglesby L. & Zumbrunn A. (2011). Pflegebedürftigkeit und Langzeitpflege im Alter. Aktualisierte Szenarien für die Schweiz. Buchreihe des Schweizerischen Gesundheitsobservatoriums (Obsan): Bern.

Kriz D., Schmidt J. & Nübling R. (2006). Zufriedenheit von Angehörigen mit der Versorgung in stationären Altenpflegeeinrichtungen. Entwicklung des Screening- Fragebogens ZUF-A-7. Pflege, 4/2, 88–96

Kruse A. (2005b). Lebensqualität demenzkranker Menschen. Zeitschrift für Medizinische Ethik, 51, 41–58.

Lawton M.P. (1996). Quality of Life in Alzheimer Disease. Alzheimer Disease and Associated Disorders, 8, 138–150.

Perrig-Chiello P. & Höpflinger F. (2012). Pflegende Angehörige von älteren Menschen. Bern: Huber.

QUALIS-LQ (2013) http://www.qualis-evaluation.ch/pub.page (29.7.2014).

Re S. & Wilbers J. (2004). Versorgung demenzkranker Menschen. In: A. Kruse & M. Martin (Hg.), Enzyklopädie der Gerontologie, 506–518. Bern: Huber.

Saldutto B. (2008). Chancen und Herausforderungen der Mitarbeiterbefragung. NOVAcura 2008, 6.

Schuler M., Becker S., Kaspar R., Nikolaus T., Kruse A., & Basler H.-D. (2007). Psychometric properties of the German "Pain Assessment in Advanced Dementia Scale" (PAINAD-G). Journal of the American Medical Directors Association, 8(6), 388–395.

Schwerdt R., Tschainer S. (2003). Spezifische Anforderungen an die Pflege dementiell erkrankter Menschen. In: Deutsches Zentrum für Altersfragen (Hg.), Expertisen zum Vierten Altenbericht der Bundesregierung (Band III: S. 181-287). Hannover: Vincentz.

Seidl U., Luecken U., Völker L., Re S., Becker S., Kruse A. & Schröder J. (2007). Nicht-kognitive Symptome und psychopharmakologische Behandlung bei demenzkranken Heimbewohnern. Fortschritte in Neurologie und Psychiatrie, 75, 1–8.

Tesch-Römer C. (2002). Lebensqualität im hohen Alter. Herausforderungen für Forschung und Praxis, in: Blätter der Wohlfahrtspflege. Deutsche Zeitschrift für Sozialarbeit, 5/149, 165–168.

Wahl H.W. & Schneekloth U. (2009). Der Hintergrund: Forschungen zur Lebensführung in stationären Einrichtungen. In: U. Schneekloth & H.W. Wahl (Hg.): Pflegebedarf und Versorungssituation bei älteren Menschen in Heimen. Demenz, Angehörige und Freiwillige, Beispiele für "Good Practice", Kohlhammer: Stuttgart, 13–42 .

Wallrafen-Dreisow H. (2002). Qualitätssichernde Maßnahmen aus Sicht der Pflegeeinrichtung: Kundenzufriedenheit durch Dienstleistungsqualität. In: G. Igl, D. Schiemann, B. Gerste & J. Klose (Hg.): Qualität in der Pflege. Betreuung und Versorgung von pflegebedürftigen alten Menschen in der stationären und ambulanten Altenhilfe. Kohlhammer: Stuttgart, 293–310.

Welt der Zahlen http://www.welt-in-zahlen.de/laendervergleich.phtml?Indicator=27, abgerufen 29.7.2014.

Weyerer S. & Bickel H. (2007). Epidemiologie psychischer Erkrankungen im höheren Lebensalter, Grundriss Gerontologie, 14. Kohlhammer: Stuttgart.

Sinje Herrenbrück
Karl-Heinz Will

Wie hat sich H.I.L.DE. in der Praxis bislang bewährt?

Bevor wir uns der Frage nähern, wie sich H.I.L.DE. bislang bewährt hat, ist ein kurzer Rückblick sinnvoll, denn hieraus erklärt sich, wie notwendig H.I.L.DE. für die Qualität unserer Arbeit ist und war.

1. Messung von Lebensqualität in der stationären Altenpflege

Anfang der 1980er Jahre war Demenz für die stationäre Altenpflege noch kein Thema. Als ideal wurde angesehen, wenn sich (noch) rüstige Senioren frühzeitig für einen Platz im Heim entschieden. Dies, um so rechtzeitig einen guten Platz im sozialen Gefüge des Heimes zu finden.

Mit dem stetig zunehmenden Anteil an Menschen mit Orientierungsstörungen in den Heimen kamen zum Teil sehr fragwürdige Konzepte auf „den Markt". Offen blieben in den meisten Fällen die Fragen nach der Wirksamkeit solcher Konzepte. Die Kritiker vertraten die Auffassung, dass Menschen mit Demenz alles über sich ergehen lassen – so lange eine menschliche Zuwendung gegeben ist. Die Befürworter der Interventionskonzepte versuchten uns zu beruhigen mit der Ansicht, dass Menschen mit Demenz zu nichts gezwungen werden können.

In dieser sehr wenig zufriedenstellenden Situation tauchte die Frage nach der Lebenszufriedenheit bei Demenz auf. Lebenszufrieden bei/trotz Demenz? Ist dies überhaupt denkbar – kann es das geben? Wenn Lebenszufriedenheit bei/trotz Demenz möglich wäre und wenn sie dann auch messbar wäre – ja, dann wäre eine Lösung unseres Dilemmas mit der Wirksamkeit jedweder Interventionsmaßnahme in Sicht!

Zuerst tauchte mit „Dementia Care Mapping (DCM)" eine vielversprechende Methode zur Erfassung und Abbildung der Lebensqualität und des Wohlbefindens von Menschen auf, die keine adäquaten verbalen Rückmeldungen mehr geben können. Aber die Anwendung konnte sich nicht in deutschen Heimen durchsetzen, denn vor dem Einsatz waren zeitintensive und kostspielige Schulungen der Mitarbeiterinnen und Mitarbeiter erforderlich. H.I.L.DE. zeichnet sich im Gegensatz hierzu dadurch aus, dass die Methode im Selbststudium des Handbuchs erlernt werden kann.

Seit der Einführung der Pflegeversicherung – und besonders durch die regelmäßigen Qualitätsprüfungen – hat sich die Qualitätssicherung zunehmend zu einer wichtigen Kernaufgabe entwickelt. Mit der vierten Generation des MDK-Prüfungsinstrumentariums 2009 wird erstmals nach dem Wohlbefinden des Bewohners mit Demenz gefragt. Konkret: Wird es ermittelt? Wird es dokumentiert? Werden daraus Verbesserungsmaßnahmen abgeleitet?

Während in den Qualitätsrichtlinien des MDK in 2009 nur DCM als mögliches Instrument benannt wird, hat das Heidelberger Instrument 2014 seinen Weg in die Prüfanleitung gefunden: „Für die Einschätzung des Wohlbefindens können auch systematische Beobachtungsinstrumente wie z.B. H.I.L.DE. oder DCM genutzt werden." (MDS, 2014: 121). Unverständlich ist, dass das Material zum Einsatz von H.I.L.DE. – das Erhebungs- und Dokumentationsmaterial – in keiner Weise anwenderfreundlich ist.

„Oh nein, wann sollen wir denn das noch machen?" Solche oder ähnliche Reaktionen von Pflegekräften auf Neuerungen mögen dem einen oder anderen bekannt vorkommen. Und tatsächlich wird der Berufsgruppe der Pflegenden ja nachgesagt, dass sie nicht unbedingt zu den Innovationsfreudigsten gehört. Aber die Träger von Pflegeeinrichtungen stehen ihren Mitarbeitern in Bezug auf bescheidene Innovationskraft im Grunde auch in nichts nach. Jeder Träger beansprucht wohl für sich, alles denkbar Mögliche für das Wohlergehen seiner Bewohner zu unternehmen. Aber ist es nicht tatsächlich so, dass die meisten Träger auch erst auf die gesetzliche Forderung gewartet haben, um die Lebensqualität ihrer Kunden nachweislich und systematisch zu erfassen und zu verbessern?

Zu verübeln ist den Pflegenden eine anfängliche Skepsis zudem eigentlich auch nicht. Denn neben den ohnehin schon umfangreichen gesetzlichen Anforderungen an die Pflegedokumentation – bislang nahezu ausschließlich an die somatische Pflege – gilt es nun noch, ein weitaus schwerer messbares Phänomen, nämlich das der Lebenszufriedenheit, systematisch und vor allem nachweislich in die tägliche Arbeit zu integrieren.

Pflegende beklagen im Rahmen von Mitarbeiter-Zufriedenheitsbefragungen neben den viel zu knappen zeitlichen Ressourcen vielfach das Fehlen einer Bestätigung ihrer täglichen Arbeit durch die zu Pflegenden selber oder deren Angehörige. Ausgehend von einem positiven Zusammenhang zwischen Arbeitsleistung und -zufriedenheit ist es daher doch Aufgabe der Einrichtungsträger, ihre wichtigste Ressource Mitarbeiter bestmöglich bei der Wahrnehmung ihrer Kernaufgaben zu unterstützen. Dazu gehört auch, ihnen Hilfsmittel an die Hand zu geben, die sowohl geeignet als vor allem auch praxistauglich sind. Unsere Erfahrung ist, dass H.I.L.DE. diese Anforderungen erfüllt.

2. Umsetzung von H.I.L.DE. in der Praxis

Es gibt sicherlich ebenso viele Möglichkeiten, H.I.L.DE. einzuführen, wie es Wege nach Rom gibt. Keinesfalls Voraussetzung, dafür aber sicherlich von Vorteil für die hohe Akzeptanz von H.I.L.DE. in unseren Einrichtungen war die aktive Beteiligung einzelner Mitarbeiter an der Entwicklungsphase von H.I.L.DE. Bewährt hat sich in der Umsetzungsphase daher die Bildung von einrichtungsinternen Expertenteams, die sich aus diesen vorerfahrenen Mitarbeitern zusammensetzen. Mit dem Wissen, aktiv zur Fertigstellung von H.I.L.DE. beigetragen zu haben, brannten diese regelrecht darauf, ihre Kollegen bei der Anwendung von H.I.L.DE. zu unterstützen. Dies erfolgte im ersten Schritt durch deren Beteiligung an breit angelegten Schulungsreihen über Idee, Hintergrund und Grundlagen von H.I.L.DE. Im zweiten Schritt wurden die Mitarbeiter nach und nach von den hausinternen H.I.L.DE.-Experten bei der Anwendung von H.I.L.DE. begleitet. Die Entscheidung, in welches Kompetenzprofil die einzelnen Bewohner einzustufen waren, stellte sich im Nachhinein als die größte Herausforderung in der Praxis dar. Aus diesem Grund erfolgte die Zuordnung der Kompetenzprofile der Bewohner anfänglich noch im kollegialen Austausch innerhalb der Expertenteams.

Der zeitliche Rahmen für die Durchführung von H.I.L.DE. reduziert sich im Zuge des Erfahrungsgewinns mit diesem Instrument von anfangs ca. 90 Minuten auf ca. 45 bis 60 Minuten. Der zeitliche Aufwand für die anschließende Übertragung der Ergebnisse in die Pflegedokumentation und die Anpassung der bestehenden Pflegeplanung ist personenabhängig, wird von den Mitarbeitern jedoch als „akzeptabel" empfunden.

Die Auswertung sogenannter „weicher" Kriterien oder Phänomene – wie z.B. von Lebensqualität – bietet ohne eine ihr zugrunde liegende Systematik naturgemäß eine Vielzahl von (subjektiven) Interpretationsmöglichkeiten. Mit Hilfe von H.I.L.DE. werden daher die zentralen Lebenssituationen demenzkranker Menschen im Kontext stationärer Pflegeeinrichtungen mehrdimensional und vor allem systematisch „abgeklopft". Die entlang der fünf Dimensionen „Medizinische Versorgung und Schmerzerleben, Räumliche Umwelt, Aktivitäten des Bewohners, Soziales Bezugssystem und Emotionalität" ermittelten

Ergebnisse werden in den Auswertungsbogen des entsprechenden Kompetenzprofils, das dem Bewohner zugeordnet wurde, übertragen. Ob und in welchem Umfang in einer dieser Dimension Handlungsbedarf besteht, ist leicht zu erkennen: nämlich anhand von Abweichungen von den Durchschnittswerten, die für jedes Merkmal hinterlegt sind.

Entgegen unserer Erwartungen hat die Erfahrung mit H.I.L.DE. gezeigt, dass ein Riesengewinn an Erkenntnissen ausgeblieben ist. Vielmehr haben wichtige Einzelfeststellungen dazu beigetragen, den Fokus auf die individuelle „Schwachstelle" in der Pflege und Betreuung des Einzelnen zu richten und so die Pflegeplanung zu optimieren. Erfreulich ist, dass H.I.L.DE. bei den Pflegenden trotz der anfänglichen Bedenken mittlerweile eine hohe Akzeptanz genießt und aus ihrem Alltag gar nicht mehr wegzudenken ist. Dies liegt zum einen sicherlich daran, dass sie sich in ihrer bisherigen Arbeit bestätigt sehen. Zum anderen verhelfen ihnen insbesondere die Einzelfeststellungen dazu, die Qualität ihrer Arbeit noch zu verbessern. Ein positiver Nebeneffekt von H.I.L.DE. ist auch die Angehörigenarbeit. Diese kann als regelrecht in Schwung geraten bezeichnet werden und verhilft den Pflegenden endlich zur vielfach vermissten, ihnen aber zweifelsfrei zustehenden Anerkennung.

3. Einschätzungen zum Wert von H.I.L.DE. für die Praxis

Wenn seit der Einführung nun bei den meisten Bewohnern mittlerweile schon die zweite oder dritte Evaluation von H.I.L.DE. erfolgt ist, soll und wird das „Projekt Lebensqualität" niemals abgeschlossen sein. Die Pflegenden sind zwar wieder sensibilisiert für die verschiedenen Ebenen und Nuancen von Lebensqualität und reagieren dadurch spürbar individueller und flexibler auf jeden einzelnen Bewohner, doch dass es eigentlich immer besser geht, haben Folgeprojekte gezeigt.

So ist im Zuge der Auseinandersetzung mit dem Instrument H.I.L.DE., das ja originär für an Demenz erkrankte Menschen entwickelt wurde, im Rahmen einer Bachelorarbeit einer Mitarbeiterin ein Instrument zur Erfassung der Lebensqualität unserer psychisch kranken Klientel entstanden: HELP (Hilfsmittel zur Erfassung der Lebensqualität psychisch Kranker). Darüber hinaus haben sich uns Möglichkeiten offenbart, besondere Pflegesituationen, die es seit jeher gibt, neuerdings jedoch als herausfordernd bezeichnet werden, mittels rein ressourcenorientierter Verfahren (z.B. Marte Meo) zu analysieren.

Die stetige Veränderung der Bewohnerklientel von Altenheimen hat in den letzten Jahren nicht nur eine Anpassung von Heim-, Pflege- und Betreuungskonzepten nach sich gezogen, sondern auch eine Verlagerung der Prüfinhalte durch externe Prüfer wie MDK oder Heimaufsicht. Die Anforderungen an die Quantität und Qualität von Freizeit- und Beschäftigungsangeboten für demenzkranke Menschen wurden in den letzten Jahren erhöht – ungeachtet des Umstands, dass sich dies bei Pflegesatzverhandlungen nur geringfügig zu Gunsten eines höheren Personalschlüssels für den Betreuungsdienst niederschlug. Seitens der Einrichtungsträger war also zwingend ein Umdenken erforderlich. Ein Umdenken in die Richtung, die bisherigen Grenzen zwischen Pflege- und Betreuungsdienst aufzuweichen. Aber dies war letztlich keinesfalls so undenkbar wie angenommen. Denn das, was vor Jahren noch unrealistisch erschien, gehört heute doch längst zur gelebten Praxis in Altenhilfeeinrichtungen: ein Hand-in-Hand-Arbeiten der verschiedenen Berufsgruppen.

Am 01. Februar 2014 sind die neuen MDK-Prüfrichtlinien in Kraft getreten. Neben uns war sicherlich noch eine Vielzahl anderer Einrichtungsträger gespannt darauf, wie sich die für 2014 angekündigten Veränderungen auf die tatsächliche Prüfungssituation auswirken – vor allem bezogen auf die Überprüfung der Ergebnisqualität der Pflege und Betreuung von an Demenz erkrankten Menschen. Äußerst kritisch wäre es, wenn in einem solchen Rahmen eine Überprüfung der von der Einrichtung vorgenommenen Einschätzung des Wohlbefindens (bzw. der Lebensqualität) oder gar eine solche Einschätzung durch den Prüfer selber erfolgen würde. Schnell würde die Freude an der Auseinandersetzung mit dem „weichen" Thema Lebensqualität abnehmen, wenn dieses ähnlich „nüchtern" behandelt würde wie andere, eindeutig besser messbare Bereiche aus dem MDK-Prüfkatalog (wie z.B. Einfuhrprotokolle, BMI o. ä.).

Unsere ersten Erfahrungen in 2014 haben gezeigt, dass diese Sorge (noch) unbegründet war. Der Gesetzgeber hat glücklicherweise erkannt, dass der sensible Bereich von Wohlbefinden und Lebensqualität in der Momentaufnahme einer Prüfungssituation durch einen Außenstehenden nicht beurteilbar ist, und vertraut der Einschätzung der Pflegefachkräfte.

Darauf setzt er im Rahmen seines bundesweiten Modellprojekts zur Erprobung und Überprüfung des neuen Pflegebedürftigkeitsbegriffs ja auch: Durch Pflegende soll der tatsächliche zeitliche Aufwand für die Erbringung von konkreten Pflegeleistungen innerhalb der neuen fünf Pflegegrade erhoben werden. Angekündigt ist mit der Einführung des neuen Pflegebedürftigkeitsbegriffs eine stärkere Berücksichtigung nicht-somatischer Pflegephänomene. Inwieweit sich dies anschließend tatsächlich in einer bedarfsgerechten Personalbemessung widerspiegelt oder ob es letztlich bei politisch motivierten Absichtserklärungen bleibt, darf abgewartet werden.

4. Ausblick

So optimistisch Pflegende den bereits für 2015 angekündigten Änderungen entgegen sehen dürfen, bleibt doch immer ein bitter Nachgeschmack: Das neue Begutachtungsinstrument wird ihnen wie so oft „übergestülpt", Wissenschaft zum Anfassen sieht aus der Sicht der Pflegenden sicherlich anders aus.

Mit H.I.L.DE. wurde uns nun endlich ein Instrument zur Verfügung gestellt, an dessen Entstehung wir wirklich teilhaben konnten, welches uns hilft, die Qualität unserer Angebote zu überprüfen und das zur Steigerung der Arbeitszufriedenheit unserer Mitarbeiterinnen und Mitarbeiter dienen kann. Die weitere Zusammenarbeit zwischen Wissenschaft und Praxis bietet noch viele Spielräume und Entwicklungspotential. Bei der Entwicklung von H.I.L.DE. wurden Pflegende gefragt! Sie wurden nach der Praktikabilität des Instruments gefragt und um Verbesserungsvorschläge gebeten. Das ist ein sehr guter Ansatz!

Literatur

Tom Kitwood: Demenz. Der personenzentrierte Ansatz im Umgang mit verwirrten Menschen. Huber, Bern, 2008.
Stefanie Becker, Roman Kaspar, Andreas Kruse: H.I.L.DE. Erhebungs- und Dokumentationsmaterial. Huber, Bern, 2011.
MDS: Grundlagen der Qualitätsprüfungen nach den §§ 114ff SGB XI in der stationären Pflege. Essen 2014.
Maria Aarts: Marte Meo – Ein Handbuch – 3. Ausgabe. Aarts Productions, Eindhoven, 2011.
Ministerium für Arbeit, Soziales und Gesundheit NRW: Landesweit einheitlicher Rahmenprüfkatalog zur Überwachung von Betreuungseinrichtungen nach § 18 des Wohn- und Teilhabegesetzes Nordrhein-Westfalen. Düsseldorf 2009.

Frank Oswald
Hans-Werner Wahl

INSEL* – Instrument zur praxisnahen Erfassung von Lebensqualität

Zusammenfassung

In diesem Kapitel wird die Entwicklung, Implementierung in die Pflegepraxis und Evaluation des „Instruments zur praxisnahen Erfassung von Lebensqualität" (INSEL) als Beispiel für einen aus unserer Sicht gelungenen Praxis-Wissenschaftsaustausch beschrieben. Zunächst werden vor allem anhand des Lebensqualitätskonzepts die theoretischen Grundlagen von INSEL beschrieben und in einen gesellschaftlichen Kontext eingeordnet. Das Instrument verfolgt vor diesem Hintergrund die folgenden Ziele: INSEL richtet sich an alle Bewohner und stellt deren subjektives Erleben ins Zentrum; INSEL ist als „niederschwelliges" Instrument zur pragmatischen und ökonomischen Anwendung (Training, Dokumentation) durch trainierte Professionelle konzipiert; INSEL arbeitet mehrperspektivisch, d.h. Lebensqualität wird aus der Sicht der Bewohner sowie von Professionellen erfasst und aushandelnd gegenübergestellt; INSEL stellt Daten und Einsichten mit Pflege- und Ressourcenplanungsbedeutung bereit und berücksichtigt dabei auch sich wandelnde Bedürfnisse der Zukunft („Kohortenwandel"); INSEL befördert die Lebensqualitätsforschung und die Diskussion um Lebensqualitätskultur. Es zeigte sich, dass die relativ aufwändige Methodik von INSEL durchaus erfolgreich im Heimbereich implementierbar ist, wobei das andauernde Bemühen um die bestmögliche Gestaltung des Miteinanders von Praxiseinrichtung und „Wissenschaftsinput" eine entscheidende Rolle spielte. Erste quantitativ und qualitativ gestützte Evaluationsergebnisse unterstützen die Annahme, dass die Implementierung von INSEL mit positiven Praxiswirkungen einhergeht.

1. Einführung

Lebensqualität in Einrichtungen der stationären Altenhilfe gehört zu den zentralen Themen einer alternden Gesellschaft. Heime stehen dabei vor großen Herausforderungen, etwa angesichts des hohen An-

---

* Bei dem folgenden Beitrag handelt es sich um einen vom Verlag autorisierten Nachdruck aus: Hoben, M., Bär, M. & Wahl, H.-W. Implementierungswissenschaft in Pflege und Gerontologie. Stuttgart: Kohlhammer.

teils an Demenz Erkrankter (Schneekloth & Wahl, 2009). Aber auch das Bewusstsein und die Sensibilität für die Bedeutung von Lebensqualität auch im Heim waren bei Trägern, Professionellen und Angehörigen wohl noch nie so ausgeprägt wie heute. Heime brauchen allerdings wissenschaftlich fundierte Hilfestellungen und Instrumente, um die Aufgabe der Sicherstellung einer hohen Lebensqualität bei vielfach sehr vulnerablen alten und sehr alten Menschen bewältigen zu können. Gleichzeitig dürfen derartige Instrumente den Heimkontext nicht überfordern, sollten die richtige Mischung von wissenschaftlichem Anspruch und Pragmatik im Praxisalltag mitbringen, und die Praxis tatsächlich verbessern bzw. optimieren. Hier setzt INSEL, das in Zusammenarbeit zwischen der Paul Wilhelm von Keppler-Stiftung, der Abteilung für Psychologische Alternsforschung am Psychologischen Institut der Universität Heidelberg und der Arbeitsgruppe Interdisziplinäre Alternswissenschaft der Goethe-Universität Frankfurt am Main entwickelt wurde, an.

2. Zur gesellschaftlichen Bedeutung von Leben und Lebensqualität im Heimkontext

Heime sind bedeutsame Wohnorte für ältere Menschen (Schneekloth & Wahl, 2009). Forschungsarbeiten im Bereich des Wohnens, Lebens und Alterns in Heimen stehen vor einer besonderen Herausforderung: Sie adressieren einen Forschungsgegenstand, der häufig als Alternative zum Wohnen im Privathaushalt abgelehnt bzw. als möglichst zu vermeidende „Notfallentscheidung" angesehen wird. Zudem stehen Heime in der Kritik der Öffentlichkeit. Sie sind das bevorzugte Ziel medialer Inszenierungen von Missständen in der Versorgung pflegebedürftiger alter Menschen, sie werden zum Gegenstand von Qualitätskritik, oder es wird ihre Existenzberechtigung als Wohn- und Versorgungsform für alte Menschen in Frage gestellt. Allerdings lebt ein substanzieller Teil der älteren Bevölkerung, vor allem der Hochaltrigen, in Heimen und Heime stellen auch ein quantitativ bedeutsames Berufsfeld für die Pflege dar (Schneekloth & Wahl, 2009). Es wäre anmaßend, den in Einrichtungen lebenden Älteren ein „gutes" und qualitätsvolles Leben abzusprechen, zumal es keine empirische Grundlage dafür gibt, ein „gutes" Leben, speziell in der Situation der Hilfe- und Pflegebedürftigkeit, automatisch mit Privatwohnen gleichzusetzen.

Vielleicht hat Altern in Institutionen gerade deswegen eine wichtige Rolle in der sozial- und verhaltenswissenschaftlichen Alternsforschung gespielt, etwa wenn es darum ging, Möglichkeiten und Gren-

zen „guten" Alterns auszuloten (z.B. Kruse & Wahl, 1994; Mollen-kopf, Oswald, Wahl & Zimber, 2004). Parallel dazu entwickelte sich eine neue Forschungs-Praxis-Kultur, in der evidenzbasierte Entschei-dungen und datengestützte Evaluationen zunehmend an Bedeutung gewannen. Aus Sicht der Bewohnerinnen und Bewohner[1] ist ferner bedeutsam, dass diese die ihnen über Jahrzehnte vertraute räumlich-soziale Einbindungskontinuität aufgegeben und sich in ein neues pro-fessionell organisiertes Lebensumfeld begeben haben und dabei ihre Bedürfnisse mit dem Funktionieren der „Institution" in Einklang bringen müssen. Die Bewohner von Heimen sind zudem im Ver-gleich mit jenen in Privathaushalten nicht nur deutlich älter, sondern auch deutlich körperlich und psychisch kränker und oftmals sozial und familiär isolierter (Schäufele, Köhler, Lode & Weyerer, 2009). Konsens besteht heute trotz einer Verschiebung hin zu „Pflege"-Heimen und einem häufig schwer pflegebedürftigen Klientel darüber, dass Heime nicht nur als Pflege- und Sterbeeinrichtungen zu sehen sind, sondern als gemeinschaftlich organisierte Formen eines mög-lichst guten Lebens und Wohnens. Hier kommt der Begriff der Le-bensqualität ins Spiel. Die Träger der stationären Altenhilfe sehen sich zunehmend dem Anspruch ausgesetzt, diesbezügliche Erwartun-gen von Bewohnern, Angehörigen und der Gesellschaft im Hinblick auf eine möglichst hohe Lebensqualität mit der Weiterentwicklung traditioneller Heimkonzepte zu gesellschaftlich akzeptierten „moder-nen" Gruppenwohnform für Ältere zu verbinden. Hinzu kommt, dass zukünftige Geburtskohorten sich verstärkt als „Kunden" ver-standen wissen wollen und ihr Feedback zu einem wichtigen Quali-tätskontrollmaßstab für Leistungserbringer wird (Oswald et al.).
Seit Jahren gibt es in der Altenhilfe Versuche, bei der Qualitätssiche-rung die Ergebnisqualität in den Mittelpunkt zu stellen und den Kern der Ergebnisqualität in der Altenhilfe als Lebensqualität zu bezeich-nen. Aber was ist gute Lebensqualität im institutionellen Kontext jen-seits objektiver, pflegebezogener Kriterien aus der subjektiven Sicht der häufig schwer beeinträchtigten Bewohner? Bislang gibt es in der Altenhilfe in Deutschland wenig konkrete Umsetzungen des Kon-strukts der Lebensqualität und es gibt kaum Verfahren, wie denn pra-xisnah Lebensqualität in der Altenhilfe erfasst werden kann (Oswald et al.).

---

[1] Im Verlauf des Textes wird zur besseren Lesbarkeit nur von Bewohnern gespro-chen; es sind aber immer Bewohnerinnen und Bewohner gemeint.

3. Ziele, konzeptueller Hintergrund und Durchführung von INSEL

INSEL verfolgte von Beginn an das Ziel, sich umfassend der individuellen Lebenswirklichkeit von Heimbewohnern anzunähern, speziell deren Lebensqualität zu erfassen und in den Pflege- Wohn- und Lebensalltag im Heim zu übertragen. Konkret heißt dies:

- INSEL richtet sich an alle Bewohner und stellt deren subjektives Erleben ins Zentrum;
- INSEL ist als „niederschwelliges" Instrument zur pragmatischen und ökonomischen Anwendung (Training, Dokumentation) durch trainierte Professionelle konzipiert;
- INSEL arbeitet mehrperspektivisch, d.h. Lebensqualität wird aus der Sicht der Bewohner sowie von Professionellen erfasst und aushandelnd gegenübergestellt;
- INSEL stellt Daten und Einsichten mit Pflege- und Ressourcenplanungsbedeutung bereit und berücksichtigt dabei auch sich wandelnde Bedürfnisse der Zukunft („Kohortenwandel");
- INSEL befördert die Lebensqualitätsforschung und die Diskussion um Lebensqualitätskultur.

Die Entwicklung der 12 Lebensqualitätsdimensionen in INSEL erfolgte auf der Basis des von Lawton entwickelte Lebensqualitätskonzepts (1991), seinem Konzept eines „guten" Lebens im Alter (*„good life model"*, 1983) sowie einschlägiger Modelle zur Messung von Lebensqualität in stationären Kontexten.

3.1 Zwölf Dimensionen von Lebensqualität und ihre Entsprechung in unterschiedlichen Ansätzen von Lebensqualität in der bisherigen Literatur

	Dimension von Lebensqualität	Bezeichnung in der Literatur und Herkunft
1	Körperliches und psychisches Wohlbefinden	physical comfort[1]; pain, distress, comfort[2]
2	Sicherheit	security[1]; safety and security[2]
3	Unterstützung bei Einschränkungen	functional competence[1,2]
4	Essen und Trinken	Ernährung und Hauswirtschaft[3]; food[4]
5	Anregung und sinnvolle Beschäftigung	meaningful activity[1,2]; passing the time[4]
6	Soziale Kontakte und Beziehungen	relationships[1]; soc. interaction[2]; Kontakte[3]; social life[4]

7	Würde	dignity[1,2]
8	Privatheit	privacy[1,2,3]
9	Religiosität und Sinngebung	spiritual well-being[1,2]
10	Selbstbestimmung	autonomy[1,2]; Autonomie und Wahlmöglichkeiten[3]
11	Wohnkomfort	the residents room/the home[5]
12	Servicequalität	resident services[5]

Anmerkung:

[1]Kane (2001), Kane et al. (2003); [2]Lawton (1999); [3]Schulz-Hausgenoss, Schönberg und Naegele (2005); [4]Spalding und Frank (1985); [5]Chou, Boldy und Lee (2001); zusammenfassend vgl. hierzu auch (Oswald, Wahl, Zimber, Teufel & Langer, 2007).

3.2 INSEL besteht aus drei Teilen (Details zu Instrument und Befunden s. Oswald et al.)

1. *Die Bewohnerbefragung (Angehörigenbefragung bei nicht auskunftsfähigen Bewohnern):* Hierbei werden Daten zur Lebensqualität durch einen geschulten Mitarbeiter mittels eines halbstandardisierten Interviews erfragt. Das heißt, die einzelnen Lebensqualitätsdimensionen werden zwar strukturiert eingeführt und exploriert, die Antworten werden jedoch in offener Form gegeben und entsprechend mitgeschrieben.

2. *Die moderierte Personalbefragung:* Diese dient zur Erhebung von Daten zur Lebensqualität des jeweils fokussierten Bewohners aus der Sicht des Personals. Dabei werden in einer von einem erfahrenen Mitarbeiter (häufig dem Interviewer) geleiteten Diskussion halbstandardisiert lebensqualitätsbezogene Alltagssituationen gesammelt, diskutiert und (im Konsens) den Dimensionen zugeordnet sowie diese ihrer Wichtigkeit nach sortiert.

3. *Das Auswertungsprotokoll:* In einem standardisierten Protokoll werden die Daten aus der Bewohner- und Personalperspektive gegenüber gestellt sowie konkrete Maßnahmen für den Pflegealltag abgeleitet und genau dokumentiert, um deren Umsetzung weiter zu verfolgen.

Daran schließen sich drei praxisrelevante Schritte an, die hier nicht näher ausgeführt werden:

4. *Umsetzung von konkreten Maßnahmen*

5. *Übertragung der Erkenntnisse in die Pflege- und Betreuungsplanung*
6. *Überprüfung der Ergebnisse (d.h. ggf. Durchführung eines Wiederholungsinterviews)*

Methodisch innovativ ist INSEL erstens, weil qualitative und quantitative Erhebungseinheiten vereinigt und aufeinander bezogen sind. Offen erfragte Inhalte können interpretiert und genutzt werden; andererseits werden Einschätzungen der subjektiven Wichtigkeit der zwölf Lebensqualitätsdimensionen in eine individuelle Rangfolge gebracht und die Perspektive des Bewohners und des Personals verglichen. Übereinstimmungen und Nicht-Übereinstimmungen sollen dabei nicht im Sinne einer Bewertung der vom Personal geleisteten Pflegegüte betrachtet werden, sondern als bedeutsame Hinweise zur Reflexion des pflegerischen Tuns oder Nicht-Tuns. Neuartig ist auch die Kombination möglichst breiter Anwendungsbereiche mit einer möglichst großen Anwendungstiefe, d.h. INSEL soll grundsätzlich für alle Bewohner von Heimen anwendbar sein, was bedeutet, dass INSEL des intensiven Trainings bedarf, auch wenn die Durchführung und Auswertung ökonomisch sind. Bei nicht auskunftsfähigen Personen wird die Sichtweise eines Angehörigen als „Proxy"-Einschätzung herangezogen. Zudem ist das Instrument offen für die Identifizierung sich wandelnder Bedürfnisse von neuen Kohorten Älterer (z.B. in den Bereichen Wohnkomfort und Servicequalität).

4. Von der Idee zur Umsetzung – der Implementierungsprozess von INSEL

Im Folgenden wird der Implementierungsprozess beschrieben. Der Implementierungsprozess dauerte von der ersten Idee bis zur Einführung in den Regelbetrieb zwei Jahre (2005–2007). Weitere fünf Jahre (2007–2012) dauerte es, bis INSEL dauerhaft im Regelbetrieb etabliert, wissenschaftlich vorgestellt und zur Veröffentlichung vorbereitet wurde. Die Vielschichtigkeit der dabei involvierten Prozesse soll mit Hilfe der folgenden 28 bedeutsamen Eckpunkte des Praxis-Wissenschafts-Austausches und der Implementierung von INSEL in den Regelbetrieb der stationären Altenhilfe in zeitlicher Abfolge veranschaulicht werden.

1. Entscheidung des Trägers über Lebensqualität als strategischer Schwerpunkt (02/2005);
2. Kontaktaufnahme mit der Wissenschaft und gemeinsame Zielsetzung (Mitte 2005);
3. Von da ab: Regelmäßiger Austausch zwischen Praxis und Forschung (2005–2012);

4. Einrichtung eines Steuerungskreises (Mitte 2005);
5. Vorstellung einer INSEL-Arbeitsversion auf erstem internen Fachtag (03/2006);
6. Wissenschaftliche Pilottestung von INSEL-Vorversionen (Mitte 2006);
7. Erprobung von Arbeitsversionen in ausgewählten Einrichtungen (Mitte 2006);
8. Entwicklung von Trainingsprogrammen (2006);
9. Optimierung der Vorversion(en) (bis 02/2007);
10. Vorstellungen des Instruments auf Fachtag, Mitarbeiter- und Leitungsebene (02/2007);
11. Austausch und Schulung auf Interviewer-Informationstag (05/2007);
12. Schulung eines substantiellen Teils der Mitarbeiter in INSEL (07-10/2007);
13. Vorläufige Einführung von INSEL in allen Heimen nach intensivem Training (07–12/2007);
14. Endgültige Entscheidung über den Implementierungsplan (seitens des Trägers) (Ende 2007);
15. Festlegung von Finanz-, Personal- und Zeitplanung (seitens des Trägers) (Ende 2007);
16. Vernetzung von INSEL mit Qualitätsentwicklung und -controlling (Träger) (Ende 2007);
17. Durchführung von INSEL im Regelbetrieb (seit 2008);
18. Weiterentwicklung des Instruments (z.B. Demenz-Screening-Skala) (2008);
19. Wissenschaftliche Analyse und Auswertung bisheriger Interviews (2009);
20. Vorstellung der Ergebnisse auf Leitungskonferenz und weiterem Fachtag (2009);
21. Weiterentwicklung des INSEL-Schulungskonzeptes (2009);
22. Einbindung der Praxiserfahrungen in die Instrumentenoptimierung (2010);
23. Einrichtung von Arbeitsgruppen zu INSEL und Schulung weiterer Mitarbeiter (2010);
24. Vorstellung des Instruments und von INSEL-Befunden auf Tagungen (seit 2010);
25. Einführung eines INSEL-Reglements auf Träger-Ebene als verbindliche Grundlage des internen, INSEL-gestützten Entwicklungsprozesses in allen Einrichtungen (2010);

26. Einrichtung einer weiteren Arbeitsgruppe (INSEL-Multiplikatoren) (2011);

27. Durchführung von drei regionalen Fachtagen mit Interviewern und Leitungsteams zur Vermittlung der Forschungsergebnisse (2011);

28. Erstellung einer Buchpublikation zu INSEL (2012; jetzt als Oswald et al.).

Hervorzuheben ist die enge und regelmäßige Verzahnung von Praxis und Forschungsinteressen über die gesamte Laufzeit der Projekt- und Implementierungsphase. Eine scharfe Trennung zwischen beispielsweise einer Entwicklungs- und einer Implementierungsphase ist dabei nur bedingt möglich. So wurden während der Instrumentenentwicklung (ca. Punkte 1-14) probehalber Implementierungsversuche durchgeführt (Punkt 7) und das Instrument auch nach Implementierungsentscheidung (Punkt 14) noch weiterentwickelt (Punkte 18 und 21). Auch ist eine Differenzierung dieser und anderer Aufgaben, z.B. Mitarbeiterqualifikation, organisationale Einbettung nur schwerlich möglich, weil in der Praxis stets auf allen Ebenen weitergearbeitet wurde. Zeitweise wurde die Arbeit an INSEL als drittmittelfinanziertes Forschungsprojekt dargestellt. Führt man sich die lange Laufzeit vor Augen, wird deutlich, wie außergewöhnlich und zugleich anspruchsvoll eine Praxis-Forschungs-Kooperation in dieser Größenordnung (über den Rahmen eines Forschungsprojekts hinaus) ist. Die Erkenntnisse aus Projektphase und Regelbetrieb führen dabei trägerseitig zu folgenden konkreten Empfehlungen für den Einsatz von INSEL im mittlerweile verstätigten Regelbetrieb:

- Festlegung eines verbindlichen Anwendungszyklus von INSEL (z.B. mindestens ein INSEL-Interview/Gruppeninterview je Wohnbereich und Dienstplanzeitraum (i.d.R. 4 Wochen);
- Feste Terminierung des INSEL-Interviews und der INSEL-Gruppenbefragung in den Dienstplänen der beteiligten Mitarbeitergruppen (Sicherstellung notwendiger Zeit- und Personalressourcen für die Anwendung und Umsetzung von INSEL);
- Regelmäßige zentrale Erfassung und Auswertung der statistischen Daten aus den INSEL-Interviews (u.a. zur Darstellung der Arbeit mit INSEL, zur Klärung bei Auffälligkeiten);
- Verständigung auf ein Verfahren zur Übertragung der Informationen und Ergebnisse aus dem INSEL-Interview sowie der Gruppenbefragung in die Pflege- und Betreuungsplanung und zur Sicherstellung der Maßnahmenbearbeitung;

- Begleitung der Einrichtungen durch interne INSEL-Multiplikatoren (jährlich mindestens ein Gespräch mit dem Leitungsteam und den INSEL-Interviewern zur Aufnahme von Impulsen, Klärung offener Fragen). In der Folge werden regionale INSEL-Update-Tage durchgeführt zur Klärung von Verfahrensfragen, spezifische Anwendungs- und Verhaltensfragen;
- Verbindliche Verankerung und Verknüpfung von INSEL mit zentralen strategischen Prozessen. Bei der Keppler-Stiftung ist das Thema Lebensqualität (und damit auch INSEL) in die Strategieplanung eingebunden. Konkretisiert wird INSEL im strategischen Controlling (BSC) sowie den Jahreszielgesprächen und -vereinbarungen mit den Einrichtungen.

Die zeitliche Abfolge der Implementierung von INSEL als Instrument für Praxis und Forschung sowie die hier exemplarisch herausgearbeiteten zentralen Erkenntnisse des Trägers aus Projekt- und Regelbetrieb machen die Komplexität der Implementierung deutlich. Sie zeigen aber auch, dass INSEL sich als nützlich für die Praxis (Umsetzung von Lebensqualität im Pflegealltag) und die Forschung (Beleg der Bedeutung von Lebensqualität) erwiesen hat und in der Folge keine zusätzliche Belastung für die Einrichtungen, sondern ein verbindliches (Regel-) Instrument zur Umsetzung der strategischen Ziele der Keppler-Stiftung geworden ist.

Auf der Praxisebene heißt dies, dass die von geschulten Mitarbeitern erhobenen Informationen nach der etwa vierstündigen Beschäftigung mit Bewohner und Betreuungsteam über den Bewohner unmittelbar in eine aktions- und maßnahmenorientierte Nutzung überführt werden können und damit der direkten Optimierung der Lebensqualität der Bewohner dienen. Deshalb werden am Ende der Teamsitzung individuelle bewohnerorientierte Maßnahmen zur Erhaltung oder Verbesserung der Lebensqualität abgeleitet, ihre Umsetzung zeitlich festgelegt und dokumentiert. Dieses Dokumentationsblatt wird den Bewohnerunterlagen beigefügt und ist im Betreuungsalltag präsent. Darüber hinaus hat sich in der Anwendung über mehrere Jahre hinweg gezeigt (und sich in der Evaluation bestätigt), dass die Anwendung von INSEL zur Reflexion der bisherigen Arbeit und zur Verbesserung der ganzheitlichen Sicht von Bewohnern (über deren Aussagen, im Vergleich mit anderen, durch die Nutzung der Wichtigkeitsprofile) beiträgt.

Auf der Forschungsebene kann INSEL sowohl quantitativ als auch qualitativ ausgewertet werden. Die an quantitativen INSEL-Daten (aus N = 854 Interviews aus 21 Heimen) orientierte Auswertung orientieren sich u.a. an der Anzahl an Äußerungen (aus insgesamt über 41.000 Äußerungen), an Wichtigkeitsurteilen, an Übereinstimmungen und neuen Inhalten bei Vergleichen von Bewohner- und Personalsicht und an Zusammenhängen geäußerter Inhalte und Wichtigkeitsurteile mit Hintergrundvariablen, wie Geschlecht, Alter, Gesundheitssituation und Wohndauer der Bewohner. Qualitative Auswertungen basieren bislang auf Inhaltsanalysen von transkribierten Mitschriften aus 250 Bewohnergesprächen und damit auf insgesamt 8441 Äußerungen und fokussieren auf die inhaltliche Binnenstruktur der gegebenen Antworten je Dimension (z.b. was genau wird geäußert bei sozialen Kontakten und Beziehungen oder bei Religiosität und Sinngebung) und gehen der Frage nach, ob sich Binnenstrukturen der Dimensionen vergleichen lassen, bzw. ob es Hinweise auf unterschiedliche Inhaltsprofile z.b. für Männer versus Frauen, schon lang im Seniorenzentrum wohnende versus erst vor Kurzem eingezogene Bewohner etc. gibt (zu den Ergebnissen s. Oswald et al., in Druck).

5. Bisherige Schritte zur Evaluation von INSEL

Die Wirkung von INSEL im weitesten Sinne wurde bislang aus zwei empirischen Perspektiven beschrieben. Dabei handelt es sich nicht im strengen Sinne um eine kontrollierte Evaluationsstudie, da diese im Kontext von Seniorenzentren kaum durchführbar wäre. Vielmehr wurde zum einen eine standardisierte Befragung zur Bewertung und Wirkung von INSEL bei allen Mitarbeitern der Keppler-Stiftung vorgenommen. Zum anderen wurde eine teilstandardisierte vertiefende Untersuchung zu INSEL mit Bewohnern, INSEL-Interviewern und Angehörigen von befragten Bewohnern durchgeführt.

In einer Fragebogenstudie zeigte sich bei hoher Beteiligung der Mitarbeiter der Keppler-Stiftung (N = 776 aus 20 Senioreneinrichtungen = 41% aller Mitarbeiter) eine differenzierte Bewertung von INSEL je nach persönlicher Kenntnis und Nähe zum Instrument und je nach erfragter Auswirkung (z.B. auf die kollegiale Zusammenarbeit, auf die Arbeit mit dem Bewohner oder auf das eigene Berufsverständnis). Inhalte und Durchführung von INSEL wurden häufig positiver bewertet, je intensiver der Kontakt zu INSEL ist, aber auch unter Mitarbeitern mit viel INSEL-Kontakt gab es kritische Einschätzungen des Instrumentes (z.B. die Anwendung ist zu kompliziert, die Übertragungsarbeiten dauern zu lang). Die Wirkung auf den Betreuungsalltag wurde bei grundsätzlich positiver Einschätzung von Nutzern im Vergleich zu Nicht-Nutzern von INSEL deutlich höher eingeschätzt. Hinsichtlich der Wirkung auf die Zusammenarbeit mit Kollegen zeigten sich grundsätzlich positive Tendenzen zum besseren Austausch von Wissen um den Bewohner sowie ein großes Interesse an INSEL bei den Nicht-Nutzern. Die Einschätzung der Wirkung von INSEL auf das eigene Berufsverständnis zeigte, dass INSEL aus Überzeugung angewendet wurde und zum Nachdenken anregte. Weiterführende Analysen zeigten, dass Mitarbeiter, die INSEL positiver bewerteten, häufiger auch die Wirkungen auf die kollegiale Zusammenarbeit und auch auf das eigene Berufsverständnis als größer bzw. positiver beurteilten. Fragt man nach mitarbeiterbezogenen Merkmalen, die für die Einschätzung von INSEL zudem bedeutsam waren, so zeigte sich, dass neben der Nähe des Kontakts zu INSEL auch noch der aktuellen Tätigkeitsbereich, sowie die Dauer der Tätigkeit in der Einrichtung wichtig war. So gaben Betreuungspersonen eine im Vergleich zu in der Pflege Tätigen positivere Einschätzung mit Blick auf die Wirkungen von INSEL auf den Betreuungsalltag und das eigene Berufsverständnis ab. Langjährige Mitarbeiter sahen hingegen das eigene Berufsverständnis und die Zusammenarbeit mit Kollegen weniger durch INSEL beeinflusst, als neuere Mitarbeiter.

In einer vertiefenden Evaluationsstudie mit je $N = 21$ INSEL-Teilnehmern, Interviewern sowie Angehörigen zeigte sich beispielsweise, dass das Erleben von INSEL bei den meisten Befragten direkt nach dem Interview und auch noch vier Wochen später deutlich positiv getönt war. Nur bei sehr wenigen Personen schien vor allem mit vier Wochen Abstand auch etwas eher Unangenehmes (z.B. belastende Aspekte, die im Erstinterview zur Sprache kamen und beim Interviewer noch nachwirkten) zurückgeblieben zu sein. In den quantitativen Analysen bestätigte sich dieses positive Bild ebenso. In Bezug auf die mit INSEL befassten Professionellen unterstützen die Ergebnisse der Studie insgesamt eine Sichtweise, dass INSEL bei diesen auf unterschiedlichen Ebenen eine überwiegend positive Wirkung entfaltete und als sehr nützlich für die Qualität des eigenen professionellen Handelns und die Beziehung zu den Bewohnern erfahren wurde. So wurde deutlich, dass INSEL eine differenzierte Wahrnehmung der Bewohner förderte und neue Chancen der Beziehungsgestaltung zwischen Personal und Bewohner eröffnete bzw. ermöglichte. Die differenzierte Sicht der Bewohner und die Verbesserung des Wissens über diese wurde insgesamt als hilfreich für das eigene professionelle Handeln bzw. als Verbesserung der eigenen professionellen Kompetenz erlebt. Zudem wurde die Teamgesprächskomponente von INSEL sowohl im Hinblick auf den Umgang mit Bewohnern als auch in Bezug auf die eigene Professionalität, die Kooperation untereinander, den Austausch mit den anderen Kollegen und den Teamgeist insgesamt als deutlich förderlich beschrieben. Auch gingen viele Aussagen dahin, dass die auf Grund von INSEL besprochenen Maßnahmen konkret und hilfreich waren. Diese positive Gesamtsicht blieb auch nach vier Wochen weitgehend erhalten, und es fanden sich Hinweisen darauf, dass Maßnahmen in diesem Zeitraum auch konkret umgesetzt wurden und mit beobachtbaren (positiven) Verhaltensveränderungen seitens der Bewohner einhergingen. INSEL hinterfragende oder negativ bewertende Äußerungen fanden sich eher selten. Allerdings gab es nach vier Wochen auch relativ viele Aussagen, welche in die Richtung zielten, dass keine eindeutigen Wirkungen von INSEL in diesem Zeitraum wahrgenommen wurden.

Auch im quantitativen Teil der vertiefenden Studie bestätigte sich konsistent ein positives Bewertungsbild von INSEL. In Bezug auf Angehörige zeigten die Befunde der Studie, dass diese eher ein recht pauschales Wissen über das stattgefundene INSEL-Interview besaßen, jedoch die ihnen von den Bewohnern vermittelten Erfahrungen überwiegend in eine positive, INSEL unterstützende Bewertung wiesen. Von einem kleineren Teil der Angehörigen wurde INSEL auch als Überforderung bzw. als relativ wirkungslos beschrieben. Schließlich sollten aus unserer Sicht Befunde über die Zeit nur sehr vorsichtig interpretiert werden. Das heißt, es ist allerdings dennoch auffällig, dass die INSEL-Teilnehmer sich hinsichtlich ihrer Gesundheitseinschätzung im Gegensatz zu Nicht-INSEL-Teilnehmern (Paarlingen) etwas verschlechterten, sich allerdings in Bezug auf Lebenszufriedenheit im Gegensatz zu Nicht-Teilnehmern verbesserten. Sicher in hohem Maße spekulativ könnte man darin eventuell einen Hinweis erkennen, dass INSEL möglicherweise für gesundheitliche Beeinträchtigungen sensibilisiert, aber dennoch dazu beitragen kann, Lebenszufriedenheit zu erhöhen.

Insgesamt stellt sich nach den Ergebnissen unserer beiden Evaluationsstudien INSEL sowohl aus der Perspektive der INSEL-Teilnehmer/innen als auch der INSEL-Interviewer als ganz überwiegend in mehrdimensionaler Sicht positiv bewertetes Verfahren dar.

6. Fazit und Ausblick

INSEL kann exemplarisch für einen gelungenen Praxis-Wissenschaftsaustausch in einem gesellschaftlich bedeutsamen Handlungsfeld pflegerischer und gerontologischer Implementierungswissenschaft betrachtet werden. Maßgeblich für den Erfolg im Sinne der hier beschriebenen Implementierung in den Praxisalltag und die Evaluation von INSEL waren u.E. seitens der Forschung insbesondere die ausdauernden Bemühungen zur Entwicklung und Etablierung eines wissenschaftlich fundierten, ökonomisch anwendbaren und breit einsetzbaren Instruments sowie, seitens der Praxis, eine hohe Bereitschaft zur langfristigen Implementierung von INSEL als leitbildtragendes Instrument im Pflegealltag, der Einsatz von Zeit- und Personalressourcen und Offenheit für die dialogische Entwicklung des Instruments. Hinzu kommen der gegenseitige Wunsch nach Kooperation und konstruktivem Austausch sowie das Engagement weit über das Maß drittmittelfinanzierter Leistungen hinaus. Erfolg kann also letztlich nur gelingen durch langfristige Verschränkungen zwischen der Praxis engagierter Träger und engagierter Wissenschaft.

Literatur

Chou, S. C., Boldy, D. P. & Lee, A. H. (2001). Measuring resident satisfaction in residential aged care. Gerontologist, 41(5), 623–631.
Kane, R. A. (2001). Long-term care and a good quality of life: bringing them closer together. Gerontologist, 41(3), 293–304.
Kane, R. A., Kling, K. C., Bershadsky, B., Kane, R. L., Giles, K., Degenholtz, H. B., Liu, J. & Cutler, L. J. (2003). Quality of life measures for nursing home residents. J Gerontol A Biol Sci Med Sci, 58(3), 240–248.
Kruse, A. & Wahl, H.-W. (1994). Entwicklungen in der stationären Altenarbeit: Zwei gegensätzliche Szenarien des künftigen Heims. In Kruse, A. & Wahl, H.-W. (Hg.), Altern und Wohnen im Heim. Bern: Huber 237–255.
Lawton, M. P. (1983). Environment and other determinants of well-being in older people. Gerontologist, 23(4), 349–357.
Lawton, M. P. (1991). A multidimensional view of quality of life in frail elders. In Birren, J. E., Lubben, J. E., Rowe, J. C. & Deutchman, D. E. (eds.), The concept and measurement of quality of life in the frail elderly (3–27). San Diego: Academic Press.
Lawton, M. P. (1999). Environmental taxonomy: generalizations from research with older adults. In Friedman, S. L. & Wachs, T. D. (eds.), Measuring environment across the life span (91–124). Washington: American Psychological Association.
Mollenkopf, H., Oswald, F., Wahl, H.-W. & Zimber, A. (2004). Räumlich-soziale Umwelten älterer Menschen: Die ökogerontologische Perspektive. In Kruse, A. & M., M. (Hg.), Enzyklopädie der Gerontologie. Bern: Huber, 343–361.
Oswald, F., Wahl, H.-W., Antfang, P., Heusel, C., Maurer, A. & Schmidt, H. (in Druck). Lebensqualität in der stationären Altenpflege mit INSEL: Konzeption, praxisnahe Erfassung, Befunde und sozialpolitische Implikationen. Berlin: LIT.
Oswald, F., Wahl, H.-W., Zimber, A., Teufel, S. & Langer, N. (2007). Entwicklung eines Instruments zur praxisnahen Messung von Lebensqualität im stationären Kontext. Projekt im Auftrag der Paul Wilhelm von Keppler-Stiftung, Sindelfingen; Abschlussbericht. Heidelberg: Psychologisches Institut, Abt. für Psychologische Alternsforschung.

Schäufele, M., Köhler, L., Lode, S. & Weyerer, S. (2009). Menschen mit Demenz in stationären Pflegeeinrichtungen: aktuelle Lebens- und Versorgungssituation. In Schneekloth, U. & Wahl, H.-W. (Hg.), Möglichkeiten und Grenzen selbständiger Lebensführung in Einrichtungen.: Demenz, Angehörige und Freiwillige, Versorgungssituation, Good Practice. Stuttgart: Kohlhammer, 159–221.

Schneekloth, U. & Wahl, H.-W. (Hg.) (2009). Möglichkeiten und Grenzen selbständiger Lebensführung in Einrichtungen.: Demenz, Angehörige und Freiwillige, Versorgungssituation, Good Practice. Stuttgart: Kohlhammer.

Schulz-Hausgenoss, A., Schönberg, F. & Naegele, G. (2005). Erfassen des „patient view" von Demenzkranken in vollstationären Einrichtungen. In: Klie, T., Buhl, A., Entzian, H., Hedtke-Becker, A. & Wallrafen-Dreisow, H. (Hg.), Die Zukunft der gesundheitlichen, sozialen und pflegerischen Versorgung älterer Menschen. Frankfurt a.M.: Mabuse, 202–213.

Spalding, J. & Frank, B. W. (1985). Quality care from the residents' point of view. J Am Health Care Assoc, 11(4), 3–7.

Peter Antfang

Erfahrungen bei der Umsetzung von INSEL

Um die Erfahrungen bei der Umsetzung von INSEL besser nachvollziehen zu können, ist es hilfreich, die Genese von INSEL sowie den Implementierungsprozess in der zeitlichen Abfolge darzustellen. Dabei wird deutlich, wie die Entwicklung des Instrumentes immer wieder mit der Praxis in den Einrichtungen rückgekoppelt wurde und die Einrichtungen von Anfang an in den Prozess integriert waren.

1. Die Entwicklung von INSEL

Etwa Mitte 2005 wurde in einem Workshop zwischen der Abteilung für Psychologische Alternsforschung am Psychologischen Institut der Universität Heidelberg und der Paul Wilhelm von Keppler-Stiftung die Idee von Lebensqualität in der stationären Altenhilfe konkretisiert und ein gemeinsames Projekt beschlossen. Ziel des Projektes war die Entwicklung eines „Instruments zur praxisnahen Messung von Lebensqualität im stationären Kontext" sprich INSEL.

In der ersten Projektphase wurden in drei ausgewählten Modelleinrichtungen der Keppler-Stiftung Workshops zu Erwartungen, Einschätzungen und Bedenken der jeweiligen Leitungsteams an ein solches Instrument durchgeführt. Nach der Entwicklung eines Prototyps von INSEL wurden in diesen Modelleinrichtungen erste Erfahrungen im Umgang mit dem Instrument gesammelt und Optimierungsvorschläge erarbeitet.

Im Jahr 2006 wurde eine Anwendungsversion von INSEL entwickelt und ein Implementierungsplan für die Einführung von INSEL in den Einrichtungen der Keppler-Stiftung festgelegt. Dieser wurde den Leitungsteammitgliedern der Einrichtungen und Dienste der Keppler-Stiftung auf einem Fachtag vorgestellt. Ebenso wurden die Hintergründe, warum Lebensqualität im stationären Kontext und somit INSEL einen strategischen Schwerpunkt der Demenzpflege darstellen, erläutert.

In Folge wurden 2007 fünf zweitägige Interviewerschulungen mit insgesamt 71 Teilnehmern auf regionaler Ebene durchgeführt. Den Teilnehmerinnen und Teilnehmern wurden dabei die notwendigen Kenntnisse zur Gesprächsführung, die Grundlagen der Moderation und zum Leiten einer Gruppendiskussion vermittelt. Ebenso wurde die Methodik der Auswertung und Dokumentation der Interviewergebnisse vorgestellt und eingeübt.

Um die Einrichtungen bei der Arbeit mit INSEL zu unterstützen, wurde Ende 2007 eine weitere Arbeitsgruppe installiert, die sogenannten INSEL-Multiplikatoren. Aufgabe der INSEL-Multiplikatoren war und ist es, die Praxisanleitung und -begleitung der Interviewerinnen und Interviewer und der einrichtungsinternen Koordinatoren zu unterstützen, den Status der Umsetzung von INSEL in den Einrichtungen zu überwachen und an die Stiftung (Steuerungskreis) rückzumelden, die Erfahrungen vor Ort und evtl. Klärungen in den Implementierungsprozess einzubringen sowie einmal jährlich einen Erfahrungsaustausch mit den Interviewerinnen und Interviewern und den internen Koordinatoren der ihnen zugeordneten Einrichtungen sicher zu stellen. Die Grundlagen für den Regelbetrieb von INSEL in der Keppler-Stiftung waren somit gelegt.

Rückblickend ist ein Erfolgsfaktor von besonderer Bedeutung, nämlich die regelmäßige, konsequente, transparente und entwicklungsbezogene Einbindung und Information der Einrichtungen in den INSEL-Implementierungsprozess. Dabei stellten sich die eingerichteten Steuerungs- und Unterstützungsfunktionen (Steuerkreis, INSEL-Multiplikatorengruppe, Einrichtungskoordinatoren) als Garanten für die Umsetzung und wichtige Scharniere zwischen Wissenschaft und Praxis heraus. Ebenso trugen die regelmäßigen Fachveranstaltungen unter Beteiligung der Führungskräfte und Mitarbeiterinnen und Mitarbeiter aus den Einrichtungen dazu bei, dass INSEL in der Keppler-Stiftung erfolgreich eingeführt und nachhaltig angewendet wird.

2. Erfolgsfaktor INSEL-Interviewer

Die sorgfältige Auswahl der Interviewer ist ein Schlüssel für den Erfolg von INSEL. Geeignete Interviewer werden von der Einrichtung ausgewählt. Hierbei können grundsätzlich Mitarbeiterinnen und Mitarbeiter aus unterschiedlichen beruflichen Zusammenhängen der Einrichtung ausgewählt werden, sofern sie die notwendigen Kompetenzen mitbringen oder sicher entwickeln können. Auch der Einsatz von Ehrenamtlichen oder Mitarbeiterinnen in Elternzeit ist eine Möglichkeit. Für die Auswahl der künftigen Interviewer sind deren Interesse am Thema und die Bereitschaft zur Mitwirkung wichtig. Dies bedeutet immer ein gewisses Maß von Information und Vermittlung im Auswahlprozess. Dabei zeigt sich regelhaft, welche Bedeutung INSEL in den jeweiligen Einrichtungen hat und wie es gelebt wird. Eine schlichte Abordnung eines Mitarbeitenden erzeugt in der Regel Widerstände. Zur Vorbereitung auf die Trainingsveranstaltung sollen die künftigen Interviewer einen erfahrenen Interviewer bei einem kompletten INSEL-Anwendungsprozess begleitet haben.

Im Folgenden sollen Praxiserfahrungen und Handlungsempfehlungen für die Interviewerarbeit gegeben werden:
Die Handhabung des INSEL-Instruments stellt, wie sich bei der Umsetzung des INSEL-Prozesses zeigte, eine beträchtliche Herausforderung für die Interviewer dar: Sie müssen nicht nur das komplexe Procedere der Anwendung des Instrumentes INSEL kompetent umsetzen können, sondern sich auch den Erwartungen an die Rolle des Interviewers bewusst sein und diese aktiv steuern können. Die Rollenanforderungen unterscheiden sich erheblich von der alltäglich eingenommenen Berufsrolle des Pflegenden, des Sozialarbeiters oder der Hauswirtschafterin: in der Funktion als Fachkraft ist es notwendig, auf die Bedürfnisse des Betreuten durch unterstützende Handlungen zu reagieren. In der Rolle des INSEL-Interviewers hingegen ist neben Empathie eine sachlich-distanzierte Haltung gefordert. Wie sich im Training vielfach zeigte, veranlassen Eigenbedürfnisse und Identifikationsgrad mit der alltäglichen Arbeit und dem eigenen Team die Interviewer zum Teil unbewusst, den Bewohner bzw. den Angehörigen im Interview bei Aussagen suggestiv zu beeinflussen. Die Projektion der eigenen Berufsrolle auf die Interviewer-Situation wirkt sich negativ auf die Erhebungsqualität, insbesondere auf die Art, Fragen zu stellen und lebensqualitätsrelevante Aspekte herauszufiltern, aus.

Die Vermittlung der Interviewerrolle kann jedoch nicht allein auf ein zweitägiges Training beschränkt bleiben. Besonders notwendig erscheint eine Begleitung des Interviewers durch einen Multiplikator, der die Rollenklarheit durch die Reflexion des Interviewerverhaltens kontinuierlich weiterentwickelt. Ergänzt wird die Arbeit der INSEL-Multiplikatoren durch die im Jahre 2012 eingeführten INSEL-Refreshertage, die zum Ziel haben, bereits länger ausgebildete Interviewer auf den aktuellen Stand des Verfahrens zu bringen. Ebenso bieten diese Tage die Möglichkeit für die Interviewer, ihre bisher gemachten Erfahrungen zu reflektieren und aufgelaufene Fragen beantwortet zu kommen. So berichten einzelne Interviewer, von Gesprächssituationen, in denen sie Dinge aus dem Leben des Bewohners erfahren haben, die die Interviewer sehr beschäftigen und belasten. In diesen Fällen bietet die Keppler-Stiftung u.a. Hilfe in Form von Seelsorgegesprächen an.

3. Welche Wirkungen hat INSEL im Alltag der Einrichtungen?

Die Ergebnisse der Evaluationsstudie (vgl. Oswald F., Wahl H.-W. 2014, in diesem Band) zeigen, dass die Wirkungen von INSEL auf mehreren Ebenen beobachtet werden können.

Auf Bewohnerebene führen Erkenntnisse aus dem INSEL-Interview und dem dazugehörigen Gruppengespräch zu direktem Tun. Dies kann in der Anpassung der Pflege- und Betreuungsplanung bestehen, in dem weitere Maßnahmen aufgenommen, bestehende Maßnahmen ergänzt oder gestrichen werden. Oft sind es auch einmalige Maßnahmen, deren Herleitung mit den bisher eingesetzten Instrumenten nicht gefunden wurden. Diese Maßnahmen reichen von der Wiederherstellung von Angehörigenkontakten und -besuchen bis hin zur neuen Möblierung des Bewohnerzimmers und dem Bedürfnis, sich neue Kleidung zu kaufen. Von Veränderungen im Bereich der religiösen Rituale und Gewohnheiten bis hin zu klaren Forderungen zur Selbstbestimmung, Würde und Privatheit.

Auf der Mitarbeiterebene ist festzustellen, dass diese aufgrund der Erfahrungen mit INSEL eine konkrete Vorstellung der Lebensqualität von Bewohnerinnen und Bewohnern gewonnen haben. Lebensqualität ist folglich kein Schlagwort, sondern verbindet sich für die Mitarbeitenden mit konkreten Inhalten. Da die Lebensqualität der Bewohnerinnen und Bewohner zentrales Element des Gruppeninterviews ist, erhält auch der Austausch zwischen den beteiligten Mitarbeitenden der verschiedenen Bereiche einen neuen Focus. Es geht nicht um eine Aufgabenverteilung zwischen den Beteiligten, sondern darum, was und wie jeder Einzelne zur Förderung von Lebensqualität des Bewohners beitragen kann.

Auf kollektiver Ebene bzw. Einrichtungsebene ist zu beobachten, dass sich über die Jahre ein Kulturwandel ergeben hat. Bei Veränderungen und Weiterentwicklungen wird immer auch mit gefragt, ob diese die Lebensqualität der Bewohnerinnen und Bewohner tangieren mit dem angestrebten Ziel, die Lebensqualität der Bewohnerinnen und Bewohner zu verbessern.

4. Empfehlungen für den Einsatz von INSEL

Die Erkenntnisse aus Projektphase und Regelbetrieb führen zu konkreten Empfehlungen für den Einsatz von INSEL:

Festlegung eines verbindlichen Anwendungszyklus von INSEL. In der Keppler-Stiftung beispielsweise ist festgelegt, mindestens ein IN-

SEL-Interview / Gruppeninterview je Wohnbereich der Einrichtung je Dienstplanzeitraum (i. d. R. Vierwochenzeitraum) durchzuführen. Feste Terminierung des INSEL-Interviews und der INSEL-Gruppenbefragung in den Dienstplänen der beteiligten Mitarbeitergruppen. Damit wird sichergestellt, dass im Arbeitsalltag die notwendigen Zeit- und Personalressourcen für die Anwendung und Umsetzung von INSEL zur Verfügung stehen.

Regelmäßige zentrale Erfassung und Auswertung der statistischen Daten aus den INSEL-Interviews. So werden die Daten des Deckblatts des Bewohner- bzw. Angehörigeninterviews, des Demenzscreenings, des Deckblatts des Auswertungsprotokolls und die Anzahl der gefundenen Maßnahmen zentral erfasst und ausgewertet. Diese Daten dienen u.a. der Darstellung der Arbeit mit INSEL in der Keppler-Stiftung nach Innen und Außen. Zum anderen können bei Auffälligkeiten (z.B. nicht erreichte Anzahl der geplanten Interviews, Abweichungen in der Dauer der Interviews vom Durchschnitt) Klärungsprozesse mit den Einrichtungen erfolgen.

Verständigung auf ein Verfahren zur Übertragung der Informationen und Ergebnisse aus dem INSEL-Interview sowie der Gruppenbefragung in die Pflege- und Betreuungsplanung und zur Sicherstellung der Maßnahmenbearbeitung.

Begleitung der Einrichtungen durch die INSEL-Multiplikatoren. Dabei führen die Multiplikatoren jährlich mindestens ein Gespräch mit dem Leitungsteam und den INSEL-Interviewern der Einrichtung. Bei diesen Gesprächen werden Impulse aus der Arbeit mit INSEL vor Ort aufgenommen und offene Fragen zum Verfahren oder Anwendungsprobleme soweit möglich direkt mit den Multiplikatoren geklärt. Die Erkenntnisse aus diesen Gesprächen führten in der Keppler-Stiftung dazu, dass seit 2012 regionale INSEL-Refreshertage durchgeführt werden, die sowohl Verfahrensfragen aber auch spezifische Anwendungs- und Verhaltensfragen aufgreifen.

Hierzu zählt die verbindliche Verankerung und Verknüpfung von INSEL mit zentralen strategischen Prozessen. Bei der Keppler-Stiftung ist das Thema Lebensqualität (und damit auch INSEL) in die Strategieplanung eingebunden. Konkretisiert wird INSEL im strategischen Controlling (BSC) sowie den Jahreszielgesprächen und -vereinbarungen mit den Einrichtungen.

Damit wird der Stellenwert von INSEL deutlich. Zum anderen ist INSEL somit keine zusätzliche Belastung für die Einrichtungen, sondern ein verbindliches (Regel-)Instrument zur Umsetzung der strategischen Ziele der Keppler-Stiftung.

5. Sozialpolitische Thesen aus der Arbeit mit INSEL

Seit 2005 werden regelmäßig Interviews mit Bewohnerinnen und Bewohnern zu ihrer Lebensqualität in den Einrichtungen der Keppler-Stiftung durchgeführt. Eine wissenschaftliche Auswertung von 859 solcher Interviews hat die Keppler-Stiftung zu verschiedenen politischen Thesen geführt. Auf einige möchten wir hinweisen (vgl. Oswald F. et al. 2004, Kapitel 7), Wahl H. W., Antfang P., Heusel C., Maurer A., Schmidt H., Lebensqualität in der stationären Altenpflege mit INSEL: Konzeption, praxisnahe Erfassung, Befunde und sozialpolitische Implikationen, 2014, Kapitel 7):

Die eigene Sichtweise der Betroffenen kennenzulernen, sollte vor jeder Interventionsabsicht stehen. Bereits die Verwendung eines Pflegebedürftigkeitsbegriffs enthält eine latente Stigmatisierung. Aus der Banalität, dass Menschen angesichts von Alter und nachlassenden Kräften zunehmend mit Einschränkungen und Handikaps zurechtkommen müssen, darf keine Pathologisierung abgeleitet werden. Zur Kompensation der Einschränkungen bei Verrichtungen des täglichen Lebens greifen hilfebedürftige Personen auf Unterstützungssysteme zurück. Mit dieser Inanspruchnahme ändert sich nichts an der „Normalität" ihres Lebens. Es bleibt dabei, die Perspektive der „Normalität" ist auch im Fall von drohender oder tatsächlicher Pflegebedürftigkeit aufrecht zu erhalten.

Angesichts einer konsequent einzuhaltenden Perspektive von „Normalität" ist das pflegerisch richtige Handeln ein „Einzelfallexperiment", ist jeder alternde Mensch aufgrund seiner Individualität und seines spezifischen Wohn- und Lebensmilieus ernst zu nehmen. Es gilt, gerade die Sichtweise der Betroffenen und ihre Wünsche und Interessen zu ermitteln. Die Definition der Pflegebedürftigkeit bezieht sich auf möglichst, objektive und relativ leicht messbare körperliche Defizite und ist, zugespitzt formuliert, mit dem sozial rechtlichen Verrichtungskatalog eine Eingrenzung des Kreises der Anspruchsberechtigten und der zu finanzierenden Leistungen vorgenommen worden. Es wird abzuwarten sein, ob die Diskussion um den neuen Pflegebedürftigkeitsbegriff hier etwas in der Praxis ändert.

Das Verhältnis von Lebensqualität und Pflegequalität gilt es zu klären und zu bestimmen. Die Lebensqualitätsorientierung bedeutet, dass nicht die Perspektive der Organisation oder der Profession entscheidend ist, sondern der Alltag der Betroffenen, so wie er sich darstellt, ohne dass die Professionellen oder die Institutionen ihn bereits mit ihrem Blick den eigenen Handlungslogiken unterworfen haben.

Spannend wird sein, wieweit es den Pflegetheorien und -modellen gelingt, die Orientierung an der „Normalität" mit aufzunehmen und abzudecken.

Die Betonung von Lebensqualitätsperspektive und Normalität bedeuten Teilhabe im Sinne der Forderung nach Inklusion der UN-Konvention. Altenhilfe in diesem Sinne hat die Aufgabe, den Sozialraum so zu gestalten, dass sich jeder darin, mit oder ohne Unterstützung, zurechtfinden, kommunizieren und interagieren, kurzum sich wohlfühlen kann.

Die konsequente Anwendung einer Lebensqualitätsperspektive hat erhebliche Auswirkungen auf das Personal, das in der Altenhilfe tätig ist. Mitarbeiterinnen und Mitarbeiter lernen in der Orientierung an der Lebensqualität auch ihre fachlichen und professionellen Verpflichtungen in den Dienst von Normalität und Lebensqualität zu stellen. Dies ist letztendlich auch eine Einstellung, die alles daran setzt, den betroffenen Menschen den Zugang zur Erhaltung und Entfaltung von Lebensqualität zu vermitteln.

Die Anwendung einer konsequenten Lebensqualitätsperspektive im Bereich von Pflege und Betreuung bedeutet letztendlich nichts anderes als den Vollzug einer notwendigen Kurskorrektur in der Betrachtung von Pflegebedürftigkeit und Demenz in unserer Gesellschaft. Pflegebedürftigkeit und Demenz sind keine spezifischen Sondertatbestände, sondern treten im Kontext der allgemein menschlichen Lebensentwicklung auf. Die in Deutschland eingetretene hohe Spezialisierung und Verwendung vieler Sonderregelungen schwächt die Integration dieses Personenkreises in das gesellschaftliche Leben.

Literatur:

Oswald F., Wahl H. W., Antfang P., Heusel C., Maurer A., Schmidt H. (2014).
Lebensqualität in der stationären Altenpflege mit INSEL: Konzeption, praxisnahe Erfassung, Befunde und sozialpolitische Implikationen. Stuttgart: Kohlhammer.

Heike Baranzke

Schwinden mit den Kräften auch die Rechte?
Zum Recht auf Selbstbestimmung im Feld der gerontologischen Langzeitpflege

1. Einführung

„Wer nicht alt werden will, muss sich jung verbrennen lassen!" Hinter dieser Volksweisheit steht die Einsicht, dass Altern zum Menschsein wie zu jeder organismischen Lebensform dazugehört. Spezifisch menschlich an dieser biologischen Tatsache ist nur, dass wahrscheinlich nur Menschen sich dessen bewusst werden und zukünftige Zustände in ihrer Vorstellung vorweg nehmen können. Kennzeichen des Alterns ist ein allmähliches Nachlassen der physischen und psychischen Kräfte, ein Prozess, der durch Krankheiten beschleunigt werden und dazu führen kann, dass sich die psychophysischen Einbußen nicht schleichend, sondern auch schubweise ereignen können. Dann wird Unterstützung bei den alltäglichen Selbstsorgetätigkeiten notwendig. Dieser schmerzlich empfundene, oft dauerhafte Verlust von eigener Stärke und Unabhängigkeit von fremder Unterstützung wird insbesondere in den westlichen Industrienationen als „Autonomieverlust" beschrieben, der durch das Zauberwort „Patientenautonomie" kompensiert werden soll. Der Begriff der Patientenautonomie wurde zunächst entwickelt, um den Arzt in der medizinischen Heilbehandlung auf die Respektierung des Rechts auf Selbstbestimmung des selbstbestimmungsfähigen Patienten zu verpflichten. Die Debatte über die Leistungsfähigkeit des Begriffs im Umgang mit kognitiv eingeschränkten Patienten machte schnell die Relevanz des ursprünglich medizinethischen Konzepts auch für pflegeethische Fragestellungen offensichtlich. Nicht erst im fortgeschrittenen Stadium der Demenz, sondern ganz grundsätzlich stellt sich nämlich die Frage, „inwieweit Fähigkeiten und Recht zusammenhängen" (Schmidhuber 2013: 13), insbesondere wenn das Recht auf Selbstbestimmung aufgrund der Einbuße an Selbstbestimmungsfähigkeiten von der betroffenen Person nicht mehr selber eingefordert werden kann.

Viele halten die Orientierung an der Selbstbestimmung für eine moderne liberalistische Verirrung und fordern stattdessen Fürsorgebereitschaft. Dies wird von anderen wiederum als entmündigender Paternalismus kritisiert. Diese Kontroverse ist Grund genug, die in dieser Debatte verwendeten ethischen Begriffe einmal genauer unter die Lupe zu nehmen. Denn präzise Begriffe sind eine unerlässliche Voraussetzung, um Missverständnisse zumindest zu minimieren und adäquate Situationsbeschreibungen zu ermöglichen. Erst dann ist die Basis für die Suche nach einer verantwortlichen Problemlösung gegeben.

Autonomie ist ein Leitbegriff der Moderne. Die deutsche Übersetzung „Selbstgesetzgebung" – von griechisch *autos* = selbst und *nomos* = Gesetz – leitet sich von der antiken Bezeichnung für unabhängige Stadtstaaten her, die befugt waren, sich unabhängig von äußerem Einfluss ihre eigenen Gesetze zu geben. Autonomie ist in dieser ursprünglich politischen Bedeutung eine auf die Legislative bezogene Autarkie. Der ursprünglich politisch-juridische Begriff blieb in der Philosophiegeschichte weitgehend irrelevant, bis dass, inspiriert durch Jean-Jacques Rousseau, Immanuel Kant ihn zu einem Schlüsselbegriff der neuzeitlichen Ethik machte. Bemerkenswert ist, dass Kant, der in der Geschichte des Autonomiebegriffs von dem Philosophiehistoriker Jerome B. Schneewind (1998) emphatisch als „Erfinder" des ethischen Autonomiekonzepts vorgestellt wird, in der medizinethischen Diskussion über „Patientenautonomie" eine bestenfalls marginale Rolle spielt (Wiesemann/Simon 2013). Dieser Befund ist erläuterungsbedürftig und fordert zu einem Vergleich der beiden offensichtlich unterschiedlichen Autonomiekonzepte heraus. Dabei zeigt sich, dass sowohl ihre prinzipielle Unterscheidung als auch ihre Verhältnisbestimmung notwendig sind. Denn beide Begriffe erfüllen unterschiedliche, aber je unverzichtbare Funktionen in der Medizinethik, nämlich eine begründungstheoretische und eine empirisch-operationale. Werden die beiden Konzepte nicht auseinander gehalten und ihre je spezifischen Funktionen zudem verwechselt, dann besteht die Gefahr, die Grund- und Menschenrechte, besonders hilfsbedürftiger Menschen, zu bestreiten.

Nach einer Charakterisierung von Kants transzendentaler Autonomie folgt eine Darstellung der Diskussion zur Patientenautonomie, gefolgt von einer Verhältnisbestimmung der beiden Konzepte zueinander. Sodann wird gefragt, welche Relevanz der Kantische Autonomiebegriff einerseits sowie zumindest Aspekte der mittlerweile stark ausdifferenzierten Diskussion der Patientenautonomie andererseits für die Praxisbereiche der geriatrischen Langzeitpflege besitzen.

1. Autonomie vs. Heteronomie im Kantischen Verständnis

Ob ein einzelner Willensbildungsprozess oder eine Entscheidung autonom erfolgen, lässt sich empirisch grundsätzlich nicht beobachten, weil sie als innere Willensbestimmungsakte einer Person prinzipiell nicht beobachtbar sind, denn beobachtbar ist nur äußeres Verhalten. Diesem aber ist die zugrunde liegende Motivation nicht zweifelsfrei anzusehen, sondern bestenfalls aufgrund von Erfahrung als plausibel zu unterstellen. Die Bestimmung des eigenen Willens ist sogar der Selbstbeobachtung entzogen, weil sich Menschen als durch Vernunft und Sinnlichkeit bestimmte Wesen auch über ihre eigenen wahren Beweggründe täuschen bzw. sich etwas vormachen können (vgl. AK VI 447). Insofern gibt es keine empirische Instanz, die über die ‚Gesinnung des Herzens' Auskunft zu geben vermag – eine Fähigkeit, die in vormoderner Zeit allein Gott als dem wahren Herzenskünder zugeschrieben wurde. Die Autonomie des Willens ist nach Kant in den Grenzen der endlichen menschlichen Erkenntnisfähigkeit daher lediglich ein auf der alltäglichen *moralischen* Selbsterfahrung eines Akteurs beruhendes Reflexionsmodell, nach dem sich das menschliche Individuum selbst prinzipiell – also nicht bezogen auf Einzelakte – als freier, allein von der eigenen Vernunft bestimmter Autor seiner Handlungen verstehen *kann* (Baranzke 2013: 132), und zwar frei von dem Diktat sowohl *äußerer* Machtinstanzen als auch von der *inneren* Getriebenheit durch Leidenschaften und momentane Affekte. Durch die ethische Verwendung des ursprünglich politischen Begriffs der Autonomie als Selbstgesetzgebung zur Charakterisierung der prinzipiellen Beschaffenheit des Willens eines individuellen, vernunftfähigen Sinnenwesens ist dem Kantischen Autonomiebegriff diese doppelte, sowohl äußere als auch innere Beziehung auf das andere (griech. *heteros*), von der eigenen praktischen Vernunft verschiedene Vermögen eigen. Die Heteronomie – Fremdgesetzgebung Gegenbegriff zur Autonomie – bedroht die vernünftige Selbstbestimmung des Willens also von zwei Seiten: von *äußerer* und von *innerer Fremdbestimmung* (vgl. AK IV 433). Die zweifache Infragestellung der einem menschlichen moralischen Akteur im alltäglichen Umgang unwillkürlich unterstellten Autonomie des Willens dynamisiert zwei Begründungsdimensionen: *Zum einen* begründet es eine *intrapersonale tugendethische Pflicht* des selbstreflexiven Akteurs, sich um eine innerlich freie, rein vernünftige Willensbestimmungen zu bemühen. Solche Akte qualifiziert Kant mit dem strebensethischen Ideal der „*Moralität*" (AK IV 439) und setzt sie dem innerlich von Affekten wie Furcht oder

Anerkennungsverlangen gefangenen bloßen Gehorsamsakt der „Legalität" entgegen (AK VI 219). *Zum anderen* begründet das Akteur-Reflexionsmodell die sowohl innere Tugend- und zugleich äußere *interpersonale Rechts-Pflicht des wechselseitigen Respekts vor* der empirisch grundsätzlich weder beweis- noch bestreitbaren *Autonomie aller moralischen Akteure* untereinander. Dieser wechselseitigen Pflicht korrespondiert ein wechselseitiger Rechtsanspruch auf ebendiesen Respekt vor der grundsätzlichen Selbstbestimmungsfähigkeit von Menschen, der logisch weitergedacht zu den *Menschenrechten auf Selbstbestimmung* sowie auf *Gleichbehandlung* durch die Legislative führt. Insofern ist die Kantische Autonomie die Bedingung der Möglichkeit von Menschenrechten, die weder zu- noch abgesprochen werden können. Die Kantische Autonomie ist empirisch weder beweisbar noch widerlegbar, sondern fungiert als nichtempirische, aber im alltäglichen Miteinander unhintergehbare praktische Vorbedingung jeder moralischen Interaktion zwischen Menschen. Kants *transzendentale Autonomie* besitzt somit eine *begründungs-theoretische Funktion für* wechselseitig anzuerkennende in der Menschenwürde gründende (AK IV 436) *universale Menschenrechte.*

Wie die tugendethischen Konzepte Moralität/Legalität so bilden auch die grundlagenethischen Begriffe Autonomie/Heteronomie eine idealtypische vollständige Disjunktion. Als idealtypische Grenzbegriffe klammern sie den zwischen ihnen liegenden empirisch möglichen Gradienten von Selbstbestimmungsfähigkeiten methodisch aus. Fragen von der Art, *ob* Menschen oder wenigstens einzelne menschliche Handlungen autonom sind und unter welchen empirisch nachweisbaren Randbedingungen, sind daher mit Kants transzendentalphilosophischen Begriffen prinzipiell nicht zu beantworten. Kant gewinnt das idealtypische Begriffspaar nicht induktiv durch Untersuchung empirischer Zustände, sondern durch die selbstreflexive Frage, wie sich ein Handlungssubjekt notwendig denken muss, um sich als Urheber seiner Handlungen verstehen zu können (vgl. AK V 32f.). *Autonomie* in diesem Kantischen transzendentalen Sinne ist somit die *Bedingung, unter der menschliche Akteure sich selbst und andere denken müssen,* wenn sie sich und andere als moralisch adressierbare Autoren ihrer Handlung verstehen können wollen – anders gesagt: Autonomie ist die transzendentale Bedingung der moralisch-praktischen Möglichkeit für die Konzepte von Handlungsurheberschaft und Zurechnungsfähigkeit. Auf die rechtspsychologisch sowie medizin- und pflegeethisch relevanten pragmatischen Fragen, bei welchem Schwellenwert Zurechnungs- und Handlungsverantwortungsfähigkeit empirisch nachweisbar in einem solchen Grad gegeben sind, damit ein Mensch für seine Handlungsentscheidungen auch justiziabel gemacht werden kann, geben Kants idealtypische Grenzbegriffe keine Antwort. Kant hat diese Begriffe nicht für die unmittelbare Lösung angewandt ethischer pragmatischer Probleme entwickelt, sondern für die philosophisch ganz grundlegende Frage, auf welchen unbeliebigen allgemeinen und notwendigen Fundamenten Erkenntnistheorie und Moralphilosophie nach dem Zusammenbruch einer kosmologisch begründeten Metaphysik gegründet werden können. Forensische PsychologInnen, MedizinerInnen und Pflegepersonen sind an die nicht dispensierbare Voraussetzung der menschenrechtlichen Basis gebunden, müssen aber zusätzlich mit empirisch-induktiven Methoden und operationalisierbaren Begriffen arbeiten, um Handlungs- und Entscheidungskompetenzen von Delinquenten, PatientInnen bzw. Klienten für situationsspezifische pragmatisch-ethische Anliegen zu bestimmen z.b. um den Grad von Zurechnungsfähigkeit bzw. Fürsorgebedarf zu ermitteln. Hier hat der operationale medizinethische Begriff der „Patientenautonomie" seine unverzichtbare Aufgabe.

2. Patientenautonomie vs. Paternalismus – die medizinethische Perspektive

Der medizinethische Begriff der Patientenautonomie wurde in den westlichen Industriestaaten nach dem Zweiten Weltkrieg entwickelt, um Selbstbestimmungsrechte von Patienten gegenüber einem in Misskredit geratenen ärztlichen Paternalismus zu reklamieren. Faden/Beauchamp (1986) bzw. Beauchamp/Childress (1979, [7]2013) werden in der medizinethischen Debatte als die entscheidenden Referenzen für das liberale Standardmodell der „Patientenautonomie" betrachtet. Autonomie wird von den Autoren nicht auf Personen, sondern auf Einzelhandlungen bezogen, und zwar insbesondere auf Handlungen der selbstbestimmten Wahl („autonomous choice"; Beauchamp/Childress [7]2013: 102), um auf die spezifische Problemsituation der Zustimmung von Patienten zu oder Verweigerung von medizinisch indizierten Eingriffen einzugehen. Sie definieren drei Elemente, die notwendig gegeben sein müssen, damit eine selbstbestimmte Entscheidungshandlung („autonomous action") unterstellt werden kann, nämlich 1. Absicht, 2. Verstehen der Information und 3. Freiheit von äußeren kontrollierenden und – neuerdings auch – inneren, die Handlung determinierenden Einflüssen (Faden/Beauchamp 1986: 238; Beauchamp/Childress [7]2013: 104). Gegenüber Patienten, die zu Selbstbestimmungshandlungen dieser Art fähig sind, gelten ÄrztInnen als verpflichtet, diese Selbstbestimmungsakte nicht nur innerlich zu respektieren, sondern insbesondere mit Blick auf die Elemente 2 und 3 auch für die Realisierung solcher Selbstbestimmungsakte handelnd Sorge zu tragen (Beauchamp/ Childress [7]2013: 107), um Patienten bei ihren Akten einer informierten Einwilligung oder Ablehnung einer vorgeschlagenen Therapie sowie einer ausdrücklichen Autorisierung der Mediziner zur Durchführung des medizinischen Eingriffs zu unterstützen („informed consent").

Dieser verdienstvolle pragmatische Versuch, unverzichtbare Beschreibungskriterien für die spezifische medizinische Behandlungsentscheidungssituation einer Patientin gegenüber einem Arzt zu liefern, hat differenzierte Debatten hervorgerufen (vgl. Beiträge in Wiesemann/Simon 2013). Holmer Steinfath und Anne-Marie Pindur identifizieren vier Kontroversen über das liberale Standardmodell der Patientenautonomie: Erstens wird diskutiert, ob der Grad der Autonomie einer Patientenentscheidung auf dem Hintergrund des *globalen* Eindrucks von der Person und ihrer Lebensgestaltung insgesamt oder nur *lokal* bezogen auf die Einzelentscheidung beurteilt werden soll („globale" vs. „lokale" Autonomie). Zweitens ist umstritten, ob die Beurteilung der Autonomie nur von der Art und Weise, *wie* die Entscheidung „zustande gekommen ist oder welche strukturellen Merkmale die Entscheidung und die mentale Verfassung der Person aufweisen", abhängt oder vor allem von dem *substantiellen* Inhalt der Entscheidung (inhaltsneutrale „prozedurale" vs. „substantielle" Autonomie; Steinfath/Pindur 2013: 31). Drittens wird der liberale Autonomiebegriff als *individualistisch* kritisiert und darauf verwiesen, dass autonomes Handeln immer in *soziale Beziehungen* eingebettet sei („individualistische" vs. „relationale" Autonomie). Viertens befürchtet man eine zu starke Konzentration auf rein *kognitive Fähigkeiten* des Patienten, die unmündige Personen (Kinder, Demente etc.) von einer Respektierung ihrer Willensäußerungen ausschließen könnte („rationalistische" vs. „nicht-rationalistische" Autonomie) (Steinfath/Pindur 2013; vgl. auch Güther 2013, Schmidbauer 2013). Beauchamp/ Childress verwahren sich insbesondere gegen die Vorwürfe des Individualismus, Rationalismus und Legalismus ihres Ansatzes mit dem Hinweis, dass die Reihenfolge der Behandlung ihrer vier Prinzipien (1. „Respect for Autonomy", 2. „Nonmaleficence", 3. „Beneficence", 4. „Justice") keineswegs eine Vorrangstellung des Autonomieprinzips vor den drei anderen impliziere (Beauchamp/Childress [7]2013: 101). Explizit unterstreichen sie auch wieder in der siebten Auflage ihres Lehrbuchs den durch andere Gesichtspunkte einschränkbaren *prima facie*-Charakter des Autonomieprinzips: „Respect for autonomy has only prima facie standing and competing moral considerations sometimes override this principle." (Beauchamp/ Childress [7]2013: 107) Spätestens hier stellt sich die Frage nach dem Verhältnis der Konzeption der von empirischen Kompetenzen eines Patienten abhängigen „Patientenautonomie" von Beauchamp/Childress zu dem Kantischen Autonomiebegriff, der transzendentalphilosophisch ein unverlierbares Menschenrecht auf Selbstbestimmung fundiert.

3. Brennpunkte gerontologischer Langzeitpflege zwischen transzendentaler Autonomie und operationaler Patientenautonomie: vom exkludierenden ‚*ob*' zum modifizierenden ‚*wie*'

3.1 Zur Notwendigkeit eines menschenrechtlichen Ansatzes in der Gerontologie

Sind die relativierenden Äußerungen von Beauchamp/Childress über ihr „principle of respect for autonomy" etwa so zu verstehen, dass Menschenrechte an empirisch nachweisbare Schwellenwerte menschlicher Kompetenzen geknüpft sind? Büßen wir demnach als alternde Menschen mit unseren schwindenden Kräften auch unsere Menschenrechte ein, allen voran auch unseren Anspruch auf Respektierung des Grundrechts auf Selbstbestimmung? Beauchamp/Childress legen dieses verheerende Missverständnis nahe, weil sie nicht hinreichend zwischen den beiden Autonomiekonzeptionen mit ihren unterschiedlichen ethischen Funktionen unterscheiden. Das Patientenautonomiemodell ist jedoch kein Ersatz, sondern lediglich die für die praktische Anwendung notwendige operationale Ergänzung der Kantischen transzendentalen Autonomie. Die Erhebung der vielfältigen Selbstbestimmungskompetenzen von Patienten dient dem moralischen Zweck, jenen Grad und jene Art der gebotenen notwendigen medizinisch-pflegerischen Unterstützung bestimmen zu können, damit hilfsbedürftige Menschen ihr Selbstbestimmungsrecht in Bezug auf die in Frage kommende Behandlungsentscheidung ausüben können. Die empirische Erhebung dieser Faktenlage dient somit nicht der *Begründung des Selbstbestimmungsrechts*, sondern der *Ermittlung von Art und Ausmaß der notwendigen Unterstützung*. Letzteres muss erhoben werden, damit inkompetente Patienten ihr unveräußerliches – durch das nicht empirische, sondern selbstreflexive Autonomiemodell begründete – Menschenrecht auf Selbstbestimmung auch ausüben können. Die transzendentale Autonomie begründet nämlich, wie oben dargelegt, die wechselseitige Rechtspflicht zur Achtung des Selbstbestimmungsrechts. Nun geht es in dem spezifischen Anwendungsbereich einer Heil- oder Pflegebeziehung um berufsspezifische Umsetzungen der wechselseitigen Achtung der Selbstbestimmungsrechte. So ist der einsichtsfähige Patient gehalten, von Ärztinnen und Pflegepersonen keine Tätigkeiten zu verlangen, die ihren Berufsvorschriften bzw. ihrem Gewissen widersprechen. Umgekehrt sollen die Heil- und Pflegepersonen weder ihren professionellen Wissensvorsprung noch ihre höheren physischen und/oder psychischen Selbstbestimmungsfähigkeiten gegenüber der hilfsbedürftigen Person dazu verwenden, diese von ihrem Selbstbestimmungsrecht auszuschließen. Im Gegenteil sind sie dazu verpflichtet, das Selbstbestimmungsrecht der hilfsbedürftigen Personen zu respektieren und diesen bei der Ausübung ihres Rechtes zu assistieren (vgl. Graumann 2013). Daraus folgt: Die Diskussionen über Patientenautonomie sind legitim allein unter der Voraussetzung der Geltung von unverlierbaren Menschenrechten. Denn die empirische Erhebung von Patientenautonomie-Kompetenzen dient nicht der Feststellung, *ob* Menschenrechte vorliegen, sondern der Ermittlung, *wie* diese praktisch realisiert werden können. Zu Recht reklamiert Mark Schweda (2013) daher einen menschenrechtlichen Ansatz für die Gerontologie und moniert das Fehlen des Tatbestands der Altersdiskriminierung in Art. 2 der UN-Menschenrechtserklärung.

3.2 Beziehungszentrierte Methoden zur Ermittlung von Selbstbestimmungskompetenzen in der gerontologischen Langzeitpflege

Der Begriff der Patientenautonomie ist auf die speziellen forschungs- und medizinethischen Bedürfnisse mit Blick auf informierte Einzelentscheidungen von Patienten bzw. Probanden über die Zustimmung oder Ablehnung von indizierten medizinischen Behandlungen bzw. die Teilnahme an Forschungsprojekten konzipiert, nicht aber für die Zwecke der gerontologischen Langzeitpflege Zuhause oder in Pflegeinstitutionen. Beauchamp/Childress wählen den absichtlichen, einsichtigen und nicht determinierten *einzelnen Entscheidungsakt eines „normal choosers"* als Normalitätsstandard, an dem Patienten gemessen werden, um anlässlich einer punktuellen Behandlungsentscheidung zu ermitteln, ob und in welchem Ausmaß sie graduell in ihren kognitiven Fähigkeiten eingeschränkt sind. Die Bestimmung der Art und des gegebenen Grades der Beeinträchtigung der an einer selbstbestimmten Entscheidungshandlung beteiligten Selbstbestimmungskompetenzen geschieht mit empirisch-überprüfbaren und standardisierbaren Methoden aus der Dritte-Person-Perspektive, die den beeinträchtigten Patienten zum *Objekt* einer Untersuchung macht, um zu ermitteln, ob er *Subjekt* von Selbstbestimmungsakten sein kann.

Die Pflegesituation unterscheidet sich von der ärztlichen, oft nur kurzfristigen, Behandlungssituation sowohl durch Art, Intensität und Dauer der am hilfsbedürftigen Menschen ausgeführten körperbezogenen Tätigkeiten. Diese Aspekte prägen in spezifischer Weise die gerontologische Langzeitpflege, in der es darauf ankommt, den alten Menschen grundsätzlich als Subjekt der Behandlungspflege und personales Gegenüber zu respektieren. Die Pflegeethikerin Irmgard Hofmann bemerkt, dass insbesondere bei dementiell erkrankten Menschen ärztliches Handeln „zumeist auf kurze Untersuchungen und Anordnungen" beschränkt bleibe und so der „leibliche Ausdruck kaum ins Blickfeld" gerate (Hofmann 2013: 360). Daher bedarf es der Entwicklung von spezifischen, auf die jeweiligen Pflegebedürftigkeitsprofile und Pflegesettings abgestimmten Instrumente für die Ermittlung von Selbstbestimmungskompetenzen und -wünschen der pflegebedürftigen Personen. Die gerontologische Langzeitpflege bedarf daher auch solcher, in interpersonaler Einstellung arbeitenden, Methoden nicht nur, um die formalen *prozeduralen* Bedingungen für die absichtliche, informierte freie Zustimmung der Pflegebedürftigen (Informed Consent) zu ermitteln, sondern auch, um *substantiell* herauszufinden, was die pflegebedürftige Person überhaupt wünscht oder aber sich verbittet. Ein hoher Stellenwert kommt vor allem bei landläufig als nicht mehr einwilligungsfähig geltenden Personen den nonverbalen und affektiven „leiblichen Ausdrucksformen als Zeichen der Selbstbestimmung" zu (Hofmann 2013), die von dem liberalen, auf rationale und verbale Kommunikation konzentrierten Standardmodell der Patientenautonomie nicht zureichend erfasst sind.

Methodisch bieten sich dazu zumindest nicht nur technische Messverfahren an, die den subjektiven Beziehungsfaktor zu dem pflegebedürftigen Menschen ausblenden und sich auf den drittpersonalen Standpunkt eines unbeteiligten Beobachters zurückziehen. Ein auf empirische Kompetenzmessung verkürzter objektivistischer Erfahrungsbegriff erweckt den Eindruck, als könne und müsse man von der Beziehungserfahrung absehen, um ein verlässliches Resultat zu erlangen. Dies passt zu dem in der modernen ökonomisierten Krankenhausmedizin verbreiteten Modell einer oft nur ephemeren Arzt-Patient-Begegnung. Anstelle eines persönlich verantworteten Urteils aufgrund einer zeitaufwändigen Beziehungserfahrung wird der Patient/Klient nach objektiven Parametern wissenschaftlich-technisch vermessen. Für die gerontologische Langzeitpflege ist jedoch ein Paradigma erforderlich, das dem – für die Pflege konstitutiven – interpersonalen Beziehungscharakter Rechnung trägt. Mehr noch als der Arzt ist die individuelle Pflegeperson selbst ansprechender und angesprochener Hauptbestandteil der Pflegedienstleistung, besser: einer interpersonalen Pflegebeziehung. Dass der vor allem von der feministischen Kritik eingebrachte Begriff der „relationalen Autonomie" als widersprüchlich empfunden wird (Schmidhuber 2013: 15), ist nur ein weiteres Indiz für die Notwendigkeit der begrifflichen Differenzierung zwischen der transzendentalen Autonomie, die das unverlierbare Menschenrecht auf Selbstbestimmung begründet, und den empirischen Selbstbestimmungsfähigkeiten, die das Ausmaß an Unterstützungsbedarf kennzeichnen, die es dem eingeschränkt kompetenten Menschen ermöglichen, seine Grundrechte zu wahren und zu genießen.

Eine in personaler Du-Einstellung vollzogene Beziehungs- und Biografiearbeit und eine in einem längeren Zeitraum gewonnene Beziehungserfahrung ist z.b. notwendig, um stimmungsabhängige, schwankende Einstellungen zu bestimmten Pflegeleistungen adäquat einschätzen und diesen begegnen zu können. Die US-amerikanische Medizinethikerin Margarete Pabst Battin berichtet, wie groß der Einfluss der Pflegekräfte sowie der Physio- und Beschäftigungstherapeuten auf die seelische Verfassung ihres Mannes war, dem 2008 infolge eines Fahrradunfalls tetraplegisch gewordenen Philosophen Brooke Hopkins (Wiesemann 2013: 22). Daran zeigt sich, dass relationalen Patientenautonomiekonzepten in bestimmten Pflegesettings und Situationen ein höherer Stellenwert zukommen dürfte als in Situationen medizinischer Behandlungsentscheidungen. Dies ist nicht zuletzt mit Blick auf Lebensendeentscheidungen relevant, so dass die Pflegeethikerin Irmgard Hofmann diskutiert, „ob Pflegekräfte die Einschlägigkeit einer Patientenverfügung eigenständig bewerten sollten oder dürfen" (Hofmann 2011, vgl. Wiesemann 2013: 22). Dieser für Alten- und Pflegeheime einschlägige Vorschlag einer größeren Einflussnahme von Pflegekräften ist allerdings darauf angewiesen, dass strukturelle und institutionelle Bedingungen gelingende Pflegelangzeitbeziehungen auch ermöglichen, nämlich neben einer personellen Kontinuität vor allem einen zeitlichen Rahmen erlauben, in dem Beziehungsarbeit Raum hat.

3.3 Pflegeethische Herausforderung durch die Pluralisierung der Lebensstile

Die Überzeugung der traditionellen Ethik, es gäbe eine objektive substanzielle Leitvorstellung davon, wie menschliches Leben gelingen könne, ist im Verlaufe der Neuzeit der Einsicht gewichen, dass die Antworten auf die Suche nach dem glückenden Menschenleben so zahlreich sind, wie es Menschen und Lebensstile gibt. Daraus haben Recht und Ethik in der Moderne den Schluss eines Menschenrechts auf individuelle Selbstbestimmung gezogen. Dieser Paradigmenwechsel in der Ethik hat enorme praktische Konsequenzen in Bezug auf Patienten und Pflegebedürftige, insofern diese sowohl ein Abwehr- als auch ein Anspruchsrecht in Bezug auf die Ausgestaltung von Therapie und Pflege besitzen. Ärztinnen und Pflegepersonen können zwar medizinisch und pflegerisch indizierte Leistungen vorschlagen. Die Adressaten haben aber das Recht, die Autorisierung zur Durchführung der indizierten Maßnahmen abzulehnen. Die schmerzlichen Konsequenzen dieser Individualisierung der Vorstellung vom Guten werden seit geraumer Zeit intensiv für den Bereich der Patientenverfügung diskutiert, wenn nämlich Patienten sich trotz guter Aussicht auf Rekonvaleszenz gegen lebensverlängernde Maßnahmen entscheiden. Aber auch für die geriatrische Langzeitpflege stellen sich besondere Herausforderungen, wenn nämlich insbesondere bei dementiell Erkrankten die leibliche Abwehr von Pflegemaßnahmen „als Ausdruck der Selbstbestimmung" die „objektiv" schnell eintretende Schädigung der Haut, z.B. bei der Inkontinenzversorgung, entgegensteht (Hofmann 2013: 361). Hier stellt sich in der Pflegepraxis die Frage, ob und welche objektiven Vorstellungen von einem gelingenden menschlichen Leben auch gegen die individuelle Abwehr einer kognitiv beeinträchtigten Person mit welchen Mitteln aus Gründen einer Fürsorgeverpflichtung erzwungen werden dürfen bzw. aufgrund der Fürsorgeverpflichtung u. U. sogar müssen. Andererseits leitet sich aus der Pluralisierung der Lebensstile auch ein positives Recht hilfsbedürftiger Menschen auf die Mitgestaltung von pflegerischen Leistungen ab, z.B. auf die Frage, wie pflegerische Leistungen gestaltet werden können, wenn der Wunsch nach Beibehaltung der eigenen Wohnung besteht.

3.4 Fürsorge statt Autonomie? Für die Realisierung von Selbstbestimmung in der gerontologischen Langzeitpflege

Mag es auf der Ebene praktischer Altenpflege oft nicht leicht sein, Akte der Fürsorge von Akten der Respektierung des Selbstbestimmungsrechts zu unterscheiden, auf der begrifflichen Ebene kann und darf die gleichermaßen bestehende Geltung von Pflichten der Achtung *und* der Fürsorge gegenüber pflegebedürftigen Menschen nicht suspendiert werden. Die pragmatischen Schwierigkeiten lassen sich nicht durch die Eliminierung differenzierter ethischer Begriffe lösen, sondern müssen auch als begriffliche Herausforderungen der ethischen Reflexion selbst begriffen werden. Dies gilt nicht nur für die notwendige Unterscheidung zwischen grundlagenethischen und operationalen anwendungsethischen Begriffen (z.b. „transzendentale Autonomie" vs. empirische Selbstbestimmungsfähigkeiten bzw. juristisches Grundrecht auch Selbstbestimmung), sondern auch zwischen verschiedenen anwendungsethischen Bereichen. So zeigen sich z.b. diverse konzeptionelle Grenzen in Bezug auf die umstandslose Übertragung des liberalen Standardmodells der Patientenautonomie von der Arzt-Patient-Beziehung auf die gerontologische Langzeitpflege oder auch auf die Betreuungspflege von dementiell erkrankten Personen. Wenn das Recht auf Selbstbestimmung grundsätzlich unverlierbar ist, weil es nicht an Kompetenzen und Leistungen, sondern an nichts als das Menschsein gebunden ist, dann kann die Pflicht zur Fürsorge nicht als Alternative zur Pflicht der Respektierung des Selbstbestimmungsrechts verstanden werden, sondern muss sich vielmehr in den Dienst der Ermittlung des Willens und der Durchsetzung des Rechts auf Selbstbestimmung des hilfsbedürftigen Menschen stellen (Rehbock 2002). Andernfalls missraten Fürsorge- oder Care-Ethik zur paternalistischen Kehrseite eines kompetenzabhängigen autonomistischen Menschenbildes. Wer das Recht auf Fürsorge und das Menschenrecht auf Selbstbestimmung gegeneinander ausspielt, übersieht die Tatsache, dass wir als Menschen – zwar wechselnd in Art und Maß – aber letztlich unentrinnbar stets auf Hilfeleistung angewiesen sind und dass insbesondere die steigende Hilfsbedürftigkeit im Alter zum Menschsein dazugehört und keine Krankheit ist, auch wenn die Geschichte der philosophischen Ethik und Anthropologie dieser *conditio humana* bisher kaum Rechnung getragen hat (Schweda 2013).

4. Fazit

Kantische Autonomie und Patientenautonomie erweisen sich als äquivoke Begriffe mit unterschiedlichen moralisch-praktischen Funktionen. Der nichtempirische, selbstreflexive Autonomiebegriff Kants dient dazu, universale unverlierbare Menschenrechte, darunter auch das *Menschenrecht auf Selbstbestimmung* sowie auf *Unterstützung*, und korrespondierend die indispensable Pflicht zu Respektierung aller Menschenrechte zu *begründen*. Das empirische medizinethische Konzept der Patientenautonomie samt seiner prozeduralen Sicherung durch den Informed Consent weist hingegen den Weg, *wie* die Pflichten zum Respekt vor dem *Menschenrecht auf Selbstbestimmung* und dem Menschenrecht auf Unterstützung zur Teilhabe konkret zu *erfüllen* sind, insbesondere gegenüber in ihren Kompetenzen eingeschränkten Menschen. Da das Konzept der Patientenautonomie und das prozedurale Instrument des Informed Consent ursprünglich dafür entwickelt worden sind, Patienten und Probanden vor unerlaubten medizinischen Eingriffen zu schützen, gilt es, diese für die besonderen Anforderungen in der Pflege und insbesondere der gerontologischen Langzeitpflege weiter zu entwickeln und zu adaptieren. Hierzu ist es notwendig, der im Vergleich zur Arzt-Patienten-Beziehung verschiedenen besonderen Qualität der Pflegebeziehung methodisch Rechnung zu tragen, um das Menschenrecht auf Selbstbestimmung der pflegebedürftigen Person durch fürsorgende Unterstützung zu gewährleisten, das auch bei noch so großer Einbuße an Kompetenzen und Angewiesenheit auf Fürsorgehandeln nicht suspendiert werden kann und darf.

Literatur

Ach, J. S., Schöne-Seifert, B. (2013). „Relationale Autonomie". Eine kritische Analyse. In: Wiesemann, C., Simon, A. (Hg.). Patientenautonomie. Theoretische Grundlagen – Praktische Anwendungen. Paderborn: mentis, 42–60.
Agich, G. J. (2003). Dependence and Autonomy in Old Age. An ethical framework for long-term care. Cambridge, UK: Cambridge University Press.
Anderson, J. (2013). Relationale Autonomie 2.0. In: Wiesemann, C., Simon, A. (Hg.). Patientenautonomie. Theoretische Grundlagen – Praktische Anwendungen. Paderborn: mentis, 61–75.
Baranzke, H. (2013). Autonomie (Kant). In: Gröschner, R., Kapust, A., Lembcke, O. W. (Hg.). Wörterbuch der Würde. München: Fink, 131–133.
Baranzke, H. (2013). Menschenwürde und Pflege. Sozial-, handlungs- und haltungsethische Implikationen. In: Joerden, J. C., Hilgendorf, E., Thiele, F. (Hg.). Menschenwürde und Medizin. Berlin: Duncker & Humblot, 635–650.
Baranzke, H. (2013). Die autonome Würde des Akteurs. Grundzüge einer Ethik der Würde. In: Baranzke, H., Duttge, G. (Hg.). Autonomie und Menschenwürde. Leitprinzipien in Bioethik und Medizinrecht. Würzburg: Königshausen & Neumann, 157–193.
Manson, N. C., O'Neill, O. (2007). Rethinking Informed Consent in Bioethics. Cambridge, UK: Cambridge University Press.
Beauchamp, T. L., Childress, J. F. (2013). Principles of Biomedical Ethics. Seventh Edition. New York, Oxford: Oxford University Press.
Christman, J. (substantive revision Aug 11, 2009). Autonomy in Moral and Political Philosophy (Stanford Encyclopedia of Philosophy/Spring 2011

Edition) http://plato.stanford.edu/archives/spr2011/entries/autonomy-moral/ (Zugriff 17.10.2014)

Faden, R. R., Beauchamp, T. L. (1986). A History and Theory of Informed Consent. New York, Oxford: Oxford University Press.

Graumann, S. (2013). Selbstbestimmt und unabhängig leben mit Behinderung. In: Wiesemann, C., Simon, A. (Hg.). Patientenautonomie. Theoretische Grundlagen – Praktische Anwendungen. Paderborn: mentis, 316–328.

Güther, H. (2014). Autonomie. In: Becker, S., Brandenburg, H. (Hg.). Lehrbuch Gerontologie. Gerontologisches Fachwissen für Pflege- und Sozialberufe – Eine interdisziplinäre Aufgabe. Bern: Huber, 229–247.

Hofmann, I. (2013). Leibliche Ausdrucksformen als Zeichen der Selbstbestimmung. In: Wiesemann, C., Simon, A. (Hg.). Patientenautonomie. Theoretische Grundlagen – Praktische Anwendungen. Paderborn: mentis, 355–363.

Hofmann, I. (2011). Patientenverfügung in der Pflege. Berlin: Cornelsen.

Kant, I. Grundlegung zur Metaphysik der Sitten. In: Kants Werke (1968). Akademie-Textausgabe Bd. IV. Berlin: Walter de Gruyter.

Kant, I. Kritik der praktischen Vernunft. In: Kants Werke (1968). Akademie-Textausgabe Bd. V. Berlin: Walter de Gruyter.

Kant, I. Die Metaphysik der Sitten. In: Kants Werke (1968). Akademie-Textausgabe Bd. VI. Berlin: Walter de Gruyter.

O'Neill, O. (2002). Autonomy and Trust in Bioethics. Cambridge, UK: Cambridge University Press.

Rehbock, T. (2002). Autonomie – Fürsorge – Paternalismus. In: Ethik in der Medizin Bd. 14, 131–150.

Schmidbauer, M. (2013). Der Stellenwert von Autonomie für ein gutes Leben Demenzbetroffener. Salzburger Beiträge zur Sozialethik Nr. 5, Salzburg. http://www.ifz-salzburg.at/wp (zuletzt eingesehen am 10. Nov. 2014).

Schneewind, J. B. (1998). The Invention of Autonomy. A History of Modern Moral Philosophy. Cambridge, UK: Cambridge University Press.

Schweda, M. (2013). Ethik für eine alternde Gesellschaft? Die Diskussion um die Würde des alten Menschen zwischen Autonomie und Fürsorge. In: Baranzke, H., Duttge, G. (Hg.). Autonomie und Menschenwürde. Leitprinzipien in Bioethik und Medizinrecht. Würzburg: Königshausen & Neumann, 271–289.

Steinfath, H., Pindur, A.M. (2013). Patientenautonomie im Spannungsfeld philosophischer Konzeptionen von Autonomie. In: Wiesemann, C., Simon, A. (Hg.). Patientenautonomie. Theoretische Grundlagen – Praktische Anwendungen. Paderborn: mentis, 27–41.

Wiesemann, C. (2013). Die Autonomie des Patienten in der modernen Medizin. In: Wiesemann, C., Simon, A. (Hg.). Patientenautonomie. Theoretische Grundlagen – Praktische Anwendungen. Paderborn: mentis, 13–26.

Wiesemann, C., Simon, A. (Hg.) (2013). Patientenautonomie. Theoretische Grundlagen – Praktische Anwendungen. Paderborn: mentis.

Teil II
Personal- und Organisationsentwicklung
Säulen einer Guten Pflege im Alter

In unmittelbarer Anknüpfung an die in Teil I behandelten Möglichkeiten zur Verbesserung der Lebensqualität von Pflegeheimbewohnern schließt sich die These an, dass Personal- und Organisationsentwicklungen wesentliche Säulen zur Etablierung einer guten Pflege im Alter bilden.

Dazu bedarf es zunächst eines Überblicks über die derzeitige Personalsituation in der Langzeitpflege vor dem Hintergrund des demographischen Wandels aber auch neuer Aufgabenfelder. Untersucht werden aktuelle Entwicklungen einer Vielfalt von pflegerischen Berufsprofilen. Jüngste Umsetzungen einer Akademisierung der Pflege und ihre Konsequenzen für die Berufspraxis werden diskutiert (*Uwe Bettig, Theresa Göppert*).

Grundlegend stellt sich damit die Frage danach, was Profession, Professionalität und Professionalisierung konzeptionell meinen. Welche Unterscheidungen sind notwendig, wie ist ihr Verhältnis zueinander definiert, welche unterschiedlichen Konsequenzen bringen sie mit sich? Die präzise Differenzierung dieser Konzepte führt dann zu Schlussfolgerungen für die Personalentwicklung. Als zentrales Gut wird die Bildung von Pflegekräften betont, um die in den Einrichtungen notwendige Organisationsentwicklung zu befördern (*Manfred Hülsken-Giesler*).

Bleiben aber die Ansprüche an eine Organisationsentwicklung in der Langzeitpflege im Zuge einer Professionsentwicklung/Professionalisierung nicht Utopie und Idealismus? Dass die Strukturen in der stationären Altenhilfe verändert werden können unter den Vorgaben der Entwicklung von Qualität und Professionalität, ohne dass es zum Schaden der Institution führt, zeigt eindrucksvoll die Personalpolitik der Paul Wilhelm von Keppler Stiftung (*Christoph Heusel*). Beispielhaft ermutigt dieser Beitrag dazu, Neues zuzulassen und Entwicklungschancen zu erkennen.

Personal- und Organisationsentwicklung sind keine Prozesse, die „top down" verordnet und erzwungen werden können, sondern basieren auf demokratischen Grundüberzeugungen. Dies schließt damit auch die aktive Teilnahme an Gestaltungsprozessen von Pflegenden auch und gerade an der Basis ein. Es gilt, aus der Geschichte zu lernen. Die fatalen Folgen von Autoritätshörigkeit führen die Erfahrungen aus dem Dritten Reich in Deutschland und die Beteiligung von Pflegenden an Euthanasieaktionen mahnend vor Augen (*Helen Kohlen*). Daher ist eine Gute Pflege nicht ohne demokratischen Ungehorsam, d.h. politisches Bewusstsein von Pflegenden möglich.

Uwe Bettig
Theresa Göppert

Berufsperspektiven in der Pflege

1. Die Pflege in Zahlen

Der demografische Wandel in Deutschland und die damit verbundenen Folgen sind immer wieder diskutierte und hochaktuelle Themen in der Gesellschaft und der Politik (Fenchel 2012, 5). Prognosen sagen voraus, dass die Zahl der hochaltrigen Menschen in Deutschland von 2,1 Millionen Menschen im Jahr 2010 auf 4,5 Millionen im Jahr 2050 steigen wird (Engelen-Kefer 2012, 68). So könnte die Zahl der Pflegebedürftigen, würde mit einer konstanten altersspezifischen Pflegewahrscheinlichkeit gerechnet, in der sozialen Pflegeversicherung auf 3,22 Millionen im Jahr 2030 bzw. 4,23 Millionen im Jahr 2050 steigen. Bereits heute leben in Deutschland rund 2,54 Millionen Pflegebedürftige (Stand: 2012). Etwa ein Drittel der Pflegebedürftigen davon wird vollstationär versorgt, die restlichen zwei Drittel in der häuslichen Umgebung und dabei oft durch ihre Angehörigen oder das soziale Umfeld (BMGa). Doch sollten bei der Betrachtung dieser Thematik weitere wichtige demografische Veränderungen wie der Geburtenrückgang oder die Disparitäten in der regionalen Bevölkerungsverteilung nicht außer Acht gelassen werden (Fenchel 2012, 6). Darüber hinaus hat der demografische Wandel Auswirkungen auf den in manchen Regionen Deutschlands bereits verbreiteten Fachkräftemangel in der Pflege. So sagen Schätzungen, dass bis zum Jahr 2025 ca. 157.000 bis 193.000 Pflegekräfte fehlen werden (Engelen-Kefer 2012, 67). Dazu ein kurzer Überblick über die derzeitige Situation der Pflegekräfte.

2. Situation der Pflegekräfte

Im Jahr 2007 waren 392.896 Pflegekräfte in deutschen Krankenhäusern tätig. In ambulanten Pflegediensten und Einrichtungen der stationären Altenhilfe waren es insgesamt 236.000 Pflegekräfte, wobei 86% der Pflegenden weiblich waren (Goesmann, Nölle 2009, 5). Bei der Betrachtung der Situation der Pflege fällt darüber hinaus auf, dass das durchschnittliche Alter in der Pflege stetig steigt. Während die Anzahl der unter 35-jährigen Fachkräfte im letzten Jahrzehnt um durchschnittlich 15% gesunken ist, hat die Anzahl der über 50-jährigen Fachkräfte im letzten Jahrzehnt um etwa 100% zugenommen (ebd.). Der durchschnittliche Verbleib von Pflegekräften im Beruf liegt bei 14 Jahren im Krankenhaus und bei acht Jahren in der Altenpflege. Diese Zahlen und die Tatsache, dass Pflegekräfte an der Spitze der aus gesundheitlichen Gründen vorzeitig aus dem Erwerbleben ausscheidenden Berufsgruppe stehen, machen deutlich, dass dem zukünftig stärker werdenden Fachkräftemangel nicht nur quantitativ, sondern auch qualitativ entgegengewirkt werden muss. Es geht also nicht nur darum, wie dieser Mehrbedarf gedeckt werden kann, sondern auch wie die Pflege an Optionen, durch Differenzierungs- und Qualifizierungsprozesse gewinnen kann, um eine langfristige Stärkung der Attraktivität und des gesamten Berufsfeldes erreichen zu können (Frommelt, Schmidt 2012, 95).

3. Finanzielle Determinanten

Der Status und Stellenwert einer Profession spiegelt sich vor allem in der gesellschaftlichen Anerkennung und der professionellen Wertschätzung durch andere Berufsgruppen wider, nicht zuletzt aber auch durch die Bezahlung. Die Pflege wird gesellschaftlich nicht ausreichend wertgeschätzt. Aufgrund der z. T. sehr schwierigen Arbeitsbedingungen des Berufes sind nur wenige Personen bereit, sich in der Pflege zu engagieren. Andere Berufe sind aufgrund der Bezahlung attraktiver (Müller, 2009, 131). Eine nicht repräsentative Studie aus dem Jahr 2012 untersuchte bei Auszubildenden der Gesundheits- und Krankenpflege das Stimmungsbild in Bezug auf die Relevanz des Gehaltes bei der Berufswahl. So wurden 203 Schülerinnen und Schüler (Rücklaufquote von 67,6%) befragt, die im Durchschnitt 23 Jahre alt waren. Davon befanden sich 15,9% im 1. Lehrjahr, 50,6% im 2. Lehrjahr und 33,5% im 3. Lehrjahr. 74,4% der Studienteilnehmer waren weiblich. Im Ergebnis kann abgelesen werden, dass 95% dieser Schülerinnen und Schüler die Bedeutungen des Einkommens bei der Wahl des Berufsfeldes als wichtig erachten und 74% als sehr wichtig (Bettig, Erbring 2013).

Eine weitere Frage der Studie bezog sich auf den bevorzugten Arbeitgeber nach der Ausbildung. Es verwundert im Hinblick auf die Bedeutung des Einkommens bei der Ausbildungswahl nicht, dass ein Großteil (74%) der Auszubildenden nach der Ausbildung im Krankenhaus arbeiten möchte, da diese gemeinhin die besseren Verdienstmöglichkeiten bieten (Bettig, Erbring 2013). Das Bruttomonatseinkommen in den Pflegeberufen in Deutschland beträgt ohne Sonderzahlungen auf Basis einer 38-Stunden-Woche durchschnittlich 2.360 €. In Betrieben mit unter 100 Beschäftigten beträgt das durchschnittliche Monatseinkommen 2.143 €. In größeren Betrieben mit 100 bis 500 Beschäftigten liegt es im Durchschnittbei 2.444 €, in Betrieben mit über 500 Beschäftigten ist der Durchschnittsverdienst mit 2.693 € am höchsten (Bispinck et al. 2012, 3). In den westlichen Bundesländern Deutschlands erhalten Beschäftigte in Pflegeberufen durchschnittlich 2.464 €, in den neuen Bundesländern mit 2.016 € im Durchschnitt 18% weniger (ebd.). In tarifgebundenen Betrieben liegt das durchschnittliche Monatseinkommen von Pflegekräften mit 2.597 € knapp 19% über dem Gehalt der Beschäftigten in nicht tarifgebundenen Betrieben (ebd.). Beschäftigte in Pflegeberufen mit weniger als fünf Jahren Berufserfahrung erhalten im Schnitt 2.012 €, bei 10 bis 14 Jahren Berufserfahrung steigt das Einkommen auf rund 2.346 € und bei über 30 Jahren Berufserfahrung auf durchschnittlich 2.657 € (Wiethölter et al. 2013, 52).

4. Situation der Pflegekräfte in Berlin und Brandenburg

Unter den Berufen des Gesundheitswesens in Berlin haben Krankenschwestern und Krankenpfleger das höchste Einkommen mit 2.721 € (Wiethölter et al. 2013, 52). Bei allen Berechnungen wurde der Einkommensmedian verwendet. Krankenpflegehelfer hingegen verdienen mit 1.602 € ca. 40% weniger Entgelt (ebd.). Die Entlohnung der Altenpfleger/-helfer liegt dazwischen mit 1.824 € im Monat (ebd.). In dieser Untersuchung wurde keine Unterscheidung zwischen den examinierten Altenpflegern und Altenpflegehelfern vorgenommen. Die geringsten Löhne in den Gesundheitsberufen erhalten Medizinische Fachangestellte mit 1.589 €monatlich (ebd.). Im Vergleich dazu Brandenburg, hier liegt das Verdienstniveau in den Gesundheitsberufen zum Großteil niedriger, die Differenzen gestalten sich jedoch ähnlich (Wiethölter et al. 2013, 53). Die Krankenpflegekraft verdient das höchste Entgelt mit 2.586 €, Altenpfleger/-helfer erhalten monatlich 1.737 € und Krankenpflegehelfer 1.798 € (ebd.).

5. Aufgabendifferenzierung innerhalb des Pflegeberufes

Neben den ausgeführten Folgen des demografischen Wandels, kommt es zu Veränderungen der Patienten- und Bewohnerstruktur, die geprägt ist von zunehmender Multimorbidität und komplexer werdenden Pflegesituationen. Das sind einige Ursachen für die sich zunehmend verändernden Anforderungen an die Qualifikation der Pflegenden. So steigt die Arbeitsdichte durch zunehmende Fallzahlen durch das DRG-System stetig an, was sich nicht zuletzt auf die At-

traktivität des Berufes auswirkt (Bettig 2012, 86). In der aktuellen politischen Diskussion tritt neben dem Thema des steigenden Fachkräftemangels in der Pflege auch das Problem der Knappheit der Arztstellen immer wieder in den Fokus. Vor diesem Hintergrund wird das Thema der Delegation und Substitution ärztlicher Tätigkeiten an Pflegefachkräfte diskutiert. Wichtig ist hierbei die Beachtung der rechtlichen Gegebenheiten. Der gemeinsame Bundesausschuss hat am 20. Oktober 2011 in der Erstfassung der Richtlinie über die Festlegung ärztlicher Tätigkeiten zur Übertragung auf Berufsangehörige der Alten- und Krankenpflege zur selbständigen Ausübung von Heilkunde im Rahmen von Modellvorhaben nach § 63 Absatz 3c SGB V (Richtlinie nach §63 Absatz 3c SGB V) beschlossen (BMGb).
Ein bereits vor der Heilkundeübertragungsrichtlinie durchgeführtes Projekt ist AGnES. Hier werden Assistenztätigkeiten auf Medizinische Fachangestellte verlagert, um dem Hausarztmangel in ländlichen Regionen entgegenzuwirken. Jedoch kann keine eigenverantwortliche Übernahme von Tätigkeiten durch die Pflege dargestellt werden (Muench/Simon 2010, 360), was eher dazu führt, dass die Position und Attraktivität des Pflegeberufes weiter geschwächt wird (Weskamm 2007, 825). Ein weiterer Versuch der Politik dem Fachkräftemangel entgegenzuwirken, ist die sogenannte Öffnung nach unten, das heißt die Verlagerung hin zu mehr Pflegeassistenz, was nicht eben zu einer Attraktivitätssteigerung im Berufsfeld führt (Bettig 2012, 84).
Von Seiten der Leistungsanbieter wird eher ein Mangel an qualifizierten Fachkräften kommuniziert (Weskamm 2007). Es stellt sich also immer wieder die Frage, in welcher Qualität die Pflege zukünftig erwünscht ist. Zusätzlich ist zu diskutieren, welche Kosten dabei entstehen dürfen? Ver.di hat zum Einsatz von Pflegehilfskräften folgende Argumente gegen den Einsatz von Pflegehilfskräften formuliert. Zunächst einmal ist festzuhalten, dass nur ökonomische, keine fachlichen Vorteile gesehen werden, da unter Versorgungsgesichtspunkten keine Punkte dafür sprechen, eine dreijährige Ausbildung zu unterschreiten. Des Weiteren würde sich zum einen die Qualität der Pflege verändern und zum anderen ließen sich die pflegerische Fachqualifikation und Assistenzfunktionen in der Berufspraxis nur schwer voneinander abgrenzen (Ver.di 2009, 18).
Neue Tätigkeitsfelder für examinierte Pflegekräfte ergeben sich durch verschiedene Studiengänge. Entsprechende Tätigkeitsfelder können beispielsweise verschiedene Leitungspositionen (Pflegedienstleitung, Einrichtungsleitung) sein oder Tätigkeiten im Qualitätsmanagement,

im Medizincontrolling oder anderen Bereichen der Verwaltung, wie dem Personalmanagement.

6. Reform der Pflegeausbildung

Eine Reform der aktuellen Pflegeausbildungen (Gesundheits- und Krankenpflege, Altenpflege, Gesundheits- und Kinderkrankenpflege) soll in der aktuellen Legislaturperiode umgesetzt werden, so sagt es der Koalitionsvertrag von CDU, CSU und SPD vom 13.12.2013 (Deutschlands Zukunft gestalten). So soll ein Pflegeberufegesetz auf den Weg gebracht werden, welches eine einheitliche Grundausbildung mit anschließender Weiterqualifizierung in den Bereichen der Gesundheits- und Krankenpflege, der Altenpflege und der Gesundheits- und Kinderkrankenpflege vorsieht. Gründe für den Reformbedarf der aktuellen Pflegeausbildung sehen Befürworter vor allem in dem weiterhin steigenden Bedarf an Pflegekräften. Mit dem vorausgesagten Mangel von 400.000 Pflegekräften im Jahr 2030 geht einher, dass zum einen die Versorgung der Patienten und Bewohner nicht mehr gewährleistet werden kann und zum anderen, dass der Volkswirtschaft eine Wertschöpfung von 35 Milliarden Euro verloren geht (PricewaterhouseCoopers 2010, 10). Ein Gutachten „Kooperation und Verantwortung" des Sachverständigenrates zur Begutachtung der Entwicklung im Gesundheitswesen beurteilt die Pflegeausbildung als unzureichende Vorbereitung auf den Beruf, so sei beispielsweise die spätere Kooperation zwischen den Gesundheitsberufen unbefriedigend (SVR 2007).

Der deutsche Berufsverband für Pflegeberufe fordert eine Reform der Pflegeausbildung aus folgenden Gründen. Deutschland sei im internationalen Vergleich – was die Anerkennung der Berufsabschlüsse anginge – Schlusslicht, weshalb die Zusammenführung der drei Pflegeberufe zu einem Beruf mit internationaler Anerkennung notwendig sei. Außerdem schaffe die Vereinheitlichung die Möglichkeit, die Ausbildung sowohl an einer Berufsfachschule als auch an einer Hochschule durchführen zu können (DBFK 2014). Einem der Argumente, die Forderung der Zusammenführung der drei Pflegeberufe zu einem Beruf gemäß EU-Richtlinie 2013/55/EG (Bayrische Arbeitsgemeinschaft zur Förderung der Pflegeberufe), stehen Gegner der generalisierten Ausbildung kritisch gegenüber. Sie sehen den Fachkräftemangel in anderen europäischen Ländern mit einer generalisierten Ausbildung und bezweifeln, dass eine Zusammenführung der verschiedenen Ausbildungen zu einer Aufwertung des Berufsstandes der Pflege führt (Hasseler 2013, 12). So wird in anderen europäischen

Ländern eine zusätzliche Altenpflegeausbildung diskutiert, um dem wachsenden Bedarf qualifiziert Pflegender für die Versorgung demenziell Erkrankter entgegenzuwirken (ebd.). Hier werde deutlich, dass eine solche Ausbildung dem Fachkräftemangel nicht vorbeuge. Darüber hinaus befürchten vor allem Vertreter der Altenpflege enorme Einbußen in der stetig gewachsenen Qualität der Altenpflegeausbildung, da die Inhalte zwangsläufig gekürzt werden müssten (Gemeinsame Pressemittelung „Bündnis für Altenpflege"). In Ländern mit einer generalistischen Ausbildung (z.B. Niederlande, Großbritannien) wird im Gegensatz zu Deutschland von Berufsanfängern noch keine breite berufliche Handlungskompetenz erwartet. Hier erfolgt eine umfassende, länger dauernde Einarbeitung der Absolventen (Lehmann et al. 2014, 823). Diese Überlegungen sollten in eine mögliche Neugestaltung der derzeitigen Ausbildung einfließen.

Im Zuge der Reformierung der Pflegeausbildung, in welchem Umfang dies auch geschehen mag, sollte des Weiteren der Bereich der Fort- und Weiterbildung nicht außer Acht gelassen werden. Die Pflege hat in Deutschland keine kammerrechtlich und berufsrechtlich gesteuerte Fort- und Weiterbildung (Frommelt, Schmidt 2012, 96). Diese Tatsache und die des landesrechtlich oft unterschiedlich ausgestalteten Kranken- und Altenpflegegesetzes führen zu vielseitigen Ausbildungen und Assistenzberufen sowie zu verschiedenen Spezialisierungen (Klie, Guerra 2006). Hierin könnte eine Chance liegen, doch fehlen bisher leider Evaluationen der Passgenauigkeiten. So müsste im Hinblick auf den Fachkräftemangel analysiert werden, welche Entwicklungen des Berufsfeldes die passenden Antworten auf die Bedarfslagen liefern (Frommelt, Schmidt 2012, 96).

7. Advanced Nursing Practice

In der Diskussion um eine Neuverteilung der Aufgaben im Gesundheitswesen wird auch das Modell Advanced Nursing Practice (ANP) diskutiert. Das ursprünglich aus den USA stammende Modell wird in verschiedenen europäischen Ländern angewandt (Muench, Simon 2010). Pflegekräfte spezialisieren sich auf ein bestimmtes Gesundheitsproblem oder Krankheitsbild einer spezifischen Patientengruppe und qualifizieren sich auf dem Gebiet weiter (Weskamm 2007, 824). Im Gutachten des Sachverständigenrates 2007 zur Begutachtung der Entwicklung im Gesundheitswesen wird herausgefiltert, dass die Übergänge zwischen den Sektoren im deutschen Gesundheitssystem vor allem für chronisch Kranke und multimorbide Patienten schwierig sind (SVR 2007). Gleichzeitig herrschen in manchen Bereichen

Über- bzw. Fehlversorgung. Hier muss die Kooperation zwischen den Gesundheitsberufen verbessert werden. Ein Beispiel, um dieser Problematik entgegen zu wirken, sind die Notaufnahmen bzw. Rettungsstellen in Krankenhäusern. Hier kommen oftmals Patienten, die keine notfallmedizinische Versorgung benötigen, aber lange Wartezeiten bei Fachärzten umgehen wollen. In Anbetracht der hohen Kosten der Notaufnahmen wäre es eine Möglichkeit, kliniknahe Ersteinschätzungen durch Advanced Practice Nurses durchführen zu lassen (Gaidys 2011, 17). Weitere Ideen des Sachverständigenrats sind beispielsweise der Einsatz multiprofessioneller ambulanter Teams, denen beratende, schulende, organisatorische und präventive Tätigkeiten übertragen werden. Des Weiteren könnten transsektorale Case Management Teams Ärzte entlasten und Patienten durch ein umfassendes Schnittstellenmanagement vor Brüchen in der Gesundheitsversorgung bewahren (SVR 2007). Bei allen Konzepten müssen klare Regelungen zur Verantwortung der einzelnen Akteure definiert werden (Bettig 2012, 87). Andere mögliche Aufgabenfelder für Advanced Practice Nurses können sein (SVR 2007):

- Körperliche Diagnostik
- Durchführung spezieller Untersuchungen
- Patienten-Ein- und Überweisungen
- Patientenschulungen und -Information
- Präventive familienorientierte Tätigkeiten

Die Aufgaben und Verantwortung in diesen Bereichen erfordern hohe soziale, integrative sowie Fach- und Methodenkompetenz, welche sich auf der Grundlage einer hoch qualifizierten Ausbildung, eines Studiums oder einer Weiterbildung erwerben lassen (Frommelt, Schmidt 2012, 97). Ebenso wichtig sind qualifizierte und spezifizierte Assistenzberufe, denen die Ausführungs- oder Verrichtungsverantwortung obliegt (ebd.). Bundeseinheitlich gibt es beispielsweise seit 2008 Betreuungsassistenzen für Menschen mit Demenz, um dem wachsenden Bedarf gerecht zu werden (ebd., 98). Die Notwendigkeit einer umfassenden Qualifikation von Assistenzfunktionen scheinen den Akteuren aus Politik, Kosten- und Leistungsträgerschaft nicht immer selbstverständlich. Besonders wichtig ist es hier, ein Umdenken zu erwirken, denn auf allen Ebenen verlangt der Umgang mit pflegebedürftigen Menschen erhebliche Kompetenzen (ebd., 98).

Die Vorteile der Advanced Nursing Practice liegen auf der Hand, so würden Gesundheitskosten sinken und gleichzeitig eine Qualitätssteigerung erreicht (Bettig, 2012, 87). Das Ziel sollte sein, die Pflege in ihren Kompetenzen zu stärken, um ein selbstständigeres Handeln zu ermöglichen, was zu einer enormen Attraktivitätssteigerung im Beruf führen würde (Ebd., 88).

8. Heilkundebefähigung und neue Arbeitsteilung

Im Vordergrund der Diskussion um eine Aufgabenneuverteilung im Gesundheitswesen kreist die Frage, ob diese in Form der Delegation oder Substitution vorzunehmen ist. Die Kontroverse kann zum einen an zwei Modellvarianten der Delegation ärztlicher Tätigkeiten in der ambulanten Versorgung veranschaulicht werden, zum anderen macht sie sich an der Heilkunde-Übertragungsrichtlinie fest, die den Delegationsrahmen verlässt (Frommelt, Schmidt 2012, 99; BMG 2012). Ein Modellprojekt ist VERAH, das Konzept der Versorgungsassistenz in der Hausarztpraxis. Es wurde vom Institut für hausärztliche Fortbildung in Verbindung mit dem Verband der Medizinischen Fachangestellten entwickelt. Der zentrale Ort der Versorgung bleibt die Hausarztpraxis, wobei die Versorgungsassistenz arztentlastende Tätigkeiten, die vom Hausarzt delegiert werden, wie beispielsweise die koordinierenden Aufgaben im Rahmen des Fallmanagements, übernimmt. Darüber hinaus sieht das Fortbildungscurriculum die Durchführung von Hausbesuchen vor, soweit keine ärztlichen Kompetenzen und Hilfen für Patienten und Angehörige im Kontext präventiver und rehabilitativer Maßnahmen erforderlich sind (Ärzte-Zeitung vom 19. März in Frommelt, Schmidt 2012, 99). Ein zweites Modell ist AGnES, eine arztentlastende, gemeindenahe, E-Health-gestützte systemische Intervention. Die Implementierung erfolgte in Mecklenburg-Vorpommern und Brandenburg und kann seit dem 1. April 2009 im EBM (Einheitlicher Bewertungsmaßstab) abgerechnet werden. Möglich ist dies, sofern nach Feststellung des zuständigen Landesausschusses eine Unterversorgung besteht oder droht. AGnES ist im Unterschied zu VERAH an bestimmte Konditionen gebunden. So benötigen Arzthelfer/-innen eine dreijährige Berufspraxis und Fortbildung, welche im Bundesmantelvertrag festgeschrieben ist und durch die Ärztekammer anerkannt sein muss. Mögliche Aufgaben sind beispielsweise Hausbesuche, standardisierte Tests (z.B. bei Verdacht auf Demenz) Anlegen von Langzeit-Blutdruckmessen/ -EKG oder das Bestimmen von Laborparametern (Frommelt, Schmidt 2012, 99).

Die Kontroverse macht sich an der Heilkundeübertragungs-Richtlinie fest, die den Delegationsrahmen verlässt (Richter 2010). Durch die Verabschiedung des Pflege-Weiterentwicklungsgesetzes hat der Gesetzgeber einen Rahmen geschaffen (§ 63 Abs. 3 c SGB V), neue

Modelle zur Veränderung der Aufgaben im Gesundheitswesen zu erproben. Die Diagnosestellung sowie die Indikationsstellung für Behandlungsmaßnahmen sollen dabei in ärztlicher Verantwortung bleiben (Gemeinsamer Bundesausschuss). Auf qualifiziertes Fachpersonal übertragbare Aufgabenbereiche sind beispielsweise Assessment, Planung von Interventionen und Umsetzung des Therapieplans bei Patienten mit Diabetes Typ 1 oder Patienten mit chronischen Wunden, wie Ulcus cruris (BMGc). Die Übertragung ärztlicher Tätigkeiten ist gemäß § 63 Abs. 3 c SGB V nur auf Angehörige der im Krankenpflegegesetz und Altenpflege geregelten Berufe begrenzt. Dies führt dazu, dass die Medizinischen Fachangestellten, die beispielsweise zentrale Akteure der VERAH- und AGnES-Modelle waren, im Sinne der Heilkundeübertragungs-Richtlinie nicht eingesetzt werden können (Frommelt, Schmidt 2012, 100). Es kann angenommen werden, dass substituierende Effekte stärker im stationären als im ambulanten Bereich zu erwarten sind. Darüber hinaus erscheint es so, dass der Fachpflege andere Entwicklungsmöglichkeiten als den „ärztlichen Assistenzberufen" zugestanden werden (ebd.). Modellvorhaben, die gemäß der Heilkundeübertragungs-Richtlinie erprobt werden, sind auf acht Jahre begrenzt und werden auf ihren Nutzen für die Patienten hin evaluiert. Wenn eine positive Einschätzung erfolgt, können diese Modelle Bestandteile der Regelversorgung werden (ebd.).

9. Akademisierung der Pflege

Das politische Ziel, dem Fachkräftemangel durch eine Öffnung nach unten entgegen zu wirken, widerspricht der Forderung der Träger nach qualifizierten Fachkräften. Vor dem Hintergrund einer Ausweitung der Aufgaben und Kompetenzbereiche in der Pflege (z.B. Gesundheitsberatung, Case Management, Qualitätsmanagement) wird es notwendiger, die Pflege weiter zu professionalisieren und an Hochschulen zu etablieren (Bettig 2012, 88). Die bisher an den Hochschulen gewachsenen Studiengänge auf Bachelor und Masterebene sind beispielsweise (Netzwerk Gesundheitswirtschaft für Berlin und Brandenburg Health Capital 2011):

- Pflege/ Gesundheitswissenschaften
- Pflegepädagogik
- Gesundheits- und Pflegemanagement
- Gesundheits- und Sozialmanagement
- Bachelor of Nursing
- Healthcare Management
- Health and Society: Gender and Diversity Studies

Die Nähe zur Berufspraxis steht bei vielen dieser Studiengänge im Vordergrund, beispielsweise durch das Absolvieren von Praktika während des Studiums (Bettig 2012, 89). Die wachsende Zahl der Bewerber für die Studiengänge zeigt, dass sich dieser Bereich zunehmend etabliert (ebd.). Die Zahl der Studienanfänger in den Bereichen Pflegewissenschaft und Pflegemanagement ist von ungefähr 600 im Jahr 2005 auf ca. 1100 im Jahr 2010 gestiegen (Wissenschaftsrat 2012, 60). Die Zahl der Absolventen lag im Jahr 2010 hingegen nur bei etwa 700 (ebd.). Bei den Gesundheitswissenschaften, bzw. Gesundheitsmanagement-Studiengängen ist ebenso ein Zuwachs der Studierenden zu verzeichnen. So immatrikulierten sich 1.897 Studierende im Jahr 2005, im Jahr 2010 waren es bereits 4.446 (ebd., 61). Dabei bleibt der Anteil an universitären Studienanfängern weiterhin gering, so betrug ihr Anteil im Bereich Pflegewissenschaft nur 9% im Jahr 2010 (ebd.). An dem Wachstum der Studienangebote sind vornehmlich die (Fach)-Hochschulen beteiligt, die den Großteil des Angebotes vorhalten.

Problematisch wird es hierbei in der Hinsicht, den hochqualifizierten Absolventen attraktive Arbeitsplätze zu schaffen, um sie auch langfristig im Berufsfeld der Pflege zu halten (Giese 2011, 136).

Im Hinblick auf die Zusammensetzung der Studierendenschaft fällt auf, dass zum einen der Frauenanteil mit 75% im Jahr 2010 sehr hoch ist, zum anderen ist zu erwähnen, dass die pflegewissenschaftlichen Studiengänge, häufiger als viele andere Studiengänge, von Studierenden mit nicht akademischen Bildungshintergrund belegt werden (Isserstedt et al. 2010, 136). Hierbei ist zu bedenken, dass viele pflegewissenschaftliche Studienangebote von Hochschulen in freier Trägerschaft angeboten werden und entsprechend Studiengebühren erhoben werden können, was die Bildungsfinanzierung nicht eben vereinfacht (Wissenschaftsrat 2012, 62).

Zusammenfassend kann gesagt werden, dass der Wissenschaftsrat sich in seinen „Empfehlungen zu hochschulischen Qualifikationen für das Gesundheitswesen" vom 13.7.2012 für eine Teilakademisierung der Gesundheitsfachberufe ausspricht, da die grundsätzliche Notwendigkeit der Qualifizierung und Akademisierung gesehen wird. Das heißt 10-20% eines Ausbildungsjahrganges sollen per (Bachelor-) Studium zur Tätigkeit am Patienten ausgebildet werden. Hingegen werden keine Empfehlungen bezüglich der Public Health Studiengänge ausgesprochen. Grundsätzlich sollte jedoch die interdisziplinäre und berufsbezogene Forschung vorangetrieben werden, vor allem vermehrt angebunden an die medizinischen und gesundheitswissenschaftlichen Fakultäten der Universitäten (Räbiger 2012). Im Folgenden wird ein Ausblick in die internationalen Bestrebungen um Akademisierung der Pflege vorgenommen, vornehmlich sind hier die Pflegenden mit primärqualifizierenden Studienqualifikationen gemeint (z.b. Bachelor of Nursing). Bezug genommen wird auf die Studie GesinE (Gesundheitsfachberufe im europäischen Vergleich), welche Gemeinsamkeiten und Unterschiede der Länder Deutschland, Frankreich, Großbritannien, den Niederlanden und Österreich untersuchte (Lehmann et al. 2014a). Die interdisziplinäre Zusammenarbeit ist im Gesundheitswesen von zentraler Bedeutung, die Bewertungen zu ihrem Gelingen fallen international jedoch unterschiedlich aus (Lehmann et al. 2014b, 822). So wird die Zusammenarbeit mit anderen Berufsgruppen beispielsweise in Deutschland, Österreich und Frankreich schlechter als in den Niederlanden und Großbritannien bewertet (ebd.). Mit steigender Zahl akademisch qualifizierter Pflegender im Praxisfeld wird eine bessere interprofessionelle Kooperation, vor allem mit Ärzten, erwartet. Diese Erwartungen scheinen erfüllbar, so meinen Experten aus Großbritannien und den Niederlanden. Hier seien im Hinblick auf den Akademisierungs- und Professionalisierungsprozess der Pflege solche Effekte eingetreten. Pflegende in diesen Ländern werden mit erweiterten Kompetenzen, die jedoch auf ärztliche Assistenz ausgelegt ist, ausgestattet. Dies bietet natürlich interessante berufliche Entwicklungsmöglichkeiten für die Pflege. Gleichzeitig ist damit eine Entfernung vom Kern des pflegeberuflichen Handelns zu erwarten, was nicht eben zu einer Weiterentwicklung der Pflege als eigenständige Profession führt (ebd.).

Von den befragten Experten wird die grundsätzliche Verlagerung von Teilen der Pflegeausbildung in den Hochschulsektor begrüßt. Dennoch wünschen sich vor allem die Experten aus Frankreich, Großbritannien und den Niederlanden Nachbesserungen, vornehmlich im Bereich der Vermittlung praktischer Fähigkeiten und Fertigkeiten (Lehmann et al. 2014b). Hier zeigt die Studie auf, dass die deutsche Ausbildung im sekundären Bildungssektor nicht pauschal unterbewertet werden dürfe, da ihre große Stärke beispielsweise in der praxisnahen Ausgestaltung liegt (ebd.). Dennoch bringt die akademische Ausbildung in einigen Teilen deutliche Vorteile mit sich, beispielsweise im Erwerb von Kompetenzen zum Erschließen, Interpretieren und Anwenden wissenschaftlicher Kompetenzen in der Praxis (ebd.).

10. Ausblick

Der Wandel der Pflege in Deutschland ist nicht nur demografisch begründet, sondern hat vor allem auch ökonomische Ursachen. Die unterschiedlichen Interessenlagen müssen daher differenziert betrachtet werden. Eine Öffnung der Pflege nach unten kann keine ausschließliche Lösung sein, da dies den Bedarf nach hochqualifizierten Kräften nicht abdecken wird. Vielmehr sind die verschiedenen Akteure gefragt, Maßnahmen zur Attraktivitätssteigerung in der Pflege einzuleiten (Bettig 2012, 89). Eine Neuverteilung von Aufgaben zwischen Medizin und Pflege macht es notwendig, Regelungen zu Verantwortungs- und Kompetenzbereichen zu treffen (Weskamm 2007, 825). Es zeigt sich, dass die verschiedenen Entwicklungsstränge noch Zeit benötigen. Aber es deutet sich auch an, dass eine Ausdifferenzierung an Raum gewinnen wird (Frommelt, Schmidt 2012, 108). Darüber hinaus sind die Hochschulen und Universitäten in der Pflicht, ausreichend Studienplätze in Studiengängen zu schaffen und die entsprechenden Studieninhalte an die künftigen Anforderungen an die Fachkräfte anzupassen (Bettig 2012, 89). Nicht zuletzt die Arbeitgeber sollten ein Arbeitsumfeld schaffen, das dazu beiträgt, Pflegekräfte länger im Beruf zu halten. Folgende Aspekte sind hier maßgeblich (PricewaterhouseCoopers 2010, 71; Freiling 2010, 33):

- Umsetzung innovativer Arbeitszeitmodelle (z.B. auch während der Elternzeit)
- Umfassendes Personalmanagement (Aufzeigen von Aufstiegsmöglichkeiten, Fort- und Weiterbildung)
- Gestaltung der Prozesse zur Entlastung der Pflegekräfte von Organisation und Dokumentation (z.B. durch Einsatz von entsprechender IT-Systeme)
- Betriebliches Gesundheits-/ Wiedereingliederungs-/ Case und Care Management
- Schaffung einer Unternehmenskultur, die die Ansprüche und Besonderheiten der verschiedenen Arbeitnehmer berücksichtigt.

Wichtig ist auch eine Wertschätzung durch die Politik, sie muss die Träger in die Lage versetzen, angemessene Löhne zahlen zu können. Diese Mittel wiederum müssen über die Vergütung der Pflegeleistungen erwirtschaftet werden können (Bettig 2012, 91). Darüber hinaus notwendig ist eine gesellschaftliche Diskussion, welche Pflege in welcher Qualität gewünscht wird.

Literatur

Bayerische Arbeitsgemeinschaft zur Förderung der Pflegeberufe (Hg.). (http://www.bayarge-pflege.de/upload/Pflegeperspektiven_web-1.pdf. (Zugriff: 12.07.2014).

Bettig, U. (2012). Aufgabendifferenzierung innerhalb der Pflegeprofession. In: Bettig, U.; Frommelt, M.; Schmidt, R. (Hg.). Fachkräftemangel in der Pflege. Konzepte, Strategien, Lösungen. Gesundheitswesen in der Praxis. Heidelberg: Medhochzwei Verlag, 81–92.

Bettig, U.; Erbring, J. (2013). Die ambulante Pflege als Berufsfeld für junge Pflegekräfte. In: Bettig et al. (Hg.): Management-Handbuch Pflege. Loseblattwerk, Heidelberg 2013, 37. Aktualisierung. 2013, 1–27

Bispinck, R.; Dribbusch, H.; Öz, F. (2012). Projekt Lohnspiegel.de. Einkommens- und Arbeitsbedingungen in Pflegeberufen. Eine Analyse auf Basis der WSI-Lohnspiegel-Datenbank. WSI in der Hans-Böckler-Stiftung.

Bundesministerium für Gesundheit [BMG] (2011). Bekanntmachung [1409 A] eines Beschlusses des Gemeinsamen Bundesausschusses über eine Richtlinie über die Festlegung ärztlicher Tätigkeiten zur Übertragung auf Berufsangehörige der Alten- und Krankenpflege zur selbständigen Ausübung von Heilkunde im Rahmen von Modellvorhaben nach §63 Absatz 3c des Fünften Buches Sozialgesetzbuch (SGB V) (Richtlinie nach §63 Absatz 3c SGB V): – Erstfassung – Vom 20. Oktober 2011

Bundesministerium für Gesundheit (Hg.) [BMGa]. (http://www.bmg.bund.de/pflege/pflegekraefte/pflegefachkraeftemangel.html. (letzter Zugriff: 08.08.2014).

Bundesministerium für Gesundheit (Hg) [BMGb]. (https://www.g-ba.de/down loads/39-261-1401/2011-10-20_RL_%C2%A7-63_Abs-3c_Erstfassung_BA nz.pdf (Zugriff: 11.07.2014).

Bundesministerium für Gesundheit (Hg) [BMGc]. (Heilkundeübertragungsrichtlinie; BAnz. Nr. 46 (S. 1128) vom 21.03.2012).

DBfK (Hg.). (http://www.dbfk.de/download/download/reader_generalis tik_final-2014-03-14-o-Beschn.pdf. Zugriff: 12.07.2014).

Deutschlands Zukunft gestalten. Koalitionsvertrag CDU, CSU und SPD vom 13.12.2013. (https://www.cdu.de/sites/default/files/media/dokumente/ koalitionsvertrag.pdf. (Zugriff: 12.07.2014).

Engelen-Kefer, U. (2012). Humanisierung der Arbeit in der Pflege. In: Bettig, U.; Frommelt, M.; Schmidt, R. (2012) (Hg.). Fachkräftemangel in der Pflege. Konzepte, Strategien, Lösungen. Gesundheitswesen in der Praxis. Heidelberg: Medhochzwei Verlag, 65–78.

Fenchel, V. (2012). Demographische Aspekte des Fachkräftemangels. In: Bettig, Frommelt, Schmidt (Hg.). Fachkräftemangel in der Pflege. Konzepte, Strategien, Lösungen. Gesundheitswesen in der Praxis. Heidelberg: Medhochzwei Verlag: 3–18.

Freiling, Th.; Geldermann, B.; Töpsch, K. 2010). Handlungsfelder zur Gestaltung einer demografiefesten Personalpolitik in der Altenpflege. Methoden, Konzepte, Praxisbeispiele. Bielefeld: W. Bertelsmann Verlag.

Frommelt, M.; Schmidt, R. (2012). Disziplinäre Anstöße und versorgungsstrukturelle Impulse zur Veränderung der Gestalt der Pflegeprofession. In: Bettig, U.; Frommelt, M.; Schmidt, R. (2012) (Hg.). Fachkräftemangel in der Pflege. Konzepte, Strategien, Lösungen. Gesundheitswesen in der Praxis. Heidelberg: Medhochzwei Verlag, 93–110.

Gaidys, U. (2011). Qualität braucht Kompetenz und Verantwortung – Herausforderungen und Perspektiven einer Advanced Nursing Practice für die

Gesundheitsversorgung aus pflegewissenschaftlicher Sicht. In: Pflege 1/2011, 15–20.

Gemeinsamer Bundesausschuss. (http://www.g-ba.de/institution/presse/presse mitteilungen/412/).

Gemeinsame Pressemitteilung "Bündnis für Altenpflege (Hg.). (http://www.bpa.de /uploads/media/PM_Buendnis_fuer_Altenpflege_im_Dialog_fin.pdf" (Zugriff: 13.07.2014).

Giese, C.: Pflegeausbildung zwischen Entprofessionalisierung und Akademisierung. In: Soziale Arbeit 4/2011, 136.

Goesmann, C.; Nölle, K. (2009). Berufe im Schatten. Die Wertschätzung für die Pflegeberufe im Spiegel der Statistik. Dortmund: Technische Universität Dortmund.

Hasseler, M.: Überwältigende Unterstützung für das neue Bündnis für Altenpflege. Auftaktveranstaltung in Kassel belegt: Generalistische Pflegeausbildung löst keine Probleme, sondern schafft neue und zudem die Altenpflege ab. In: bpa Magazin 02/2013. 12 (http://www.bpa.de/fileadmin/user_up load/MAIN-dateien/BUND/bpa_Magazin/bpaMagazin_Ausgabe83.pdf) Zugriff: 13.07.2014).

Isserstedt, W., Middendorff, E., Kandulla, M.; Borchert, L.; Leszczensky, M. (2010). Die wirtschaftliche und soziale Lage der Studierenden in der Bundesrepublik Deutschland 2009. 19. Sozialerhebung des Deutschen Studentenwerks durchgeführt durch HIS Hochschul-Informations-System, hg. v. Bundesministerium für Bildung und Forschung, Bonn/Berlin.

Klie, T.; Guerra, V.; Hils, A.; Suberg, K. (2006). Synopse zu Service-, Assistenz- und Präsenzberufen in der Erziehung, Pflege und Betreuung (Care). Freiburg: Evangelische Hochschule Freiburg (http://www.bosch-stiftung.de/ content/language2/downloads/Synopse_Service_Assistenz_Praesenzberufe .pdf).

Lehmann, Y.; Beutner, K.; Karge, K.; Ayerle, G.; Heinrich, S.; Behrens, J.; Landenberger, M. (2014a). Bestandsaufnahme der Ausbildungen in den Gesundheitsfachberufen im europäischen Vergleich. Hg.: Bundesministerium für Bildung und Forschung. Bonn/Berlin: BMBF/Bielefeld: W. Bertelsmann Verlag.

Lehmann, Y.; Beutner, K.; Karge, K.; Ayerle, G.; Heinrich, S.; Behrens, J.; Landenberger, M. (2014b). Pflegeausbildung: Was machen die Nachbarn? In: Die Schwester Der Pfleger 8/14, 819–823.

Muench, U.; Simon, M. (2010). Heißes Eisen Aufgabenverteilung. In: Die Schwester Der Pfleger 4/11, 356–361.

Müller, H. (2009). Soll-Bruch-Stellen für eine humane und zukunftsfähige Pflege in einem zukunftsfähigen Gesundheitssystem. Vgl. hierzu (http://www.tk. de/centaurus/servlet/contentblob/168832/Datei/66068/Mueller-Soll-Bruch-Stellen-Pflege-2009.pdf. (Zugriff: 14.07.2014).

Netzwerk Gesundheitswirtschaft für Berlin und Brandenburg Health Capital (2010) (Hg.). Studium Gesundheit in Berlin und Brandenburg. 12/2011.

PricewaterhouseCoopers (2010) (Hg.). Fachkräftemangel: Stationärer und ambulanter Bereich bis zum Jahr 2030. Frankfurt: PricewaterhouseCoopers. WifOR Wirtschaftsforschung.

Richter, E. (2009). Neues Profil für die Pflegeassistentin. In: Gesundheit und Gesellschaft 10, 37–41.

Räbiger, J. (2012). Hochschulische Qualifikationen für das Gesundheitswesen – Reaktionen auf die Empfehlungen des Wissenschaftsrates. Public Health Forum 20 Heft 77, S. 6.e 1-6.e 3.

Sachverständigenrat zur Begutachtung der Entwicklung im Gesundheitswesen (Hg.) *[SVR 2007].* (http://www.svr-gesundheit.de, Suchbegriff: „Gutachten 2007". (Zugriff: 08.08.2014).

Ver.di (2009) (Hg.). Neue Arbeitsteilung im Gesundheitswesen. Gewerkschaftliche Positionsbestimmung zu aktuellen Fragen der Arbeitsteilung und Berufsbildung der Gesundheitsberufe, Berlin: ver.di – Vereinte Dienstleistungsgewerkschaft, Bundesverwaltung, 18.

Weskamm, A. (2007). Advanced Nursing Practice – Chance oder Risiko für die Pflege? In: Die Schwester Der Pfleger 9/07, 823.

Wiethölter, D.; Bogai, D.; Cartensen, J. (2013). IAB-Regional. Berichte und Analysen aus dem Regionalen Forschungsnetz. Die Gesundheitswirtschaft in Berlin-Brandenburg. IAB Berlin-Brandenburg in der Regionaldirektion Berlin-Brandenburg.

Wissenschaftsrat (2012). Empfehlungen zu hochschulischen Qualifikationen für das Gesundheitswesen. Berlin: WR Wissenschaftsrat.

Manfred Hülsken-Giesler

Profession, Professionalität, Professionalisierung
Ein Blick in die Geschichte der Pflege

1. Einführung

Die Frage, wie eine Gesellschaft des langen Lebens die drängenden Herausforderungen der Betreuung, Begleitung und Versorgung ihrer hilfe- und pflegebedürftigen Mitglieder zukünftig bewältigen kann, ist in aller Munde. Sie bewegt abstrakt-öffentliche Diskussionen auf bundes-, landes- und kommunalpolitischer Ebene ebenso wie konkrete Debatten im familiären und privaten Raum. Während eine grundlegende Abkehr von der Idee, dass Fragen der Betreuung und Pflege älterer Menschen primär in familienbasierter Verantwortung liegen, in Deutschland bislang kaum erkennbar ist, erhält doch auch der Ansatz einer Professionalisierung der beruflichen Pflege als Strategie zur Bewältigung gesellschaftlicher Herausforderungen in den letzten Jahren erhebliche Impulse. Auf den ersten Blick sind diese pragmatischen Motiven geschuldet: Es geht um die Steigerung von Leistungsfähigkeit und Attraktivität des Berufsstandes vor dem Hintergrund zunehmender Bedarfslagen und Anforderungen im Kontext der demographischen und epidemiologischen Entwicklung, der wissenschaftlichen und technischen Entwicklung, der Komplexitätssteigerung im Gesundheitssystem sowie schließlich um den Anschluss an internationale Entwicklungen, die bereits seit langem auf die Notwendigkeit der systematischen Integration der Pflege in das Gesundheitssystem verweisen. Auf einer abstrakteren Ebene sind diese Bemühungen aber auch als Ausdruck einer modernisierten Gesellschaft zu verstehen, die gesellschaftlich relevante Problemstellungen zunehmend über rational begründete, professionelle Expertise zu bearbeiten sucht (vgl. Degele & Dries 2005, für die Pflege Hülsken-Giesler 2010). Nachdem diese Entwicklung im Bereich der Gesundheits- und Krankenpflege nun seit einigen Jahren zu beobachten ist, steht aktuell eine neue Profilierung von Altenhilfe und Altenpflege in Rede. Die Stoßrichtung dieser Entwicklung ist, so wird zu zeigen sein, gezielten Professionalisierungsstrategien geschuldet, die vor dem Hintergrund der historischen Entwicklung der Pflegeberufe deutlich sichtbare Spannungsfelder erzeugen: Eine historisch begründete und im beruflichen Selbstverständnis der Altenpflege stark verankerte sozialpflegerische Orientierung droht, im Zuge zunehmender Versorgungsengpässe einerseits und berufspolitischer Bestrebungen zur

Vereinheitlichung der Pflegeberufe andererseits durch eine primär medizinisch-pflegerische Orientierung überformt zu werden. Die Altenpflege gerät in diesem Zusammenhang unter zunehmenden Druck, sich als modernisierte, marktvermittelte Profession in das System der Gesundheitsversorgung zu integrieren und Instrumentarien zu entwickeln, die einerseits systemrelevante Steuerungsmechanismen zu bedienen in der Lage sind und andererseits die Nachfrage nach pflegerischer Dienstleistung als Konsumgut anstoßen. Unklar bleibt dabei bislang, in wie weit eine modernisierte, und das heißt in diesem Zusammenhang eine professionalisierte und verwissenschaftlichte berufliche Pflege, tatsächlich den spezifischen Bedarfen einer Gesellschaft des langen Lebens gerecht werden kann. Der vorliegende Beitrag sucht den Stand der Professionalisierung der beruflichen Pflege vor dem Hintergrund der spezifischen historischen Entwicklung des Berufsstandes, aber auch der jüngsten Dynamiken überblicksartig zu systematisieren und Folgerungen für das Handlungsfeld aufzuzeigen.[1] Zu berücksichtigen sind in dieser Betrachtung sowohl Verläufe im Bereich der Altenpflege/Altenhilfe als auch der Gesundheits- und Kranken- bzw. Kinderkrankenpflege, insofern diese beruflichen Handlungsfelder zwar in wesentlichen Aspekten gemeinsame Wurzeln und Entwicklungen aufweisen, die spezifische (internationale) Entwicklung der akutstationär orientierten Pflege jedoch darüber hinaus einen Ausblick auf prominente Vorstellungen einer modernisierten Pflege insgesamt erlaubt.

2. Historische Entwicklung und Ausgangslage

Die Geschichte der Pflege im deutschsprachigen Raum kann stichwortartig unter den Aspekten der christlich-metaphysischen Begründung und der beginnenden Institutionalisierung der Pflege (vormodernes Pflegesystem, Antike bis 19. Jahrhundert), der sozialpolitisch motivierten und beruflich institutionalisierten Pflege (sozialstaatliches Pflegesystem, 19. Jahrhundert bis 1995) und der marktwirtschaftlich inspirierten und professionell institutionalisierten Pflege (vermarktlichtes Pflegesystem, ab 1995) zusammengeführt werden (vgl. Voges 2002, Bischoff 1997, Kondratowitz 1990).

Grundlegend ist pflegerisches Handeln als eine existenzielle Form der Arbeit zu bestimmen, insofern der Mensch zielgerichtet und modifizierend in den natürlich angelegten Prozess der Verrottung des eige-

---

[1] Eine ausführlichere Auseinandersetzung zum Thema findet sich in Hülsken-Giesler (2014).

nen und fremden Leibes eingreifen muss, um das Überleben von Gattung und Individuum zu sichern (Behrens 2005). Pflegearbeit ist schon auf dieser existenziell-reproduktiven Ebene körperlich-leibliches Tun, insofern Pflegearbeit mit dem Körper-Leib am Körper-Leib geleistet wird. Pflegearbeit ist auf dieser basalen Ebene überdies welterschließende und sinnvermittelnde Arbeit, insofern sie als zielgerichtetes Handeln mit subjektivem und intersubjektivem Sinn verbunden ist, der insbesondere in Situationen der existenziellen Krise zu grundlegenden Auseinandersetzungen mit sich und der Welt auffordert. Nicht zufällig realisiert und institutionalisiert sich Pflegearbeit vor diesem Hintergrund in der westlichen Welt lange in metaphysischen Zusammenhängen der antiken und christlichen Tradition. Von Pflege als Arbeit in einem modernen Begriffsverständnis zu sprechen, erlaubt sich erst mit deutlicher Verlängerung der Lebenserwartung im 19. Jahrhundert, mit der Pflege auch unter gesellschaftlichen Aspekten an Relevanz gewinnt und damit im Sinne von Berufsarbeit auf die „Erfüllung gesellschaftlicher Funktionen und Dienstleistungen und auf die Aufrechterhaltung gesellschaftlicher Ordnungen bzw. die Bewältigung gesellschaftlicher Prozesse ganz allgemein zielt." (Beck et. al. 1980: 23). Eine in Zusammenhängen der sich langsam durchsetzenden Marktlogik typische Institutionalisierung im Sinne der Lohnarbeit wird dem reproduktiven, meist weiblichen Pflegehandeln in dieser Zeit aber verwehrt. Vielmehr führt eine geschlechts- und milieuspezifische Segmentierung von marktvermittelter männlicher Arbeit und nicht-marktvermittelter weiblicher Arbeit in Verbindung mit der christlich motivierten Tradition der Imitatio Christi dazu, dass sich Pflegearbeit zunächst als unentgeltliche bzw. gering entlohnte Arbeit etabliert, die im sozialen Prestige am unteren Ende der Berufshierarchien festgelegt zu sein scheint. Die Verberuflichung der Pflege setzt mit der sozialstaatlich motivierten Einsicht in die gesellschaftliche Verantwortung für Alter und Pflege im ausgehenden 19. Jahrhundert ein und wird begleitet von ersten Versuchen, Pflege mit Beginn des 20. Jahrhunderts als Lohnarbeit zu betreiben. Schließlich trägt der zunehmend formulierte Bedarf an medizinisch-pflegerisch qualifizierten Hilfskräften dazu bei, dass Wissen und Fertigkeiten der Pflege in erste systematische und gesetzlich legitimierte Ausbildungsregelungen gebracht werden und sich Pflegearbeit in Form von Lohnarbeit zunehmend etabliert (vgl. Voges 2002). Während die Entwicklung der Pflege lange durch die spezifische Tradition der kirchlich-christlich institutionalisierten Sorgearbeit geprägt war, gewinnen in diesem Prozess der Ausdifferenzierung von Altenpflege und Krankenpflege als Beruf weitere Kräfte an Einfluss: Die Krankenpflege folgt im Kontext hochinstitutionalisierter, zunehmend auch technikgestützter, akutstationärer Versorgungsprozesse einer medizinisch-pflegerischen Orientierung, die insbesondere auch Anschluss an systemische Kommunikationen im Gesundheitswesen herzustellen sucht. Eine durch spezifische Trägerinter- essen geprägte Altenhilfe und Altenpflege fokussiert dagegen in sozialpflegerischer Orientierung zunehmend auf lebensweltliche Aspekte der Hilfeempfänger.

Vor dem Hintergrund dieser Entwicklungen ist es jedoch bis heute weder der Alten- noch der Krankenpflege gelungen, gesellschaftliche Anerkennung im Sinne einer marktvermittelten und gesellschaftlich relevanten Dienstleistung auf der Basis explizierter und ausdifferenzierter Wissensgrundlagen zu erlangen, Deutungshoheit über ihre eigenen beruflichen Belange zu erhalten sowie klare Abgrenzungen gegenüber der Laienpflege einerseits und weiteren Gesundheits- bzw. Sozialberufen andererseits vorzunehmen. Die aktuellen Bemühungen um eine Professionalisierung der Pflege setzen also ein, bevor der Verberuflichungsprozess tatsächlich als abgeschlossen gelten kann, was zu durchaus komplexen Problemlagen führt: Als typischer Frauenberuf mit einem immensen Anteil an Teilzeit- und Geringbeschäftigten weist berufliche Pflege eine starke horizontale und vertikale Inhomogenität auf, die mit einem diffusen Selbstverständnis, geringem Solidarvermögen und fragmentierten und bislang wenig einflussreichen berufsverbandlichen Interessenvertretungen einhergeht. Die Zersplitterung der Berufsbilder (Altenpflege, Krankenpflege, Kinderkrankenpflege) einerseits und der Handlungsfelder (ambulante Pflege, langzeitstationäre Pflege, akutstationäre Pflege) andererseits führt auf einer inhaltlichen Ebene zu differierenden Einschätzungen in Bezug auf das gesellschaftliche Potential des pflegerischen Handelns zwischen sozialpflegerischer und heilkundlicher Orientierung und damit auch in Bezug auf das für eine professionelle Pflege erforderliche Kompetenzprofil. Vor dem Hintergrund unzureichender autonomer Handlungsspielräume, heterogener berufsverbandlicher Interessen und einer diffusen öffentlichen Wahrnehmung in Bezug auf das Leistungsprofil wird berufliche Pflege bis heute häufig auf eine Mischung aus grundpflegerischen Tätigkeiten, medizinischen Assistenz- und Ergänzungsleistungen und haushaltsnahen Aktivitäten reduziert. Unter wissenschaftlichen Gesichtspunkten wird Pflegearbeit theoretisch wie empirisch als wissensintensive Interaktionsarbeit beschrieben (vgl. Böhle et al. 1997), unter politischen Gesichtspunkten soll sie dagegen zunehmend als medizinisch-pflegerische Dienstleistung entworfen und in dieser Form in das System der Gesundheitsversorgung integriert werden (vgl. Klie & Brandenburg 2003).

3. Zur Professionalisierung der Pflege

Seit den 1920er und -30er Jahren wird zunehmend diskutiert, wie Berufe zu Professionen werden. Insbesondere am Beispiel der klassischen Professionen (Ärzte, Juristen und Theologen) verdichten sich diese Untersuchungen zu professionstheoretischen Ansätzen. Unabhängig von den hier noch zu verhandelnden unterschiedlichen Perspektiven ist als ein Ergebnis dieser Untersuchungen zunächst festzuhalten, dass das Konzept ‚Professionalisierung' auf Prozesse fokussiert, die auf sehr verschiedenen Ebenen liegen (vgl. Pfadenhauer 2003): In einem breiten Verständnis steht Professionalisierung für die Institutionalisierung von spezifischen Kompetenzen und für spezialisierte Problemlösungsprozesse im Zusammenhang mit gesellschaftlich als relevant erachteten Problemstellungen und ist damit als Teilaspekt von Modernisierungsprozessen in einer Gesellschaft zu betrachten, mit dem Laienarbeit durch spezialisierte und in der Regel rational begründete Problemlösung abgelöst wird (vgl. für die Pflege Hülsken-Giesler 2010). In einem engeren Sinne fokussiert Professionalisierung auf den Wandel von Berufen zu Professionen, der, in Abhängigkeit von der jeweils eingenommenen professionstheoretischen Perspektive, primär auf der Makroebene (z.b. Wissensformen, Vergesellschaftung des Berufsstandes) oder auf der Mikroebene (z.b. berufsbiographische Entwicklung eines professionellen Habitus) des beruflichen Handelns untersucht werden muss.

4. Professionalisierung der Pflege in indikations- oder merkmalstheoretischer Perspektive

Klassische professionstheoretische Ansätze messen Aspekten der wissenschaftlichen Begründung des beruflichen Handelns sowie der gesellschaftlichen Dimension eines Berufes besondere Bedeutung bei. In diesem Zusammenhang wird der Status einer Profession am Nachweis verschiedener typischer Merkmale festgemacht. Zusammenfassend sind Professionen demnach gekennzeichnet durch ein spezialisiertes (häufig durch Forschung fundiertes) Wissen, eine wissenschaftliche Ausbildung, eine soziale Orientierung durch Beitrag zum Gemeinwohl (Zentralwertorientierung, z.B. Wahrheit, Recht, Gesundheit), Handlungsautonomie bei der Festlegung des Arbeitsinhaltes und der Ausführung der Tätigkeit und, damit verbunden, die Abwesenheit fachfremder Kontrolle, ein Handlungsmonopol über den Arbeitsbereich, das vom Staat gesetzlich abgesichert ist und die Abgrenzung zu anderen Berufen definiert und sichert, eine Berufsethik, die sowohl die innerprofessionellen Beziehungen sowie die Beziehung zu den Klientinnen und Klienten reguliert, berufliche Selbstverwaltung sowie Berufsprestige (für eine Übersicht vgl. Hesse 1972). Wird der Entwicklungsstand der Pflege an diesen Kriterien bemessen, so findet sich in der Regel eine Kennzeichnung als Semiprofession, womit zum Ausdruck gebracht wird, dass in indikationstheoretischer Perspektive noch nicht alle Kriterien einer Profession erfüllt werden (vgl. für die Pflege z.B. Schaeffer 1994). Theoretisch wie empirisch konnte mittlerweile aufgezeigt werden, dass merkmalstheoretische Perspektiven auf Profession und Professionsentwicklung nicht haltbar sind (vgl. mit Blick auf die Pflege Rabe-Kleberg 1998). Entsprechende Ansätze gelten daher unter professionstheoretischen Gesichtspunkten heute zwar als überholt, sie haben aber nach wie vor eine immense normative – insbesondere berufspolitische – Bedeutung, insofern sie als idealtypische Folie, als „eine Art ‚Blaupause' für die Bemühungen um die ‚Professionalisierung der Pflege'" (Bollinger et al. 2006: 77) genutzt werden, die insbesondere zwei relevante Entwicklungen vorangetrieben haben: 1.) die Verwissenschaftlichung des Pflegewissens und die Akademisierung der Pflegebildung und 2.) die Selbstorganisation des beruflichen Handelns.

4.1 Verwissenschaftlichung und Akademisierung der Pflege

Das Projekt der Verwissenschaftlichung und Akademisierung der beruflichen Pflege zielt, ganz im Sinne der seit den 1950er Jahren international verfolgten Professionalisierungsziele der Pflege, auf eine Durchdringung der pflegerischen Handlungsgrundlagen mit rationalen, wissenschaftlich abgesicherten, das heißt also theoretisch und empirisch begründeten Erkenntnissen. Während diese Perspektive international bereits weit vorangetrieben werden konnte, ist die Etablierung der Pflegewissenschaft als akademische Lehrdisziplin und als Forschungsrichtung im deutschsprachigen Raum nach wie vor nicht gesichert. In Reaktion auf externe, gesellschaftliche Bedarfe (demographische und epidemiologische Entwicklung, Etablierung der Pflegeversicherung, Angleichung der europäischen Bildungssysteme, zunehmender Problemdruck im medizinischen Versorgungsbereich u. a.) konnte die akademische Ausbildung von „Pflegeeliten" zwar mittlerweile sichergestellt werden, es mangelt aber nach wie vor an einer

Infrastruktur, die einerseits in der Lage ist, theoretische wie empirische Erkenntnisse zur Verbesserung der Versorgungsqualität systematisch zu generieren (Forschungsinfrastruktur) und diese andererseits etwa über eine breite Ausbildung an akademisch qualifizierten klinisch orientierten und praktizierenden Pflegenden in die Versorgungspraxis zu transferieren (Transferinfrastruktur). Erst jüngst wird daher der Versuch unternommen, die berufsqualifizierende Ausbildung in der Pflege auf akademischem Niveau zu verankern bzw. entsprechende Aufbaustudienprogramme zu etablieren. Auch die Aufgabe, Pflegeforschung in Deutschland systematisch weiterzuentwickeln ist mittlerweile politisch erkannt und auf inhaltlicher wie struktureller Ebene konkretisiert worden (Behrens et al. 2012, Ewers et al. 2012). Die Bereitstellung von wissenschaftlich fundierten Handlungsgrundlagen der Pflege, etwa durch evidenzbasierte Standards und Leitlinien, erfolgt vor diesem Hintergrund vorzugsweise im Rückgriff auf den internationalen Erkenntnisstand.

4.2 Selbstorganisation und berufliche Autonomie

Zögerlicher zeigt sich die Entwicklung bisher mit Blick auf die Herstellung von Handlungsautonomie in der Pflege. Mit der geplanten Einrichtung von Pflegekammern in verschiedenen Bundesländern steht aber zu erwarten, dass in den nächsten Jahren Fortschritte in Bezug auf eine selbstorganisierte Kontrolle über die Berufsausübung sowie in Bezug auf die Konkretion von Vorbehaltsaufgaben für die Pflege erreicht werden können.

Die Etablierung der beruflichen Pflege als Profession wird damit in Deutschland deutlich erkennbar entlang merkmalstheoretischer Kriterien vorangetrieben. Dabei wird eine Politik verfolgt, die eine Systematisierung des (Pflege)Wissens mit der Vergesellschaftung der beruflichen Pflege zu verschränken sucht, um das Ziel der gesellschaftlichen Anerkennung als Profession zu erreichen. Insofern die wissenschaftliche Rationalisierung der beruflichen Praxis in diesem Zusammenhang als berufspolitische Strategie zur Vergesellschaftung verstanden werden kann (vgl. Krampe, 2009), soll hier von einer ‚äußeren Professionalisierung' der Pflege gesprochen werden.

5. Professionalisierung der Pflege in strukturfunktionalistischer Perspektive

Der Einfluss der US-amerikanischen Pflege und Pflegewissenschaft auf die deutschsprachige Entwicklung bringt eine weitere Perspektive der Professionalisierung ist Spiel, die ebenfalls zentral auf eine rationale Grundlegung des Pflegehandelns abzielt und dabei innerdisziplinäre Begründungen mit gesellschaftlichen Anforderungen zu verknüpfen sucht. In strukturfunktionalistischer Perspektive gerät die Frage nach der gesellschaftlichen Funktion beruflichen Handelns in den Mittelpunkt der Betrachtung (vgl. Parsons 1968). Das Subsystem der Gesundheitsversorgung übernimmt in dieser systemischen Perspektive eine bedeutende Rolle zur Aufrechterhaltung des gesellschaftlichen Gesamtsystems. Professionen leisten in diesem Zusammenhang einen relevanten Beitrag, etwa durch Reproduktion relevanter gesellschaftlicher Wertvorstellungen (z.B. mit Blick auf Gesundheit und Krankheit) und durch systematische Problemlösung, die eine Re-Integration (z.B. gesundheitlich) beeinträchtigter Menschen in das gesellschaftliche Funktions- bzw. Leistungssystem – d. h. in der Regel in den Arbeitsmarkt – ermöglichen. Diese strukturfunktionalistische Interpretation von Profession fließt in den 1960er und 1970er Jahren über die Pflegetheoriebildung (z.B. Orem, King, Roy, New-man) und schließlich über den Pflegeprozess als kybernetischen Regelkreis der Problemidentifikation und Problemlösung in die Begründung der Pflege als Profession ein. Kritisch wird diese Entwicklung insofern kommentiert, als dass sich mit dieser Bestimmung des Pflegehandelns ein Rationalisierungsverständnis durchsetzt, das pflegerisches Handeln primär im Sinne von Zweck-Mittel-Rationalitäten begründet, wobei die Ziele des Handelns über institutionelle Maßstäbe der Gesundheitsversorgung immer schon vorgegeben sind (vgl. Remmers 2000, 2011, Friesacher 2008). Überdies wird die Gefahr gesehen, dass die Konzentration auf rational begründete Problemlösungsverfahren zu einer Abstraktion und ggf. zur Vernachlässigung vom eigentlichen fachlichen Wissen führt. Sichtbar wird diese Entwicklung einerseits darin, dass die Debatte um Problemlösungsverfahren im Rahmen des Pflegeprozesses eine inhaltliche und theoretisch begründete Auseinandersetzung mit relevantem Pflegewissen (sowohl in sozialrechtlichen wie in pflegewissenschaftlichen Kontexten) weitgehend verdrängt hat. Weiterhin werden in diesem Zusammenhang ggf. auch jene Aspekte der Pflegearbeit aus dem Handlungskatalog (und zunehmend auch aus dem Selbstverständnis) der Pflege ausgeklammert, die nicht unmittelbar einer Problemlösung im skizzierten systemischen Sinne zu rubrizieren sind. Zu denken ist hier etwa an Aspekte der Sorgearbeit in sozialpflegerischer Orientierung der Altenhilfe, die einer medizinisch-pflegerischen Perspektive der systematisch geleiteten Problemlösung zunehmend zum Opfer fällt. Schließlich drohen damit eben auch jene pflegerelevanten Wissensbestände in Misskredit zu geraten, die als Empathie, Intuition oder tacit knowledge primär erfahrungsfundiert und einer rationalen Begründung nur begrenzt zugänglich sind (vgl. Friesacher 2008, Hülsken-Giesler 2008, Blass 2011).

Diese Befürchtungen potenzieren sich durch die Bereitstellung von standardisieren Pflegeklassifikationssystemen entlang des Pflegeprozesses (NANDA, NIC, NOC, ICNP u. a.), die einerseits die Etablierung von computergestützter Entscheidungsfindung in der Pflege ermöglichen und anderseits die computergestützt abgebildete Pflegearbeit systematisch in das System der Gesundheitsversorgung zu integrieren vermögen (Vernetzung in interprofessionelle Bezüge zu Administration, Wissenschaft, Bildung, Politik etc.). Jüngste Versuche, diese Begrenzungen durch das systematische Zusammenspiel von externer und interner Evidenz im Ansatz des Evidence based Nursing zu überwinden (Behrens & Langer 2006) leiden einerseits, entsprechend ihrer Problemlösungsorientierung, unter pflegetheoretischen Defiziten (vgl. Moers et al. 2011) und andererseits unter einer Unterbestimmung der situativen Bedeutung des Einzelfalls (vgl. Remmers & Hülsken-Giesler 2012). Problemlösung im strukturfunktionalistischen Sinne geht schließlich in der Regel mit Spezialisierung und Ausdifferenzierung einher. Diese Entwicklung ist aktuell auf horizontaler wie auf vertikaler Ebene auch im Berufsfeld Pflege zu verfolgen. Es verdichten sich aber die Hinweise, dass dieser Prozess höchst ambivalente Folgen mit sich bringt: begrüßt werden sicherlich die neuen Chancen, z.B. auf Statusgewinn und Erweiterung der Handlungsfelder im Falle der akademisierten Pflege, kritisch zu verfolgen sind aber auch die Gefahren, z.B. der Deprofessionalisierung und Prekarisierung im Falle der jüngst wiederentdeckten Pflegeassistenz (vgl. Darmann-Finck & Hülsken-Giesler 2013).

Diese kritischen Anmerkungen verweisen darauf, dass sich das pflegerische Handeln durch die anvisierten Strategien einer ‚äußeren Professionalisierung' bis in den Kern verändert, ohne dabei aber sichergehen zu können, dass sich Professionalisierung über den eingeschlagenen Weg erreichen lässt. Früh bereits erfolgen Hinweise, dass die Pflege „solange ihre Arbeit medizinischen Charakter hat, keine Berufsautonomie erlangen kann, ganz gleich wie klug und energisch ihre Sprecher auch sein mögen. Um die Autonomie einer Profession zu erreichen, muss der paramedizinische Beruf einen einigermaßen abgeschlossenen Arbeitsbereich beherrschen, der von der Medizin als Ganzem abgetrennt und ohne ständigen Kontakt zur Medizin oder

Abhängigkeit von ihr ausgeübt werden kann" (Freidson 1979, 59). In systemtheoretischen Termen wird diese Argumentation jüngst wieder aufgegriffen und mit Blick auf die Entwicklung der Altenpflege im Kontext der aktuellen Initiativen zur Zusammenführung der Pflegeberufe über eine generalistische Ausbildung diskutiert. Twenhövel (2011) weist darauf hin, dass Professionalisierung notwendig mit der Ausbildung eines eigenen, gesellschaftsrelevanten Codes verbunden sein muss. Die für das Subsystem „Gesundheit" zentrale, weil handlungsleitende Unterscheidung zwischen ‚gesund und krank' ist demnach ein ausschließlich der Definitionsmacht der Medizin zuerkannter Code. Pflege in vorrangig medizinisch-pflegerischer Orientierung, wie sie insbesondere die Gesundheits- und Krankenpflege in einer problemlösungsorientierten Perspektive in den letzten Jahrzehnten verfolgt hat, ist demnach nicht professionalisierbar.

Eine in der Tradition der Sorgearbeit entworfene Pflege, die ihr Selbstverständnis etwa in sozialpflegerischer Orientierung der Altenhilfe entwickelt, ließe sich ggf. über den in sozialen Referenzsystemen verwendeten binäre Code ‚Helfen und Nicht-Helfen' begründen. Mit Blick auf die Professionalisierungsabsichten der Pflege liegt das grundlegende Problem allerdings darin, dass sich Professionen in systemischer Perspektive darüber legitimieren, dass sie Hilfeempfänger in das gesellschaftliche Funktions- bzw. Leistungssystem reintegrieren, also Arbeitsfähigkeit herstellen. Da dieses Ziel in altenpflegerischen Kontexten in der Regel nicht anvisiert werden kann, steht das pflegerische Handeln hier vor einem systematischen Legitimationsproblem (vgl. ebd.). Twenhövel schlägt daher vor, altenpflegerisches Handeln entlang der handlungsleitenden Unterscheidung (Code) von Sorge und Versorgung zu entwerfen und über diese Unterscheidung eine Koppelung von Lebenswelt (Sorgearbeit) und System (Versorgungsarbeit im Gesundheitssystem) herzustellen. Ob diese übergreifende Perspektive allerdings tragfähig ist, um eine Professionalisierung der Pflege zu ermöglichen, bleibt bislang offen.

6. Professionalisierung der Pflege in machttheoretischer Perspektive

Der Status als Profession geht in der Regel mit besonderen Begünstigungen (gesellschaftliche Anerkennung, materielle und immaterielle Privilegien) einher. Machttheoretische Ansätze gehen davon aus, dass sich Professionen weniger in inhaltlicher Expertise begründen, als vielmehr in der erfolgreichen Durchsetzung kollektiver Eigeninteressen einer Expertengruppe (vgl. Pfadenhauer 2003). Insbesondere eine feministisch inspirierte Professionsforschung macht deutlich, dass etablierte Professionen typische Männerberufe repräsentieren, typische Frauenberufe dagegen häufig – so auch im Fall der beruflichen Pflege – als Semiprofession eingeordnet werden (vgl. zum Überblick Blass 2011). Professionalisierungsprozesse gelten insofern auch als Teil der sozialen Konstruktion von Geschlecht. Die Professionalisierungsstrategien der beruflichen (Kranken)Pflege zielen demnach in den letzten Jahren verstärkt darauf ab, das historisch gewachsene Image der Pflege als sorgende Tätigkeit, der in der Regel weibliche Attribute assoziiert sind, zu neutralisieren. Jene Strukturmerkmale, die Pflege als Frauenberuf markieren – lebensweltlich orientierte körper- und haushaltsnahe Sorgearbeit, Beziehungs- und Gefühlsarbeit – werden zunehmend umgestaltet oder gänzlich durch rationale und ggf. wissenschaftlich fundierte Problemlösungsprozesse ersetzt und in medizinisch-pflegerischer Orientierung neu justiert. Ehedem emanzipatorisch motivierte Professionalisierungsbemühungen der Pflege werden im Zuge dieser Entwicklung systematisch entpolitisiert, um die Chancen auf gesellschaftliche Anerkennung als Profession zu verbessern (vgl. Rabe-Kleberg 1993, Krampe 2009).

7. Professionalisierung der Pflege in strukturtheoretischer Perspektive

Die bislang diskutierten Ansätze untersuchen Prozesse der Professionalisierung vorzugsweise auf einer abstrakten Ebene von kollektiven Entwicklungen in einem Berufsfeld. Im Unterschied dazu suchen jüngere Ansätze, die Professionalität des Handelns konkreter Akteure auf der Binnenebene des Geschehens festzumachen. Diese Perspektive wird aktuell in systemtheoretischer, in interaktionistischer sowie in strukturtheoretischer Begründung eingenommen (Luhmann 1981, Schütze 1992, Oevermann 1996).

Mit Blick auf das pflegerische Handeln wird in den letzten Jahren insbesondere der strukturtheoretische Ansatz Ulrich Oevermanns prominent diskutiert (vgl. z.B. Weidner 1995, Raven 2007). Zentrale strukturelle Herausforderungen des professionellen Handelns bestehen demnach in der Wechselseitigkeit von Begründungs- und Entscheidungszwängen, in der Anerkennung der Autonomie der Lebenspraxis von Klienten, in der subjektiven Betroffenheit von Klienten, in der Notwendigkeit der analytischen Distanz des Professionellen sowie in dem Umstand, dass sich Professionalität dieser Art nicht ausschließlich über Handlungsstandards begründen lässt. Die Logik des professionellen Handelns wird in diesem Zusammenhang durch

die Vermittlung von (wissenschaftlich fundiertem) Regelwissen und kontextgebundenem, individuellem Fallverstehen markiert. Die Professionalität der Akteure macht sich auf der Binnenebene des Handelns an der wissenschaftlichen Kompetenz zur universalisierten Regelanwendung wissenschaftlichen Wissens einerseits und der hermeneutischen Kompetenz des handlungspraktischen Einsatzes dieses Wissens auf der Basis eines methodisch kontrollierte Fremdverstehens der lebenspraktischen Situation des Hilfebedürftigen andererseits fest. Die Befähigung zur rekonstruktiven Fallarbeit gilt als zentrale Voraussetzung dafür, diese Prozesse bewusst und gezielt, also nicht zufällig, sondern systematisch zu realisieren. Während diese Bestimmungen für Professionalität in allen personenbezogenen Dienstleistungsbezügen zur Geltung zu bringen sind, ist in pflegerischen Bezügen die konstitutive Körper- und Leibnähe des Handelns hervorzuheben (Remmers 2000, Hülsken-Giesler 2008). Die hervorgehobene Bedeutung von körper-leiblichen Aspekten für ein Expertenhandeln im Allgemeinen und für Pflegehandeln im Besonderen konnte in arbeitswissenschaftlichen Studien mittlerweile auch empirisch bestätigt (vgl. Böhle et. al. 1997, Böhle&Weishaupt 2003, Weishaupt 2006, Böhle&Fross 2009, Böhle&Porschen-Hueck 2012) und als subjektivierendes Arbeitshandeln systematisch in den Kontext der Pflege als Interaktionsarbeit integriert werden (Böhle et. al. 1997, Weishaupt 2006). Subjektivierendes Arbeitshandeln unterscheidet sich vom planbaren und rational begründbaren objektivierten Arbeitshandeln durch ein situatives und exploratives Vorgehen und ist daher betrieblich nur begrenzt organisierbar (Dunkel & Weihrich 2010). Es reduziert Arbeitshandeln nicht auf kognitiv-rational begründete Prozesse, sondern bezieht komplexe sinnliche Wahrnehmungen (Geräusche, Gerüche etc.) in die berufliche Entscheidungsfindung ein, die erst in Situationen der persönlichen Nähe und Vertrautheit zwischen Pflegenden und Pflegebedürftigen realisiert werden können. Professionalität in dieser Couleur markiert eine ‚innere Professionalisierung‘ der Pflege, die das Potential birgt, gleich mehrere aktuell drängende Herausforderungen unter fachlich-inhaltlichen Gesichtspunkten zu bearbeiten:
‚Innere Professionalisierung‘ dieser Art fundiert eine fachlich-inhaltlich begründete Haltung, die Pflegenden Orientierung im Spannungsfeld von Marktlogik (Konkurrenz) und Bürokratie (Effizienz) zu geben vermag (Freidson 2001).
‚Innere Professionalisierung‘ dieser Art vermag, das historisch auseinandergedriftete Fremd- und Selbstverständnis von Altenpflege einer-

seits und Gesundheits- und Krankenpflege, bzw. Gesundheits- und Kinderkrankenpflege andererseits im aktuellen Prozess der Zusammenführung dieser Handlungsfelder auf eine gemeinsame Basis zu stellen, die die derzeit konkurrierenden Logiken einer sozialpflegerischen und einer medizinisch-pflegerischen Orientierung integrieren kann.

‚Innere Professionalisierung' dieser Art verpflichtet Pflege in allen Handlungsfeldern auf einen gemeinsamen Kern, ist damit identitätsstiftend und trägt daher zur Bündelung von Kräften bei, die wiederum wesentliche Voraussetzung für eine ‚äußere Professionalisierung' der Pflege ist.

8. Zusammenfassung

Die Weiterentwicklung der beruflichen Pflege wird in deutschsprachigen Kontexten derzeit vorzugsweise unter berufspolitischen Gesichtspunkten vorangetrieben, die Verwissenschaftlichung und berufliche Selbstverwaltung als markante Kriterien einer Professionalisierung hervorheben. Die zunehmend prominente Stellung des kybernetischen Regelkreises als Maßstab von systematischer und rational begründeter Problemlösung sowie von Qualitätsentwicklung und -sicherung in der Pflege verweist darauf, dass neben diesen indikationstheoretisch inspirierten Orientierungen auch strukturfunktionalistische Aspekte in den Kern der Pflegearbeit verankert wurden, die die gesellschaftliche Funktion von Pflegearbeit legitimier- und überprüfbar machen sollen. Wenn Zuwachs an Rationalität und Kontrolle als zentrale Charakteristika dieser Entwicklung betrachtet werden können, so zeigt sich doch zunehmend die Ambivalenz von Professionalisierungsstrategien dieser Art. Mit Blick auf die internationalen Modernisierungsbemühungen der Krankenpflege lässt sich diese in zwei zentrale Tendenzen zusammenführen: Die Qualität des pflegerischen Handelns kann mit Blick auf jene Aspekte, die der rationalen Begründung zugänglich sind, tatsächlich vielfach verbessert und der Beitrag der Pflege zur Bearbeitung gesellschaftlich relevanter Problemstellungen damit auch ausgewiesen werden. Entsprechend steigt zwar die gesellschaftliche Anerkennung von Pflege, dies aber immer gebunden am Paradigma einer funktional-reintegrierend orientierten Pflegearbeit. Auf der anderen Seite ist dieser Prozess systematisch mit einer Hierarchisierung von Wissensformen und Handlungsprioritäten verbunden, die das pflegerische Handeln bis ins Selbstverständnis verändert: Professionsrelevant werden eben jene Handlungsgrundlagen, die rational – bestenfalls wissenschaftlich – begründbar und in einer Weise operationalisierbar sind, dass eine systematische Steuerung und Kontrolle erfolgen kann. Handlungsorientierungen, die diesem Maßstab kaum oder nicht gerecht werden – zu denken ist hier etwa an Pflegearbeit als Beziehungs- oder Emotionsarbeit und viele weitere Aspekte einer sozialpflegerisch motivierten Pflege – geraten dagegen (sowohl in professionstheoretisch begründeter Perspektive als auch im Sinne eines professionalisierten Selbstverständnisses) zunehmend in Misskredit und werden schließlich aus dem Handlungsrepertoire einer professionalisierten Pflege ausgeklammert und an Assistenz- oder Laienhelfer delegiert. Eben diese Entwicklung ist derzeit im Kontext der Modernisierung der Altenhilfe und Altenpflege zu beobachten, insofern die Etablierung von rational begründeten Problemlösungs- und Qualitätskontrollinstanzen das altenpflegerische Handeln zunehmend an die Kriterien des Gesundheitssystems heranrückt.

Handlungstheoretische Ansätze, die die Etablierung eines ,eigenständigen Arbeitsbereichs' der Pflege auf der Binnenebene des Handelns zu begründen suchen und dabei auch die lebensweltliche Orientierung sowie die körperlich-leiblichen Besonderheiten des Pflegehandelns legitimieren, finden aktuell aufgrund der Vernachlässigung von gesellschaftlichen und politischen Aspekten des Pflegehandelns einerseits und durch die ggf. konservativ anmutende Nähe zu einer mit weiblichem Arbeitsvermögen konnotierten, alltagsweltlich orientierten Sorgearbeit andererseits kaum substanzielles berufs- wie wissenschaftspolitisches Interesse in der Pflege. Sollte sich Pflege vor diesem Hintergrund einer einseitigen Modernisierung im Sinne der Rationalität und Kontrolle ergeben, so mag dieser Prozess als Professionalisierung beschrieben werden, eine Professionalisierung allerdings, in der die Deprofessionalisierung der Pflege bereits systematisch angelegt ist. Die Paradoxien dieser Form der ,nachholenden Modernisierung' der Pflege im 21. Jahrhundert (vgl. Hülsken-Giesler 2010) setzen sich auch darin fort, dass die beruflich ausgelagerten alltagsweltlichen, körper- und leibnahen Aspekte der Pflegearbeit dann wiederum unter voraussichtlich prekären Arbeitsbedingungen von Frauen übernommen werden.

Eine Perspektive wird hier allerdings darin gesehen, die aktuell vehement verfolgten Initiativen zu einer ,äußeren Professionalisierung' der Pflege systematisch mit Initiativen für eine ,innere Professionalisierung' der Pflege zu verbinden. ,Innere Professionalisierung' bildet das Fundament für ein tragfähiges berufliches Selbstverständnis, für die Bündelung von Kräften zur Durchsetzung gemeinsamer Ziele, zur fachlich begründeten und vertretbaren Verweigerung von systemischen und marktwirtschaftlichen Zumutungen. ‚Äußere Professionalisierung‘ bietet einen Rahmen, um eben diese Prozesse für alle beruflich Pflegenden greifbar, erfahrbar und kommunizierbar zu machen und die eigenen Belange gesellschaftlich zur Geltung zu bringen. Das Proprium der Pflege ist an der Schnittstelle zwischen lebensweltlichen und systemischen Gesichtspunkten gelagert, und Pflege hat daher beide Perspektiven zu bedienen. Gerät jedoch die ‚äußere Professionalisierung‘ zum zentralen Ausgangspunkt der Weiterentwicklung der Pflege, droht die Pflege vollständig in das System der Gesundheitsversorgung integriert zu werden – und damit aber auch die exponierte Position an der Schnittstelle zur Lebenswelt der Hilfeempfänger zu verlieren. Es ist damit die ‚innere Professionalisierung‘, über die der eigenständige Beitrag der Pflege zu einer Gesellschaft des langen Lebens zur Geltung zu bringen ist, über die autonome Handlungsspielräume zu reklamieren und zu etablieren sind, die also letztlich die Grundlage für eine ‚äußere Professionalisierung‘ der Pflege zu bilden hat.

Literatur

Beck U., Brater M., Daheim H. (1980). Soziologie der Arbeit und der Berufe. Grundlagen, Problemfelder, Forschungsergebnisse. Reinbek: Rowohlt.
Behrens J., Görres S., Schaeffer D., Bartholomeyczik S. & Stemmer R. (2012). Agenda Pflegeforschung. Halle (Saale): Martin-Luther Universität Halle-Wittenberg, Institut für Gesundheits- und Pflegewissenschaft, Geschäftsstelle Agenda Pflegeforschung.
Behrens J., Langer G. (2006). Evidence-based Nursing and Caring. Interpretativ-hermeneutische und statistische Methoden für tägliche Pflegeentscheidungen. Vertrauensbildende Entzauberung der ‚Wissenschaft‘. 2. Aufl. Bern: Huber.
Behrens J. (2005). Soziologie der Pflege und Soziologie der Pflege als Profession: die Unterscheidung von interner und externer Evidence. In: Schroeter K. R., Rosenthal T. (Hg.). Soziologie der Pflege. Grundlagen, Wissensbestände und Perspektiven. München: Juventa, 51–70.
Bischoff C. (1997). Frauen in der Krankenpflege. Zur Entwicklung von Frauenrolle und Frauenberufstätigkeit im 19. und 20. Jahrhundert. 3., durchges. Aufl., überarb. und erw. Neuausg. Frankfurt/M., New York: Campus.
Blass K. (2011). Altenpflege zwischen Jederfrauqualifikation und Expertentum. Verberuflichung- und Professionalisierungschancen einer Domäne weiblicher (Erwerbs-) Arbeit. Saarbrücken: iso-Verlag.
Böhle F., Brater M., Maurus A. (1997). Pflegearbeit als situatives Handeln. Ein realistisches Konzept zur Sicherung von Qualität und Effizienz der Altenpflege. Pflege, 10, 18–22.
Böhle F., Fross D. (2009). Erfahrungsgeleitete und leibliche Kommunikation in der Arbeitswelt. In: Alkemeyer T., Brünner K., Kodalle R., Pille T. (Hg.).

Ordnung in Bewegung. Choreographien des Sozialen. Körper in Sport, Tanz, Arbeit und Bildung. Bielefeld: Transcript, 107–126.

Böhle F., Porschen-Hueck S. (2012). Verwissenschaftlichung und Erfahrungswissen. Zur Entgrenzung, neuen Grenzziehung und Grenzüberschreitung gesellschaftlich anerkannten Wissens. In: Wengenroth U. (Hg.). Grenzen des Wissens – Wissen um Grenzen. Weilerswist: Velbrück, 154–192.

Böhle F., Weishaupt S. (2003). Unwägbarkeiten als Normalität – die Bewältigung nichtstandardisierbarer Anforderungen in der Pflege durch subjektivierendes Handeln. In: Büssing A./Glaser J. (Hg.). Dienstleistungsqualität und Qualität des Arbeitslebens im Krankenhaus. Göttingen [u. a.]: Hogrefe, 149–162.

Bollinger H., Gerlach A., Grewe A. (2006). Die Professionalisierung der Pflege zwischen Traum und Wirklichkeit. In: Pundt J. (Hg.). Professionalisierung im Gesundheitswesen. Positionen – Potentiale – Perspektiven. Bern: Huber, 76–92.

Darmann-Finck I., Hülsken-Giesler M. (2013). Editorial Fachtagung 14 „Pflegebildung im Zeichen des demographischen Wandels". In: bwp@ Spezial 6 – Hochschultage Berufliche Bildung 2013, Fachtagung 14, hrsg. v. Darmann-Finck I., Hülsken-Giesler M., 1-5. Online: http://www.bwpat.de/ht2013/ft14/editorial_ft14-ht2013.pdf (13.09.2013).

Degele N., Dries C. (2005). Modernisierungstheorie. Eine Einführung. München: UTB.

Dunkel W., Weihrich M. (2010). Arbeit als Interaktion. In: Böhle F., Voß G. G., Wachtler G. (2010). Handbuch Arbeitssoziologie. Wiesbaden: VS, 177–200.

Ewers M., Grewe T., Höppner H., Huber W., Sayn-Wittgenstein F., Stemmer R., Voigt-Radloff S., Walkenhorst U. (2012). Forschung in den Gesundheitsfachberufen. Potenziale für eine bedarfsgerechte Gesundheitsversorgung in Deutschland. Konzept der Arbeitsgruppe Gesundheitsfachberufe des Gesundheitsforschungsrates. Deutsche Medizinische Wochenschrift 2012, 137 (Suppl 2), 29–76.

Freidson E. (2001). Professionalism. The Third Logic. Chicago: University of Chicago Press.

Freidson E. (1979). Der Ärztestand. Berufs- und wissenschaftssoziologische Durchleuchtung der Profession. Stuttgart: Enke.

Friesacher H. (2008). Theorie und Praxis pflegerischen Handelns. Begründung und Entwurf einer kritischen Theorie der Pflegewissenschaft. Göttingen: V&R, unipress.

Hesse H. A. (1972). Berufe im Wandel. Ein Beitrag zur Soziologie des Berufs, der Berufspolitik und des Berufsrechts. Stuttgart: Enke.

Hülsken-Giesler M. (2014). Professionalisierung der Pflege: Möglichkeiten und Grenzen. In Becker, Stefanie/Brandenburg, Hermann (Hg.): Lehrbuch Gerontologie. Gerontologisches Fachwissen für Pflege- und Sozialberufe – Eine interdisziplinäre Aufgabe. Bern: Huber, 377–408.

Hülsken-Giesler M. (2010). Modernisierungsparadoxien der beruflichen Pflege im 21. Jahrhundert. In: Kreutzer S. (Hg.). Transformationen pflegerischen Handelns. Institutionelle Kontexte und soziale Praxis vom 19. bis 21. Jahrhundert. Göttingen: V&R, unipress, 155–174.

Hülsken-Giesler M. (2008). Der Zugang zum Anderen. Zur theoretischen Rekonstruktion von Professionalisierungsstrategien pflegerischen Handelns im Spannungsfeld von Mimesis und Maschinenlogik. Göttingen: V&R, unipress.

Klie T., Brandenburg H. (Hg.) (2003). Gerontologie und Pflege. Beiträge zur Professionalisierungsdiskussion in der Pflege alter Menschen. Hannover: Vincentz.

Krampe E. M. (2009). Emanzipation durch Professionalisierung? Akademisierung des Frauenberufs Pflege in den 1990er Jahren: Erwartungen und Folgen. Frankfurt/M.: Mabuse.

Kondratowitz H.-J. von (1990). Geschichte der Altenpflege. In: Wallrafen-Dreisow, (Hg.): Ich bin Altenpflegerin. Hannover :Vincentz, 63–82.

Luhmann N. (1981). Die Profession der Juristen: Kommentare zur Situation in der Bundesrepublik Deutschland. In: Ders. Ausdifferenzierung des Rechts. Frankfurt am Main: Suhrkamp.

Moers M., Schaeffer D., Schnepp, W. (2011). Too busy to think? Essay über die spärliche Theoriebildung der deutschen Pflegewissenschaft. Pflege, 24 (6), 349–360.

Oevermann U. (1996). Theoretische Skizze einer revidierten Theorie professionalisierten Handelns. In. Combe A., Helsper W. (Hrsg.). Pädagogische Professionalität. Untersuchungen zum Typus pädagogischen Handelns. Frankfurt/M.: Suhrkamp, 70–182.

Parsons T. (1968) [1937]. The Structure of Social Action. A Study in Social Theory with Special Reference to a Group of Recent European Writers, Band 1. New York, London: Marshall, Pareto, Durkheim.

Pfadenhauer M. (2003). Professionalität. Eine wissenssoziologische Rekonstruktion institutionalisierter Kompetenzdarstellungskompetenz. Opladen: Leske + Budrich.

Rabe-Kleberg U. (1998). Berufliche Karrierewege im Gesundheits- und Sozialwesen. Stand, Perspektiven, Visionen. In: Meifort B. (Hg.). Arbeiten und Lernen unter Innovationsdruck. Alternativen zur traditionellen Berufsbildung in gesundheits- und sozialberuflichen Arbeitsfeldern. Bielefeld: Bertelsmann, 117–121.

Rabe-Kleber U. (1993). Verantwortlichkeit und Macht. Ein Beitrag zum Verhältnis von Geschlecht und Beruf angesichts der Krise traditioneller Frauenberufe. Bielefeld: Kleine.

Raven U. (2007). Zur Entwicklung eines „professional point of view" in der Pflege. Auf dem Weg zu einer strukturalen Theorie pflegerischen Handelns. PrInterNet 03/07, 196–209.

Remmers H., Hülsken-Giesler M. (2012). Evidence-based Nursing and Caring - Ein Diskussionsbeitrag zur Fundierung und Reichweite interner Evidenz in der Pflege. Pflege & Gesellschaft, 17(1), 79–83.

Remmers H. (2011). Pflegewissenschaft als transdisziplinäres Konstrukt. Wissenschaftssystematische Überlegungen – Eine Einleitung. In: Ders. (Hg.). Pflegewissenschaft im interdisziplinären Dialog. Eine Forschungsbilanz. Göttingen: V&R, unipress, 7–47.

Remmers H. (2000). Pflegerisches Handeln. Wissenschafts- und Ethikdiskurse zur Konturierung der Pflegewissenschaft. Bern [u. a.]: Huber.

Schaeffer D. (1994). Zur Professionalisierbarkeit von Public Health und Pflege. In: Schaeffer D., Moers M., Rosenbrock R. (Hg.). Public Health und Pflege, zwei neue gesundheitswissenschaftliche Disziplinen. Berlin: Ed. Sigma, 103–126.

Schütze F. (1996). Organisationszwänge und hoheitsstaatliche Rahmenbedingungen im Sozialwesen: ihre Auswirkungen auf die Paradoxien des professionellen Handelns. In. Combe A., Helsper W. (Hg.). Pädagogische Professionalität. Untersuchungen zum Typus pädagogischen Handelns. Frankfurt/M.: Suhrkamp, 183–276.

117

Twenhöfel R. (2011). Die Altenpflege in Deutschland am Scheideweg. Medizinalisierung oder Neuordnung der Pflegeberufe? Baden-Baden: Nomos.

Voges W. (2002). Pflege alter Menschen als Beruf: Soziologie eines Tätigkeitsfeldes. Wiesbaden. Westdt. Verlag.

Weidner F. (1995). Professionelle Pflegepraxis und Gesundheitsförderung. Eine empirische Untersuchung über Voraussetzungen und Perspektiven des beruflichen Handelns in der Krankenpflege. Frankfurt/M.: Mabuse.

Weishaupt S. (2006). Subjektivierendes Arbeitshandeln in der Altenpflege – die Interaktion mit dem Körper. In: Böhle F., Glaser J. (Hg.). Arbeit in der Interaktion – Interaktion als Arbeit. Arbeitsorganisation und Interaktionsarbeit in der Dienstleistung. Wiesbaden: VS, 85–106.

Christof Heusel
Innovationen im Personalmanagement
Möglichkeiten und Grenzen einer demografiefesten Personalpolitik

1. Hintergrund und Ausgangssituation

Die demographische Entwicklung und die damit einhergehenden gesellschaftlichen und strukturellen Veränderungen wirken sich in besonderer Weise auf den Pflegeberuf und die im Pflegesektor tätigen Akteure und ihre Beschäftigten aus. Denn der Pflegesektor ist in doppelter Weise betroffen: Einerseits steigt die Anzahl der chronisch kranken Personen, der Pflegebedürftigen mit intensivem Pflegebedarf und der Ein-Personen-Haushalte, was einen erhöhten Pflegebedarf nach sich zieht. So wird bereits bis 2020 der Bedarf gegenüber heute um ca. 20% steigen. Andererseits sinkt die Zahl der Schulabgänger und damit der potentiellen Auszubildenden in Pflegeberufen. Um die weniger werdenden Auszubildenden steht der Pflegebereich in heftiger Konkurrenz mit anderen Branchen; diese Situation spitzt sich weiterhin zu. Gleichzeitig steigt der Altersdurchschnitt der Pflegekräfte deutlich an, der Nachwuchs an jungen Fach- und Führungskräften ist und bleibt rar. Das Delta zwischen wachsender Nachfrage und weniger Pflegekräften wird zu einem Pflegenotstand führen, der auch und in besonderem Maße die Perspektiven der Anbieter von Altenhilfeangeboten tangieren wird.

Diese Entwicklung bringt für sozialwirtschaftliche Unternehmen im Pflegesektor sowohl erhebliche Engpässe bei der Rekrutierung von betrieblichem Nachwuchs als auch ein deutlich steigendes Durchschnittsalter der Belegschaften mit sich. Daher müssen der demografische Wandel und seine Auswirkungen auf die künftige Entwicklung der Personalstrukturen und die sich daraus ergebenden personalpolitischen Weichenstellungen bei den Unternehmen/Trägern eine wesentliche Rolle spielen und die notwendige Beachtung erhalten. Um den bereits vorhandenen Personalengpässen in Pflegeeinrichtungen und Pflegediensten entgegen zu steuern und präventiv zu begegnen, müssen unterschiedliche Themenbereiche angegangen werden. Zum einen muss der Zustrom von Arbeitskräften in die Pflege(-berufe) durch konsequente und nachhaltige Marketing- und Imagemaßnahmen, Ausbildungsbemühungen, Anwerbung ausländischer Fachkräfte und einer Steigerung der Attraktivität der Pflegeberufe verbessert werden. Ebenso muss der Verbleib in der Pflege (den Pflegeberufen) durch Maßnahmen der Personalbindung, die die Arbeits-, Leistungs-

und Beschäftigungsfähigkeit von Pflegekräften fördern, intensiviert werden. Es geht darum, Arbeitsbedingungen zu schaffen, die einen möglichst langen Verbleib von Pflegekräften in ihrem Beruf ermöglichen. Und dann sollte die Bedeutung der Pflege hinsichtlich eines optimalen Ressourceneinsatzes überdacht werden. Die professionelle Pflege wird weiterhin eine zentrale Rolle spielen und sich weiter spezialisieren/professionalisieren. Aber eine ausreichende Versorgung der hilfe- und pflegebedürftigen Menschen wird dadurch zukünftig nicht mehr gewährleistet werden können. So werden die künftig komplexer werdenden pflegerische Versorgungsbedarfe der Bevölkerung, die tendenziell abnehmende Zahl von Pflegekräften und der zunehmende Spezialisierungsdruck in den Gesundheits- und Pflegeberufen neue Organisationsformen und Arbeitsmodelle erfordern, v.a. in einer berufsübergreifenden Zusammenarbeit und Arbeitsteilung.

Zu einer Verbesserung des Verbleibs im Pflegeberuf (Personalbindung) spielen nach unseren Erkenntnissen die Handlungsfelder Gesundheit der Mitarbeitenden, Qualität der Mitarbeiterführung und der Kommunikation, Arbeitsorganisation und Arbeitsplatzgestaltung sowie Qualifizierung (z.B. Aus-, Fort – und Weiterbildung, lebenslanges Lernen, Jung lernt von Alt) eine wesentliche Rolle; sie müssen in die Strategien und Personalpolitiken auf die Ermöglichung demografiefester Arbeitsplätze überprüft und gegebenenfalls angepasst werden. Bezüglich der aktuell eher problematischen Verweildauer in der (Alten-)Pflege ist das Zusammenspiel verschiedener, nicht immer unterstützender und sehr komplexer Rahmenbedingungen zu beachten. Themen wie „Gesundheit der Pflegekräfte" und „demografiefeste Arbeitsplätze in der Pflege" können dauerhaft nur dann gelingend aufgegriffen werden, wenn wahrnehmbare Veränderungen der Rahmenbedingungen für die Pflegeberufe gewollt und umgesetzt werden. Pflegekräfte sind heute mit mannigfaltigen Veränderungsprozessen und Herausforderungen konfrontiert, die häufig zu einem vorzeitigen Verlassen des Pflegeberufes führen. Die Ansprüche und Erwartungen der Kunden, Angehörigen und Leistungsträger sind extrem gestiegen, bei parallelen Entwicklungen und Vorgaben der Träger und Einrichtungen an eine hohe Serviceorientierung des Personals. Die Anforderungen an die Kompetenzen und Leistungsfähigkeit des Pflegepersonals werden höher. Auf Seite der Kunden nimmt die Anzahl alleinstehender, hochaltriger, an Demenz erkrankter und multimorbider Pflegefälle zu, ebenso die Zahl der Pflegebedürftigen mit Migrationshintergrund. Die psychischen und physischen Belastungen der Pflegekräfte sind hoch, das Pflegepersonal klagt zunehmend über Zeitdruck, Aufgabenkomplexität und zusätzliche Verantwortungsübernahme. Die ständige Zunahme von bürokratischen Anforderungen, Dokumentationspflichten und Kontrollen führen bei vielen Pflegekräften zu massiven Unzufriedenheiten, der ursprüngliche Idealismus und die persönliche Motivation für den Beruf werden in Frage gestellt. Das Gefühl des immer weniger Zeithabens für den hilfe- und pflegebedürftigen Menschen und seine Bedürfnisse nach sozialem Kontakt und zwischenmenschlicher Kommunikation führt bei ihnen mitunter zu einer Sinnkrise hinsichtlich des eigenen beruflichen Tuns. Hinzu kommt die mangelnde gesellschaftliche Anerkennung des Pflegeberufes, die öffentliche, oft negative Berichterstattung vor allem über die stationäre Altenhilfe trägt hierzu bei. Ökonomische Zwänge und Ressourcenknappheit sind ständige Begleiter der Pflege. Diverse Reformen der letzten Jahre führten zu einer weiteren Rationalisierung der Prozesse und einer Verdichtung der Arbeit in Einrichtungen und Diensten, dies spüren zunehmend die Pflegekräfte. Und nicht zuletzt verunsichern Diskussionen über konzeptionelle Neuorientierungen die in der Altenhilfe tätigen Pflegekräfte, sind doch damit auch Fragen an die künftige Rolle der Pflege verbunden (z.B. Pflegebedürftigkeitsbegriff, Normalitätsprinzip, Neue Wohn- und Versorgungsformen, Sozialraumorientierung, Alltagsorientierung, Lebensqualität, Akademisierung, Ambulantisierungstendenzen).

2. Herausforderungen

Die dargestellte Ausgangsituation stellt uns vor Fragen und Herausforderungen, die personalpolitisch und strategisch auf dem Weg zu demografiefesten Arbeitsplätzen und einem guten Altwerden in der Pflege beantwortet und bewältigt werden müssen. Eine differenzierte Betrachtungsweise auf verschiedenen Handlungsfeldern scheint daher nötig zu sein:

Strategie: Voraussetzung ist der Wille des Unternehmens, sich auf das Thema aktiv einzulassen. Das setzt die Fähigkeit voraus, gesellschaftliche und soziale Veränderungen analysieren zu können und daraus in einem diskursiven Prozess Entwicklungs- und Veränderungsperspektiven aufzuzeigen. Notwendig ist die Schaffung von strukturellen und organisatorischen Rahmenbedingungen für eine erfolgreiche Implementierung von Maßnahmen zum Aufbau einer demografiefesten Unternehmensstrategie. Dazu ist die Einsicht entscheidend, dass die Trägerverantwortlichen und Führungskräfte die Aufgabe und Verantwortung haben, den älteren Mitarbeitenden einen Verbleib bis zum Rentenbeginn zu ermöglichen. Die Verbindlichkeit einer demografiefesten Personalpolitik muss in den strategischen Perspektiven festgelegt werden und sich in Zielvereinbarungen wiederfinden. Dabei geht es vermehrt um alternsgerechte und nicht ausschließlich um altersgerechte Arbeitsplätze, für die perspektivisch – bereits beginnend mit der Ausbildung von Pflegekräften – die Grundlagen gelegt werden müssen.

Mitarbeitende: Es müssen Ansätze und Wege gefunden werden, mit denen es gelingt, Mitarbeitern bewusst zu machen, dass sie für ihre Gesundheit und ihr Älterwerden zu aller erst selbst verantwortlich sind. Ohne eine intrinsische Motivation des einzelnen Mitarbeitenden hinsichtlich der Erhaltung/Verbesserung der eigenen Gesundheit werden viele Maßnahmen und Veränderungen im betrieblichen Kontext keine Wirkung und Nachhaltigkeit erzeugen können. Hierbei geht es auch um die vertraglich geschuldete Verantwortung der Mitarbeitenden für den Erhalt ihrer Leistungsfähigkeit. Die ist allerdings ein generationenübergreifendes Thema, die Frage des Erhalts der Leistungsfähigkeit kann nicht am Lebensalter festgemacht werden. Sofern wir es ernst meinen mit dem Erhalt und der Weiterentwicklung von Arbeitskräftepotentialen älterer Beschäftigter in der Pflege, muss durch altersgerechte Tätigkeiten und die Gestaltung altersgerechter Arbeitsplätze ein Auseinandergehen zwischen einem sich wandelnden physio-psychischen Leistungsvermögen einerseits und bestimmten betrieblichen Leistungsanforderungen andererseits verhindert werden. Dies stellt uns vor immense Herausforderungen bzgl. unserer tradierten Arbeitsorganisation (physische und psychosoziale Belastungen, Arbeitszeitbelastungen, Dienstpläne etc.).

Führungskräfte: Maßgeblich für die Perspektive demografiefester Arbeitsplätze wird sein, die Führungskräfte in den Einrichtungen und Diensten für das Thema zu gewinnen und zu sensibilisieren. Sie haben hier eine Vorbildfunktion. Bei ihnen muss das Verständnis vorhanden sein, dass der Anteil der älteren Beschäftigten zur Bewältigung der Personal- und Einrichtungsperspektiven in den nächsten Jahren deutlich steigen muss. Dazu sind Anstrengungen auf der Leitungs-/ Managementebene nötig, um die Arbeitsbereitschaft und die Leistungsfähigkeit der Mitarbeitenden, im Besonderen der älteren Beschäftigten, zu erhalten und damit auch altersbedingte und pflegeberufstypische Erkrankungen zu verhindern und diesbezügliche Arbeitsausfälle zu reduzieren. Denn höhere Mitarbeiterzufriedenheit führt auch zu zufriedeneren Kunden und Bewohnern und zu einem erkennbaren wirtschaftlichen Nutzen für die Einrichtungen und

Dienste. Führungskräfte müssen Interesse an Lösungen für eine alters-/alternsgerechte Gestaltung von Arbeits- und Erwerbsbiografien haben und bereit sein, diese auch umzusetzen. Die Erkenntnis ist wichtig, das ältere Mitarbeitende unbestreitbare Vorteile für Einrichtungen und Dienste haben: über viele Jahre erworbenes Wissen und Erfahrungen, geringe Fluktuationsneigung, eine stärkere Identifikation mit der Einrichtung/dem Dienst, höheres Verantwortungs- und Pflichtbewusstsein, geringe Ausfallzeiten bei denen, die nicht unter chronischen Erkrankungen leiden, i.d.R. eine weiterentwickelte Sozialkompetenz.

Betriebliches Gesundheitsmanagement: Träger und Einrichtungen müssen dem Thema des betrieblichen Gesundheitsmanagements im Rahmen ihrer Personalpolitik den notwendigen Raum geben und die Nachhaltigkeit sicherstellen. Ein betriebliches Gesundheitsmanagement ist eine der notwendigen Voraussetzungen für die Befassung mit demografiefesten Arbeitsplätzen. Dazu gehören auch Konzept und Verfahren für ein gelingendes Betriebliches Eingliederungsmanagement. Die Arbeitsfähigkeit und -kraft der Mitarbeitenden sind ein wesentlicher Faktor für ein erfolgreiches Arbeiten unserer Einrichtungen und Dienste. Fallen Mitarbeitende länger aus, stellt das alle Beteiligten vor Probleme. Mit einem über die gesetzliche Verpflichtung hinausgehenden betrieblichen Eingliederungsmanagement (BEM) kann dem gegengesteuert werden. Die Themen müssen in der Strategie und der Kommunikation der Einrichtungen und Dienste verortet und aktiv gelebt werden. Die Rolle der Betriebsärzte im betrieblichen Gesundheitsmanagement muss optimiert werden, die derzeitigen betriebsärztlichen Strukturen bei den meisten Trägern/Einrichtungen sind hinsichtlich ihrer Wirkungen und der Einbindung in Themen der Personalentwicklung zu hinterfragen.

Technik und technische Hilfsmittel: Das Älterwerden der in der Pflege Beschäftigten sowie die Zunahme schwerer Pflegetätigkeiten führen bei Pflegekräften zwangsläufig zu einem höheren Risiko für Rückenerkrankungen. Epidemiologische Untersuchungen belegen, dass das Heben und Tragen schwerer Lasten und Arbeiten in ergonomisch ungünstiger Körperhaltung als tätigkeitsspezifische Risikofaktoren für eine Schädigung der Wirbelsäule verantwortlich sind. Insbesondere trifft dies für die Kranken- und Altenpflege zu. Neben anderen Maßnahmen muss ein Ziel der konsequente Einsatz technischer Hilfsmittel sein, um das akute Auftreten und die chronische Entwicklung von Lumbalgien bei Pflegekräften zu vermeiden. Dabei geht es um den Mitarbeitenden aber auch um ökonomische Aspekte, denn durch die

Behandlung dieser Erkrankungen und die damit verbundenen Fehlzeiten entstehen den Einrichtungen/Diensten (und Sozialversicherungen) hohe Kosten. Zur Prävention von chronischen Rückenleiden müssen dem Personal geeignete technische Hilfsmittel in ausreichender Zahl zur Verfügung gestellt und Pflegeimmobilien mit innovativer und personalentlastender Technik (z.b. hinsichtlich Zeit, körperlicher Belastung, Kommunikationsprozessen, Dokumentationspflichten) ausgestattet werden. Wesentlich zur Erreichung dieses Ziels ist es, dass die Pflegekräfte in der Bedienung der technischen Hilfsmittel regelmäßig umfassend unterwiesen und diese konsequent und bestimmungsgemäß verwendet werden. Dies muss kommuniziert und kontrolliert werden. Für die Akzeptanz von technischen Hilfsmitteln ist es ratsam, das Pflegepersonal bei der Gefährdungsbeurteilung, der Auswahl und der Beschaffung der Hilfsmittel zu beteiligen, da es die Situation und Arbeitsbedingungen vor Ort am besten kennt.

3. Lösungsansätze in der Keppler-Stiftung

Die Keppler-Stiftung[1] beschäftigt sich mit der Demografiefestigkeit der Arbeitsplätze in der Pflege bereits seit Längerem. Mit Einführung einer Rahmenkonzeption für Betriebliche Gesundheitsförderung bekam das Thema bereits 2005 ein konkretes Gesicht und wurde in Folge in die Strategieplanung der Stiftung, die jährlichen Zielvereinbarungsgespräche mit den Einrichtungen und Diensten und in die Balanced ScoreCard (BSC) aufgenommen. Eine umfangreiche und aussagekräftige Personalstatistik und ein Personalreport wurden entwickelt, die regelmäßige und zeitnahe Personalauswertungen ermöglichen (v.a. Altersstruktur, Krankheitsstatistiken, Fluktuation, Beschäftigungszeiten), die wiederum zur Beurteilung der Personalsituation und möglichen Handlungsszenarien herangezogen werden.

Gemeinsam mit Führungskräften, Mitarbeitervertretung und der BGW wurde eine Rahmenkonzeption für das Betriebliche Eingliederungsmanagement (BEM) erarbeitet und mit einer Dienstvereinbarung in der Stiftung verankert. Die Rückkehr an den Arbeitsplatz nach langer Arbeitsunfähigkeit gelingt erheblich besser, wenn wir als Arbeitgeber den Wiedereinstieg professionell managen. Das Angebot richtet sich zunächst an die Beschäftigten, die innerhalb eines Jahres länger als sechs Wochen arbeitsunfähig sind – egal ob ununterbrochen oder in mehreren Zeiträumen. Das BEM in der Keppler-Stiftung geht deutlich über die gesetzlichen Vorgaben hinaus. Es ist

---

[1] www.keppler-stiftung.de.

ein transparentes Einzelfallmanagement, eine systematische Vorgehensweise, dialog- und konsensorientiert und verpflichtend für die Einrichtungen und Dienste. BEM kann somit den Ursachen für Arbeitsunfähigkeit gemeinsam auf den Grund gehen, Möglichkeiten zur Verringerung oder Beseitigung dieser aufdecken und Rehabilitationsbedarf rechtzeitig aufzeigen.

Seit über zehn Jahren wird Kinästhetik als Handlungskonzept im Bereich der Gesundheitsförderung flächendeckend eingesetzt. Kinästhetik basiert auf der Erfahrung und Wahrnehmung der eigenen Bewegung und führt zu einer erhöhten Achtsamkeit für die Qualitäten und Unterschiede der eigenen Bewegung in allen alltäglichen Aktivitäten. Ebenso ist es ein Zugang, mit dem die Bewegung von Patienten und Bewohnern schonend unterstützt wird. Aufgrund der Konsequenzen eines längeren Arbeitslebens hat sich Kinästhetik in den letzten Jahren weiterentwickelt und richtet den Blick jetzt auch auf die Gesundheit von (älteren) Mitarbeitenden an ihrem spezifischen Arbeitsplatz. Von besonderer Bedeutung für die Gesundheit und das Wohlbefinden im Arbeitsalltag ist die Qualität der eigenen Bewegung zum Schutz vor Überlastungen und Prävention vor Krankheiten und Verletzungen. Es ist daher notwendig, neben der allgemeinen Bewegungsfähigkeit, insbesondere die (Bewegungs-)Kompetenz im Alltag zu erhalten bzw. zu verändern. Die Förderung dieser Kompetenz hat die Absicht, dass ältere Mitarbeitende lernen, ihren privaten und beruflichen Alltag über effektive Bewegung bewusst, gesundheitsfördernd und positiv zu gestalten, um mit Arbeits- und Lebensqualität länger beruflich aktiv zu sein.

Mit der Kampagne „1000 neue Chancen" hat die Keppler-Stiftung in einem Netzwerk mit der Caritas in der Diözese Rottenburg-Stuttgart und weiteren zehn Mitgliedsorganisationen eine zeitgemäße Imagekampagne auf den Weg gebracht, um gemeinsam dem Fachkräftemangel aktiv zu begegnen und die Attraktivität und Perspektiven der Ausbildungs- und Arbeitsplätze darzustellen. Dabei wird nicht nur qualifiziertes Personal für die Pflege angesprochen, sondern auch andere Berufsgruppen für die Vielzahl der Beschäftigungsmöglichkeiten. Gemeinsam stellen diese katholischen Arbeitgeber ihre Innovationskraft und ihre Stärken in den Mittelpunkt. Der Mehrwert der guten beruflichen Chancen und Karrieren, von modernen und sicheren Arbeitsplätzen, von interessanter Vielfalt und sinnstiftender Arbeit wird deutlich. Für Auszubildende, Wiedereinsteigerinnen nach der Familienzeit, Lehrer und Eltern und für erfahrene Führungskräfte in der Alten-, Jugend- oder Behindertenhilfe gibt es jeweils speziell zugeschnittenes Informationsmaterial. Unter www.1000-neue-Chan cen.de leitet ein „Chancenfinder" Interessierte direkt zu den Berufs- und Ausbildungsangeboten und hält zahlreiche Informationen über das breite Spektrum Sozialer Berufe bei diesen Trägern vor.

Die Einrichtungen und Dienste der Keppler-Stiftung agieren sehr eigenständig, sind in ganz unterschiedlichen Sozialräumen beheimatet und machen sehr verschiedene Erfahrungen zu den Themen Demografiefestigkeit der Arbeitsplätze, Gesundheitsmanagement oder Personalbindung. Die Stiftung ist überzeugt, dass die Teilnahme vieler ihrer Einrichtungen und Dienste an unterschiedlichen Projekten und deren Umsetzung die Kreativität und Aufmerksamkeit für das Thema unterstützt, die interne Kommunikation dazu über einen längeren Zeitraum fördert und zu nachhaltigen, erprobten Verfahren führt, die dann als best practice von anderen Einrichtungen der Stiftung und darüber hinaus aufgegriffen werden können. Einige Beispiele:

3.1 Älter werden in der Pflege – Entwicklung und Erprobung betrieblicher Strategien, 2008–2010.

Ein gemeinsames Projekt von f-bb/BGW/Robert-Bosch-Stiftung und Praxiseinrichtungen. An diesem Projekt nahm die Keppler- Stiftung mit einem Seniorenzentrum und einem ambulanten Dienst teil. Im Projekt ging es um die Entwicklung neuer und nachhaltiger Handlungsstrategien für demografiefeste Arbeitsplätze mit dem Ziel, ältere Mitarbeitende länger arbeitsfähig binden zu können sowie jüngere Mitarbeitende zu akquirieren und langfristig zu binden. Mit dem Projekt konnte ein Beitrag geleistet werden, dass das Thema Gesundheit und „gutes älter Werden" im Pflegeberuf als gemeinsame Aufgabe der Mitarbeitenden und der Einrichtung/Leitung verstanden wird. Die Kommunikation und Zusammenarbeit zwischen jüngeren und älteren Mitarbeitenden wurde im Projekt durch partizipative Formen der Problembehandlung gefördert und die Motivation und Weiterentwicklungsbereitschaft erhöht. Und nicht zuletzt wurde die Übertragbarkeit der Ergebnisse, Maßnahmen und Handlungsstrategien des Projektes auf andere Einrichtungen der Keppler-Stiftung und in den Pflegesektor hinein gewährleistet.

3.2 DemogAP, 2009 –2012.[2]

Das Bundesministerium für Arbeit und Soziales (BMAS) hatte im Rahmen des Modellprogramms zur Bekämpfung arbeitsbedingter

---

[2] www.demogap.de.

Erkrankungen „Demografischer Wandel in der Pflege – Modelle für den Erhalt und die Förderung der Arbeits- und Beschäftigungsfähigkeit von Pflegekräften". DemogAP (Demografiefeste Arbeitsplätze in der Pflege – Nachhaltige und breitenwirksame Umsetzung von Maßnahmen zur Förderung einer langen Beschäftigungsfähigkeit in Pflegeberufen) gefördert. Der Förderschwerpunkt wurde von der Bundesanstalt für Arbeitsschutz und Arbeitsmedizin (BAuA) fachlich begleitet. Die Keppler-Stiftung engagierte sich gemeinsam mit mehreren Projektpartnern (Technische Universität Dresden, Contec Gesellschaft für Organisationsentwicklung GmbH, Fraunhofer-Institut IAO Stuttgart, IEGUS Institut für Europäische Gesundheits- und Sozialwirtschaft GmbH Berlin, Maternus Altenheim GmbH&Co.KG Berlin, Vivantes Netzwerk für Gesundheit GmbH Berlin) im Modellprojekt mit vier ihrer stationären Einrichtungen und zwei ambulanten Diensten. Im Projekt wurde eine praktische und anwendungsorientierte Handlungshilfe entwickelt, die Pflegeeinrichtungen eine systematische und ganzheitliche Förderung der Beschäftigungsfähigkeit ihrer Mitarbeiter ermöglicht. Dazu erfolgte die Aufbereitung existierender Instrumente zur Erfassung des Handlungsbedarfs und vorhandener Konzepte zur Förderung der Arbeits- und Beschäftigungsfähigkeit sowie deren Anpassung an die Pflege. Durch einen breitangelegten Transfer in die Praxis wurden die speziellen Anforderungen einzelner Einrichtungstypen wie stationäre oder ambulante Pflege sowie Krankenhaus berücksichtigt und Erfolgs- und Hemmfaktoren identifiziert. Es wurden Produkte, Konzepte und Methoden entwickelt, um für die Beschäftigten in der Altenpflege und Krankenhilfe einen langen, erfolgreichen und befriedigenden Verbleib in diesen wichtigen Berufsfeldern möglich und attraktiv zu machen. Der Democheck Pflege wurde nach Projektende in weiteren neun Seniorenzentren der Keppler-Stiftung durchgeführt. Aus den Erkenntnissen wurden Maßnahmen und Projekte entwickelt, die von den Einrichtungen bearbeitet und umgesetzt werden.

3.3 TrendFuture, 2011 – 2013.[3]

Aus Mitteln des ESF und des BMAS gefördertes Projekt, das von der Keppler-Stiftung verantwortet und geleitet wurde. Zusammen mit weiteren sechs Kooperationspartnern (Caritasverband für Stuttgart e.V., Stiftung Haus Lindenhof, St. Anna-Hilfe gGmbH, Stiftung St. Elisabeth, Caritasverband der Diözese Rottenburg-Stuttgart e.V.,

---

[3] www.trendfuture.de .

Kath. Hochschule Freiburg) wurde als wesentlicher Schritt einer zukunftsweisenden Personalpolitik eine unternehmensübergreifende Führungskräfteentwicklung eingeführt. Hierzu zählt auch der Aufbau eines Führungsnachwuchskräftepools. Themen wie ältere Führungskräfte, Lebenslanges Lernen, Führung älterer Mitarbeitenden und die Gestaltung demografiefester Arbeitsplätze nahmen im Projekt eine wichtige Rolle ein. Die Projektpartner führen TrendFuture zunächst bis 2017 im Regelbetrieb weiter. Führungs- und Führungsnachwuchskräfte aus fast allen Einrichtungen der Keppler-Stiftung sind und waren an TrendFuture beteiligt.

3.4 InnoGESO, 2012–2015.[4]

Das vom BMBF und der EU (ESF) geförderte Projekt „InnoGESO – Innovations- und Demografiemanagement in Gesundheits- und Sozialberufen" ist ein interdisziplinäres Forschungsprojekt der Universitäten Heidelberg (Psychologie), Witten/Herdecke (Pflegewissenschaft) und der Katholischen Hochschule Freiburg (Sozialarbeitswissenschaft). Die Keppler-Stiftung ist Praxiskooperationspartner mit sechs Einrichtungen – vier Seniorenzentren und zwei ambulanten Dienste. Das Verbundprojekt InnoGESO untersucht die Innovationskompetenz von Beschäftigten in der Pflege und in der sozialen Arbeit. Ziel ist die Entwicklung von Maßnahmen der Personal- und Organisationsentwicklung, die dazu beitragen, bisher nicht genutzte Innovationspotentiale besonders älterer Beschäftigter zu erschließen.

4. Fazit

Der demografische Wandel zeichnet sich mitunter durch seine Unumkehrbarkeit aus. Unsere potentiell künftigen Mitarbeitenden der nächsten 10–20 Jahre sind bereits geboren. Die Größe der künftigen Jahrgänge in Ausbildung, Studium und Beruf kann also nur noch marginal beeinflusst werden. Schon deshalb sind Demografie und demografiefeste Personalpolitik strategische Themen der Keppler-Stiftung. Die Verschränkungen zur Organisationsentwicklung und zum Führungsverständnis sind signifikant, eine ganzheitliche und systemische Betrachtung ist notwendig. Für die mit dem Thema einhergehenden Herausforderungen gibt es nicht die eine Lösung als großen Wurf. Es ist wichtig, das Thema auf bewältigbare Teilbereiche und Projekte für die Einrichtungen und Dienste herunterzubrechen und dort auch die Verantwortung für einen transparenten und erleb-

---

[4] http://miph.umm.uni-heidelberg.de/innogeso.

128

baren Entwicklungsprozess zu verankern. Und letztlich gilt es auch, die Gunst der Stunde zu nutzen, Neues zuzulassen und als lernende Organisation die Herausforderungen auch als Chance für eine alternsgerechte Personalpolitik zu begreifen.

Helen Kohlen

Welche Ethik?
Eine Skizze zur Entwicklung ethischer Fragen in der Pflege[1]

Man muss den Dingen
die eigene, stille
ungestörte Entwicklung lassen,
die tief von innen kommt
und durch nichts gedrängt
oder beschleunigt werden kann,
alles ist austragen – und
dann gebären...

Es handelt sich darum, alles zu leben.
Wenn man die Fragen lebt, lebt man vielleicht allmählich,
ohne es zu merken,
eines fremden Tages
in die Antworten hinein.[2]

1. Einleitung

Dass wir die Fragen, nicht die Antworten lieben sollen, können wir in den Texten von Briefen und Gedichten von Rainer Maria Rilke und Lou Andreas-Salomé lernen. Auf dem Gebiet der Wissenschaft ist es das neugierige Fragen, das Menschen bewegt, den Dingen auf den Grund zu gehen, etwas besser zu verstehen und eben nicht all zu schnell Antwort zu geben. Die Geschichte hat uns gelehrt, dass Werte und ethische Prinzipien stets aufs Neue zu hinterfragen sind.

Die medizinischen Experimente im Nationalsozialismus beruhten auf einer Ethik des Bösen: Ärzte konnten ihre Tätigkeiten, egal ob es sich um eine direkte Beteiligung an Euthanasie und tödlichen Experimenten sowie die Unterstützung von Adolf Hitler handelte, auf der Basis rechtfertigen, dass Juden, Homosexuelle, Menschen mit angeborenen

---

[1] Der Beitrag ist leicht verändert und beruht auf meinem Vortrag zum Thema „Zur Entwicklung pflegeethischer Fragen" im Rahmen des Fakultätsfests Pflegewissenschaft an der Philosophisch-Theologischen Hochschule in Vallendar am 14. Oktober 2011.
[2] Diese Zeilen stammen aus einem Brief von Rainer Maria Rilke an Franz Xaver Kappus (Seite 15-19), in dem sie eingestreut sind (Quelle siehe Literaturverzeichnis). Der Autor der vorliegenden Fassung ist unbekannt.

Behinderungen eine Bedrohung für die Existenz und Zukunft des Deutschen Reichs darstellen würden. Es sei eine angemessene Antwort auf diese Gefahr gewesen, sie zu beseitigen (Caplan 2004). Die Sichtweise, dass spezielle ethnische Gruppen eine Gefahr für die Gesundheit des deutschen Staates darstellen würden, erforderte und gestattete nach Ansicht der im Nürnberger Prozess Angeklagten, die Beteiligung der Medizin an Massengenozid, Sterilisation und tödlichen Experimenten. Letztlich lieferte das biomedizinische Paradigma die theoretische Grundlage dafür, im Namen des Staates töten zu dürfen.

1. Zur Geschichte der Pflege im Nationalsozialismus

Die Tugenden Gehorsam, Aufopferung, Sauberkeit und Fleiß charakterisierten das Ideal der Pflegenden Anfang des 20. Jahrhunderts. Während des Nationalsozialismus waren Pflegende derart gehorsam, dass sie sich an der Ermordung von Behinderten und Kranken oft widerstandslos beteiligten. Ende 1939 hatte Hitler in einem Geheimbefehl die Tötung von so genanntem ‚lebensunwertem Leben‘ angeordnet. Allein bis Mitte 1941 wurden daraufhin 70.000 Menschen in verschiedenen Anstalten, unter anderem in Hadamar und Hartheim (Österreich) getötet (Steppe 1993 a, b).

Trotz der grundlegenden historischen Arbeit der verstorbenen Pflegewissenschaftlerin Hilde Steppe und weiterer Forschungsarbeiten auf diesem Gebiet, wissen wir bis heute sehr wenig über den spezifisch pflegerischen Anteil an den Gräueltaten. Fest steht jedoch, dass Krankenschwestern und Krankenpfleger an allen Phasen der Vernichtung beteiligt waren. Sie arbeiteten in psychiatrischen Anstalten, von denen aus Patientinnen und Patienten in den Tod geschickt wurden; sie waren tätig in den Mordanstalten, in denen Tausende vergast wurden, und einige von ihnen waren sogar nacheinander in mehreren Anstalten und Vernichtungslagern tätig. Krankenschwestern und Krankenpfleger töteten pflegebedürftige Menschen in psychiatrischen Anstalten in der Phase der sogenannten ‚wilden Euthanasie‘ (von 1941-1945) selbst. Ebenso wurde die Auswahl der zu Ermordenden in den einzelnen Anstalten teilweise von Pflegepersonen vorgenommen.

Nach dem Ende des Krieges mussten sich Ärzte und Pflegende für ihr Handeln verantworten. Während Ärzte voll zur Verantwortung herangezogen wurden, waren die Gerichtsurteile für Pflegende meist mild, da ihnen die Verantwortung nicht vollständig zugesprochen wurde. So heißt es in der Urteilsbegründung des zweiten Hadamarprozesses von 1948: „Alle Angeklagten des Pflegepersonals sind Menschen von einfachem Geist, die als Pfleger dem Arzt und als Untertanen der Staatsführung zu gehorchen gewohnt waren. Sie waren alle innerlich zu unselbständig und von einer zu starken Trägheit des Willens besessen, um Situationen von solcher Schwere, wie sie für die Angeklagten entstanden, in ausreichendem Maße gewachsen zu sein. [...] Nicht verbrecherische Gesinnung, sondern menschliche Schwäche veranlasste die Angeklagten, die Stimme der Natur oder die des Gewissens zu überhören und willensschwach den Weg zu beschreiten, auf dem ihnen Menschen vorangingen, denen sie zu gehorchen gewohnt waren" (Steppe 1993b: 167).

Pflegerisches Handeln wurde damals in dem Rahmen der genannten Tugenden als ethisches Handeln verstanden. Bis heute hat kein Prozess für eine Form restaurativer Gerechtigkeit stattgefunden. Der erste Schritt wäre eine öffentliche Entschuldigung.

2. Zur Aktualität des Themas Gehorsam

„Bei einer falschen Antwort drücken Sie bitte diesen Schalter, das fügt den anderen Teilnehmern einen kurzen, schmerzhaften Stromschlag zu. Betätigen Sie den Schalter bitte zuverlässig und ohne zu zögern!" (Tenzer 2011: 27).

Würden Sie dieser Aufforderung Folge oder Widerstand leisten? In Stanley Milgrams Experiment von 1961 leisteten ungefähr zwei Drittel der Versuchspersonen der Aufforderung Folge und verabreichten damit einer Testperson im Nebenraum (vermeintliche) Stromschläge, sobald diese bei einem Sprachtest Fehler machte. Schmerzensschreie und flehentliches Bitten, das Experiment abzubrechen, halfen nicht: die TeilnehmerInnen folgten gehorsam den Anweisungen des (vermeintlichen) Wissenschaftlers. Mit Impulsen bis zu 450 Volt nahmen viele Teilnehmer sogar in Kauf, dass die Person im Nebenraum (vermeintlich) starb.

Denken Sie, dass Menschen heute unabhängiger handeln, humaner und widerständiger?

Als Wissenschaftler der Universität Santa Clara in Kalifornien das Experiment kürzlich wiederholten (in einer entschärften Form), zeigten sich kaum Widerstand und derselbe Gehorsam. Die Rate derer, die nur um des Experiments willen einem Mitmenschen Schmerzen zufügen, lag erneut bei etwa 70 Prozent. Und dabei wurden die Teilnehmer zuvor sogar informiert, dass die an den Strom angeschlossenen Personen unter einer Herzschwäche leiden. Weder Alter, Bildungsstand, noch das Geschlecht der Versuchspersonen machten hier einen Unterschied. Eine besondere Empathiefähigkeit sorgte höchstens dafür, dass zu einem früheren Zeitpunkt kritische Fragen gestellt wurden, allerdings nicht dafür, dass der Gehorsam verweigert wurde und Widerstand geltend gemacht wurde (Tenzer 2011: 27).

3. Zur Entwicklung einer „modernen" Pflegeethik in Deutschland

Bis zur Mitte der 1970er Jahre galten bürgerlich-weibliche und caritative Tugenden als Leitidee. Ab Mitte der 1970er Jahre bis zum Ende der 1980er Jahre lässt sich eine neue Phase fassen: Leitidee war eine umfassende („ganzheitliche") Versorgung des Patienten im Sinne einer Ethik des „guten Lebens". Es ging um Fragen des „guten Umgangs" mit Patienten, gekennzeichnet durch eine „helfende Gesprächsführung", „Unterstützung in Krisensituationen" sowie die Begleitung von Schwerkranken und Sterbenden. Einen großen Einfluss hatten vor allem Seelsorger und Seelsorgerinnen sowie Psychologen und Psychologinnen. In Folge kam es zur Erweiterung der Lehrpläne und Fortbildungsprogramme mit soziologischen und psychologischen Inhalten. Das neue Fach „Berufsethik" entstand.

In den 1980er Jahren kam es in Deutschland im Zuge einer Professionalisierung und Akademisierung zu Formulierungen eigener Ziele in der Pflege. Die Begründung pflegefachlichen Handelns fußte auf ethischen Argumenten und eine eigene, d.h. eine Pflegeethik als Bereichsethik, wurde erstmals diskutiert. Eine Vorreiterin ist Marianne Arndt (1994), die eine erste pflegewissenschaftliche Dissertation zu einem pflegeethischen Thema verfasste.

Schließlich kam es in den 1990er Jahren zur Erarbeitung nationaler Ethikkodizes in Anlehnung an den Ethikkodex des International Council of Nurses (ICN) (2006). Der mitgliedsstärkste Deutsche Berufsverband für Krankenpflege (DBfK) formuliert im Gegensatz zu konfessionellen Berufsverbänden noch keinen eigenen Kodex, doch enthält die Berufsordnung von 1992 moralische Zielbestimmungen.

Die 1990er Jahre sind des Weiteren durch eine Identifikation von ethischen Themen aus dem eigenen Handlungsbereich gekennzeichnet. Curricula in Fort- und Weiterbildung werden durch das Fach Ethik ergänzt. Es folgt die Einrichtung von Fachhochschulprofessuren, die das Fachgebiet Ethik vertreten. Schließlich werden seither Monographien und Expertisen zu pflegeethischen Themen veröffentlicht:

- Fragen der Wahrhaftigkeit am Krankenbett und die Rolle Pflegender (Irmgard Hofmann 1996),

- Fragen nach der Konturierung einer Ethik für die Altenpflege (Ruth Schwerdt 1998),
- Wissenschaftliche und ethische Konturierung pflegerischen Handelns (Remmers 2000),
- Fragen nach den Verantwortungsbereichen Pflegender (Renate Tewes 2001),
- Patientenautonomie und Pflege (Monika Bobbert 2002),
- Patientenautonomie und Paternalismus (Constanze Giese 2002),
- Klinische Ethikkomitees und Pflege (Helen Kohlen 2009a,b),
- Ethik in der Pflegeausbildung. Beiträge zur Theorie und Didaktik (Marianne Rabe 2009) [3]
- Ethik in der Pflege (Reinhard Lay 2012).

1996 kam es zur Gründung der Arbeitsgruppe Pflege und Ethik im Rahmen der Jahrestagung der Akademie der Ethik in der Medizin in Berlin. Eine erste Fachtagung fand 1999 an der Universität Göttingen statt. Hier wurde vor allem das Thema Gewalt thematisiert. Aber auch:

- Fragen nach der Rolle Pflegender als FürsprecherIn (Advocacy),
- Methodisch-didaktische Fragen bei der Vermittlung von Ethik,
- Fragen nach der Rolle Pflegender in Aufklärungsgesprächen.

Seit dem Jahr 2000 fanden regelmäßige pflegeethische Fachtagungen statt, wie beispielsweise an der Evangelischen Akademie in Loccum. An der Universität Osnabrück (2001) wurde Pflegeethik als Lehrfach angeboten und an der Privaten Universität Witten-Herdecke (2003) wurde Martin Schnell auf einen Lehrstuhl berufen, der auch ethische Themen in der Pflege beinhaltet. 2005 wurde im Rahmen der Deutschen Gesellschaft für Pflegewissenschaft (DGP) eine Ethikkommission (mit Sitz an der Universität Witten-Herdecke) gegründet, die bundesweit Forschungsprojekte begutachtet. 2011 wurde die Juniorprofessur für Care Policy und Ethik in der Pflege an der Philosophisch-Theologischen Hochschule in Vallendar eingerichtet, die seit 2014 als ordentliche Professur weitergeführt wird. Zahlreiche Doktorarbeiten liegen inzwischen vor.

---

[3] Seit 2009 sind weitere Monographien erschienen. Es besteht kein Anspruch auf Vollständigkeit.

4. Zu den aktuellen Herausforderungen

In Bezug auf die Entwicklung der Forschungsethik ist es notwendig, Klarheit zu gewinnen, welche Forschungsprojekte in der Pflege zukünftig evaluiert werden müssen, d.h. einer Ethikkommission vorgelegt werden müssen und welche nicht. Im Feld der Klinischen Ethik geht es unter anderem um die Frage nach einer aktiven Beteiligung von Pflegenden in ethischen Fallbesprechungen und Klinischen Ethikkomitees. Hierzu gehört auch die pflegerische Verantwortung, ethische Fallbesprechungen zu initiieren und der konkreten Beschreibung originär pflegerischer Dilemmata Raum zu geben. Auf der gesellschaftlich-politischen Ebene geht es um die Teilhabe von Pflege an ethischen Stellungnahmen im Nationalen Ethikrat wie beispielsweise zum Thema Ethik und Demenz.

Im Zuge aktueller Debatten zur Thematik des Assistierten Suizids und Aktiver Sterbehilfe geht es um eine Positionierung der Pflege und Klärung ihrer Rolle, auch angesichts ihrer ungeklärten ethischen Verantwortlichkeiten im Nationalsozialismus.

5. Kurzes Resümee

Trotz aller Impulse, Ideen und auch Zwänge und Kontrollverfahren, die von außen an die Entwicklung von Fragen in den Wissenschaften, – auch den Pflegewissenschaften und der Pflegeethik – herangetragen werden, bleibt mit Hannah Arendt, insbesondere in Anbetracht einer belasteten Historie zu sagen:

> „Es ist besser nicht mit der ganzen Welt
> übereinzustimmen als nicht mit sich selbst …
> der eigene Denkprozess ist unverzichtbar."

Und ich denke, dass die Pflege gut daran tut, sich nicht an medizinethischen oder bioethischen Denkansätzen zu orientieren. Die Frage, nach welcher Ethik die Pflege ihr Denken und Handeln ausrichten will, hat bisher noch kaum eine kritische Auseinandersetzung gefunden.

Literatur

Arndt, Marianne (1994). Nurses' Medication Errors. Journal of Advanced Nursing, 19, (3): 5.
Arbeitsgruppe ‚Pflege und Ethik‘ der Akademie für Ethik in der Medizin e.V. (Hg.) (2005). „Für alle Fälle …". Arbeit mit Fallgeschichten in der Pflegeethik. Hannover: Brigitte Kunz Verlag: Hannover.

Bobbert, Monika (2002). Patientenautonomie und Pflege. Zur Begründung und Anwendung eines moralischen Rechts. Frankfurt am Main; Campus.

Die Mitglieder der Sektion Historische Pflegeforschung (2012). Geschichte der Pflege in pflegerischen Bildungsgängen. Positionspapier Sektion Historische Pflegeforschung, Februar 2012. Geschichte der Pflege 1, (1): 54–55.

Giese, Constanze (2002). Die Patientenautonomie zwischen Paternalismus und Wirtschaftlichkeit. Das Modell des »Informed Consent« in der Diskussion. Münster: LIT.

Hofmann, Irmgard (1996). Aufgaben einer Pflegeethik und – als Beispiel – Wahrhaftigkeit im Umgang mit kranken Menschen. Berliner medizinische Schriften, Bd. 9. München: Humanitas-Verlag.

ICN International Council of Nurses (2006). The ICN Code of Ethics for Nurses. Geneva. http://www.icn.ch/images/stories/documents/about/icncode _english.pdf (31.07.2012).

Kohlen, Helen (2009a). Conflicts of Care. Hospital Ethics Committees in the USA and Germany. Frankfurt am Main: Campus.

Kohlen, Helen (2009b). Klinische Ethikkomitees und die Themen der Pflege. IMEW Expertise. Berlin: Institut für Mensch, Ethik und Wissenschaft: Eigenverlag.

Lay, Reinhard (2012). Ethik in der Pflege. 2. Aktualisierte Auflage. Hannover: Schlütersche.

Rabe, Marianne (2001). Von selbstloser Aufopferung zur Berufsethik. Werteorientierungen der Krankenpflege in ihrer historischen Entwicklung und ihren Ethik-Kodizes. In: Engelhardt, Dietrich von / Loewenich, Volker von & Simon, Alfred (Hg.): Die Heilberufe auf der Suche nach ihrer Identität. Münster: Lit, 117–127.

Rabe, Marianne (2009). Ethik in der Pflegeausbildung. Beiträge zur Theorie und Didaktik. Bern: Huber.

Remmers, Hartmut (2000). Pflegerisches Handeln - Wissenschafts- und Ethikdiskurse zur Konturierung der Pflegewissenschaft. Bern: Huber.

Schwerdt, Ruth (1998). Eine Ethik für die Altenpflege: Ein transdisziplinärer Versuch aus der Auseinandersetzung mit Peter Singer, Hans Jonas und Martin Buber. Bern: Huber.

Steppe, Hilde (Hg.) (1993a). Krankenpflege im Nationalsozialismus. Frankfurt am Main: Mabuse.

Steppe, Hilde (1993b). ,Mit Tränen in den Augen haben wir dann diese Spritzen aufgezogen'. Die Beteiligung von Krankenschwestern und Krankenpflegern an den Verbrechen gegen die Menschlichkeit. In: Steppe, Hilde (Hg.): Krankenpflege im Nationalsozialismus. Frankfurt am Main: Mabuse, 137–174.

Tenzer, Eva (2011). Ungehorsam – Prophylaxe gegen Burnout. Psychologie Heute 38, (11): 26–28.

Tewes, Renate (2001). Pflegerische Verantwortung. Bern: Huber.

Tronto, Joan C. (1994). Moral boundaries. A Political Argument for an Ethic of Care. New York: Routledge.

Teil III
Der Sozialraum
Eine Perspektive für die Gute Pflege im Alter?!

Getragen von der Leitidee der Inklusion, welcher ursprünglich in der Behindertenhilfe geprägt wurde, steigen die Bemühungen der stationären Altenhilfe, die Heime zu öffnen. Wesentliches Moment der Inklusion bilden die Verhinderung von Isolation und die Verbesserung von Partizipation von Menschen, die durch Krankheit, Behinderung oder andere soziale Lebenslagen benachteiligt sind. Vor diesem Hintergrund stellt die Sozialraumorientierung in der Altenhilfe eine wichtige, innovative und demokratisierende Strategie dar. Partizipation gelingt jedoch nicht von selbst. Das im Grundgesetz verbriefte Gleichheitsgebot und Diskriminierungsverbot, sichert zwar einen grundsätzlichen Anspruch auf Partizipation und Teilhabe. Die konkrete Umsetzung bedarf jedoch der steuernden und empowernden Unterstützungsleistungen, gesundheitlich, wirtschaftlich und kulturell benachteiligter Menschen. Insbesondere ältere Menschen mit Pflegebedarf, können in ihren Möglichkeiten eingeschränkt sein, von ihrem Partizipationsrecht Gebrauch zu machen. Partizipation und damit Inklusion steht immer in der Ambivalenz, durch machtvolle Interessen Anderer von vornherein verhindert zu werden.

Die Umsetzung ist daher voraussetzungsvoll und bedarf der fachlichen, theoretisch fundierten Konzeptionierung. Nicht selten sind Ängste in der Bevölkerung zu überwinden bevor eine Inklusion pflegebedürftiger älterer Menschen möglich wird *(Alfons Maurer)*. Dabei kann der Sektor der stationären Altenhilfe ein wichtiger Impulsgeber für die Entwicklung pflegefreundlicher Strukturen im Sozialraum werden. Aus Sicht der Kommune stellt sich die Frage, wie der inklusive Sozialraum nachhaltig gesichert werden kann. Angesichts von Tendenzen einer einseitig effizienzorientierten neoliberalen Ökonomisierung steht zu befürchten, dass unter dem Deckmantel der Inklusion andere Interessen als die der kommunalen Fürsorge gefördert werden *(Katrin Schneiders)*.

Dies zeigt die Analyse von demenzfreundlichen Kommunen in England und Deutschland *(Matthias Brünett)*. Die Gegenüberstellung verdeutlicht, dass die zunächst gut gemeinte Auszeichnung unter dem Siegel der „Demenzfreundlichkeit" daher nicht geschützt ist, durch wirtschaftliches Kalkül unterlaufen zu werden – verbindet sich mit der Betitelung auch der Anreiz die eigene Kommune wettbewerbsfähiger zu machen. Eine Sozialraumorientierung bedarf nicht zuletzt einer Auseinandersetzung mit der Perspektive der pflegenden Familien. Derzeit wird der weit überwiegende Anteil pflegebedürftiger, älterer Menschen von Angehörigen aber auch Nachbarschaft und Freunden mit Hilfe- und Pflegeleistungen unterstützt. Kritisch wird die Perspektive der Gerontologischen Pflege auf die Angehörigenpflege reflektiert. Die wissenschaftliche Diskussion zeigt, dass das Wohl der Familien eng verknüpft ist mit dem an sie gerichteten Interesse, als soziale Ressource Versorgungsengpässe zu entlasten. Die Funktionalisierung widerspricht dem Gedanken der Partizipation und Demokratie. Welcher Elemente bräuchte es, die pflegende Familie jenseits versorgungspraktischer, rein rationaler Logiken zu stützen (*Helen Güther*)?

Im Zuge der offengelegten Fallstricke von Inklusion gewinnt die christliche Werteorientierung an besonderer Relevanz. Hier sind die Verbände und Träger in der Pflicht, den Gedanken der Menschenebenbildlichkeit und Nächstenliebe zu stärken und gegenüber der sich zunehmend verbreitenden Wettbewerbsorientierung entgegenzustellen. Dies bedeutet, für die christlichen Werte mit Wort und Tat einzustehen und ihnen über Verbände und Träger zum lebendigen Ausdruck zu verhelfen (*Hanno Heil*).

Alfons Maurer

Zur Bedeutung einer sozialraumorientierten Altenpflege

Bereits vor zwanzig Jahren wurde in der Jugendhilfe eine sozialraumorientierte Hilfe gefordert und dann auch sukzessive umgesetzt. Inzwischen ist der Ruf nach einer Sozialraumorientierung in fast allen Hilfefeldern und damit auch in der Altenhilfe laut geworden. Sozialraumorientierung ist eine Weiterentwicklung der Gemeinwesenarbeit, die konkrete Hilfestellungen für Betroffene im Rahmen eines realen Sozialraumes, Stadtteils, Quartiers betrachtet und dabei mögliche Ressourcen aus diesem Sozialraum zusätzlich für die Hilfestellung erschließen möchte sowie die Optimierung der Bedingungen für ein gutes Altwerden in diesem Sozialraum einfordert. Man kann sagen, Sozialraumorientierung ist ein Versuch, individuelle Hilfestellungen gegenüber Betroffenen (Pflege, Betreuung, etc.) mit der sozialräumlichen und sozialpolitischen Arbeit unmittelbar miteinander zu verknüpfen.

1. Zur Grundlegung von Sozialraumorientierung

Sozialraumorientierung ist keine neue Theorie, sondern eine Perspektive, in der sich viele unterschiedliche Ansätze und Zugänge und Methoden sammeln und bündeln, und die als konzeptioneller Hintergrund (Fach- und Politikkonzept) für das „Handeln in zahlreichen Feldern der sozialen Arbeit dient" (Hinte, 2006: 9). In der Sozialraumorientierung geht es nicht darum, „mit großem Methodenarsenal und pädagogischer Absicht Menschen zu verändern, sondern darum, Lebenswelten zu gestalten und Arrangements zu kreieren, die leistungsberechtigten Menschen helfen, auch in prekären Lebenssituationen zurechtzukommen" (Hinte, 2006: 9).

Folgende Prinzipien werden in der Literatur zur Sozialraumorientierung genannt (Hinte 2006):

- Ausgangspunkt jeglicher Arbeit sind der Wille und die Interessen der leistungsberechtigten Menschen (in Abgrenzung zu Wünschen oder naiv definierten Bedarfen).
- Aktivierende Arbeit hat grundsätzlich Vorrang vor betreuender Tätigkeit.
- Bei der Gestaltung einer Hilfe spielen personale und sozialräumliche Ressourcen eine wesentliche Rolle.

- Aktivitäten sind immer zielgruppen- und bereichsübergreifend angelegt.
- Vernetzung und Integration der verschiedenen sozialen Dienste sind Grundlage für funktionierende Einzelhilfen.

Diese Prinzipien haben den Anspruch, generell für die Sozialraumarbeit zu gelten; hergeleitet wurden diese jedoch vor allem aus den Bereichen der Jugend- und Familienhilfe. Eine konsequente Anwendung und damit auch Überprüfung der Relevanz und „Passung" dieser Prinzipien in der Behinderten- und Altenhilfe hat bisher nur ansatzweise stattgefunden. Wobei man sagen kann, die Praxis in diesen Hilfefeldern mit ihren Modellen ambulanter und quartiersbezogener Projekte und Angebote ist deutlich weiter als die Literatur und Fachdiskussion zur Sozialraumorientierung vermuten lässt. Dennoch ist für die praktische Gestaltung solcher Modelle eine theoretische Fundierung notwendig und hilfreich. Das Grundverständnis der Sozialraumorientierung kann wie folgt skizziert werden:

- Der „konsequente Bezug auf die Interessen und den Willen der Menschen" kennzeichnet die Perspektive Sozialraumorientierung und „bildet damit den ‚inneren Kern' des Ansatzes, dem Aspekte wie der geografische Bezug, die Ressourcenorientierung, die Suche nach Selbsthilfekräften und der über den Fall hinausreichende Feldblick logisch folgen"(Hinte, 2009: 24). Personenbezogene und sozialökologische Zugänge werden in der Sozialraumorientierung zu Gunsten der Person verknüpft, nicht die Person zu Gunsten des Feldes und des Raumes zurückgestellt.
- Dennoch rückt der Einzelfall im Unterschied zur traditionellen Sozialen Arbeit ein in den Horizont des Raumes, des Quartiers oder des Stadtteils. Somit kann Soziale Arbeit beitragen, bauliche, strukturelle, kulturelle, soziale und andere Ressourcen in einem sozialen Raum gemeinsam mit der Wohnbevölkerung aufzubauen, zu unterstützen und auch zu erweitern.
- Darüber hinaus stiftet sozialräumlich handelnde Soziale Arbeit mehrfachen Nutzen. Beispiele dafür sind die Bekämpfung von Armutslagen, Vernetzung von Helfereinrichtungen, Handlungsempfehlungen für Aktivitäten auf struktureller Ebene. Zugleich kann eine Einrichtung auch seismographisch Veränderungen oder fragwürdige Entwicklungen in einem Sozialraum, Quartier oder Stadtteil wahrnehmen und zur Sprache bringen.
- Mit Hilfe der Sozialraumorientierung sind Lösungsansätze möglich. Das Fachkonzept der Sozialraumorientierung wird derzeit

vor allem im Arbeitsfeld des Quartiersmanagements, der offenen Jugendarbeit, der erzieherischen Hilfen und in der Arbeit mit behinderten Menschen angewandt.

- Zusammengefasst kann gesagt werden, dass sozialraumorientierte Arbeit versucht, mit den beteiligten Menschen Arrangements auszuhandeln, anstelle des Versuches, sie zu „erziehen" oder zu „versorgen". Dies bedeutet Ermächtigung statt Entmündigung und die Möglichkeit für die Beteiligten, ihre Lebensentwürfe selbst zu planen.

In der Keppler-Stiftung, eine katholische Altenhilfeträgerin in Baden-Württemberg, gehört die Sozialraumorientierung zu den strategischen Zielen, sie ist neben der Orientierung an der Lebensqualität und der Ressourcenorientierung einer von drei strategischen Schwerpunkten. Damit verfolgen die Einrichtungen der Keppler-Stiftung das Ziel, ihrer Rolle als stationäre Einrichtung für einen Sozialraum, ein Quartier, einen Stadtteil bewusst und gerecht zu werden, ihre Dienstleistungen am Standort in den Sozialraum hinein ambulant weiter zu entwickeln und Netzwerke von Dienstleistern und Trägern vor Ort anzuregen und zu bilden, damit die Menschen bei der Suche nach Hilfen auf ein breites Netz unterschiedlicher Angebote zurückgreifen können. Und die Dienste und Einrichtungen der Keppler-Stiftung regen die Bildung von „Runden Tischen" und Netzwerken zum Thema „Gut alt werden" in den Kommunen an, in denen sie vertreten sind und fordern die Verantwortung der Kommunen heraus und unterstützen zugleich bürgerschaftliche Bewegungen, die die eigene Kommune altersgerecht und demenzfreundlich gestalten wollen.

2. Dritter Sozialraum und neues Hilfesystem (Klaus Dörner)

Einen wesentlichen, fachlich wie politisch gut begründeten Beitrag zur Sozialraumorientierung der Altenhilfe in Deutschland hat Klaus Dörner (2007) mit seinem Buch „Leben und Sterben, wo ich hingehöre" vorgelegt. Er geht von folgender Struktur aus: Erster Sozialraum ist der private, zweiter ist der öffentliche; der dritte Sozialraum liegt dazwischen und wird vor allem von Nachbarschaft, Nachbarschaftshilfen und ambulanten Wohnangeboten geprägt. Die Versorgung der hilfebedürftigen Älteren überfordert sowohl den Staat als auch den Markt. Hilfebedürftige Menschen möchten nicht nur Unterstützung erhalten, sondern auch etwas geben können. Unser modernes Gesundheitssystem degradiert die Pflegebedürftigen zu reinen Leistungsempfängern, mit der Folge, dass sie sich selber nicht mehr im Sinne von „gebraucht werden" erleben. Die Lösung einer angemessenen Versorgung der Pflegebedürftigen liegt nach Dörner weder im Markt noch im Staat, sondern im sogenannten „dritten Sozialraum", einer Gemengelage von Kommune, Quartier, Familie, Nachbarschaft, Kirchengemeinden, etc. Zwar zählt der familiäre Haushalt zusammen mit den anderen Sozialräumen auch zukünftig zur zentralen Ressource der Altersvorsorge, aber Familien benötigen weitergehende Unterstützung. Immerhin ist Angehörigenpflege nicht nur eine Forderung, sondern auch oft eine Überforderung. Entlastung verschaffen beispielsweise Gespräche mit dem Nachbarn über die Belastungen, Treffen von pflegenden Angehörigen, das Ausprobieren neuer Wohnmodelle, die Aktivierung von Freunden, die Beratungs- und Hilfsangebote der ambulanten Pflegedienste als eine Kombination von Haupt- und Ehrenamtlichen.

Gerade die Nachbarschaft enthält Hilferessourcen, wenn diese geweckt und von Dritten angeregt werden. Ihre Stärken sind die Erhöhung der Hilfspotenzen in quantitativer und qualitativer Hinsicht sowie Grundhaltungen wie Urteilskraft aus der Distanz, Zivilcourage und Demut. Wenn aus nachbarschaftlichem Engagement Lastenausgleichsprojekte oder Wohnpflegegruppen entstehen, wächst für das Wohnquartier ein – sich allerdings der Planbarkeit entziehendes – „Herzstück der Gesellschaft" (Dörner, 2007: 93), das den anderen Nachbarn und Bürgern in diesem Sozialraum eine Grundsicherheit für das Alter vermittelt und belegt, dass die Integration von Hilfsbedürftigen möglich ist.

Erfreulich ist, dass Kommunen als dritter Sozialraum trotz ihrer rechtlichen und finanziellen Schwächung zunehmend ihre soziale Verpflichtung erkennen. Eine soziale Kommunalpolitik ist von bürgerschaftlichem Engagement geprägt: Mobile Beratung in Altersfragen, gemeindepsychiatrische Zentren, Sozialraumbudgets, seniorenpolitische Projekte, wohnungs- und städteplanerische Initiativen zur Integration des Alterns und Sterbens der Bürgerinnen und Bürger. Dörner erwähnt als weiteren Sozialraum die Kirchengemeinde, eine „bürgerschaftliche Kostbarkeit" (Dörner, 2007: 114). Sie ist die einzige flächendeckende Institution, die im Nahraum der Nachbarschaft präsent ist. Die Idee der Gemeindediakonie und -caritas erlebt eine Renaissance, ebenso ist die Rekultivierung von kirchlichen Krankenpflegevereinen wieder ein Thema. Die Wiederentdeckung der Kirchengemeinde als aktiver sozialer Nahraum kann die Kirchen an ihr Herkunftskonzept erinnern. „Kirche ohne Diakonie verliert die Erde, Diakonie ohne Kirche verliert den Himmel" (Dörner, 2007: 153). Die

Sozialraumorientierung könnte auch innerkirchlich aus einer seelsorgerlichen Sackgasse herausführen. Am Beispiel des Sterbens, „wo ich hingehöre", macht Dörner deutlich, wie menschenwürdig(er) es in einer bürgergetragenen neuen Kultur des Helfens zugehen kann. Die Lösung der Herausforderungen der Altenhilfe kann nur im übersichtlichen Sozialraum, im Quartier, gefunden werden.

3. Wirkungen und Chancen von quartiersbezogenen Wohnanlagen (Erfahrungen)

„Das Wohnquartier der Zukunft, in dessen Mitte auch alte und pflegebedürftige Menschen sicher und gut betreut leben können, ist eine Vision, die machbar und an wenigen Orten sogar schon verwirklicht ist" (Stiftung Warentest, 2006: 186). Im Auftrag des Netzwerkes „Soziales neu gestalten" (SONG 2009) wurde in den Jahren 2006 bis 2008 eine groß angelegte Untersuchung zum sozioökonomischen Nutzen und zur sozialen Wirkung von neuen Wohnmodellen und Quartiersprojekten durchgeführt. Das Ergebnis lautet: „Die sozioökonomische Mehrwertanalyse zeigt deutlich, dass die Gesellschaft auf sehr vielfältige Weise und auf allen Ebenen von gemeinschaftlichen Wohnmodellen profitiert" (SONG, 2009: 229). Einzelbefunde aus dieser Studie decken sich mit den Erfahrungen und Erkenntnissen der Einrichtungen der Keppler-Stiftung, die in Quartiersprojekten engagiert sind:

- Bessere gesundheitliche Entwicklung und geringerer Pflegebedarf der Bewohner (SONG, 2009: 17).
- Der Hilfebedarf ist insgesamt geringer als in den Kontrollgruppen und dennoch wird Nachbarschaftshilfe intensiver genutzt (SONG, 2009: 17, 229).
- Bewohner verbringen weniger Zeit allein in der Wohnung; es findet eine deutlich intensivere Nutzung der Umgebungsbedingungen und des Wohnviertels statt (SONG, 2009: 17f., 229ff.).
- Die Kosten pro Unterstützungsbedarf je Bewohner (bezogen auf alle untersuchten Wohnprojekte) sind niedriger als in den Kontrollgruppen (SONG, 2009: 17f., 227ff.). Es entstehen ökonomische Vorteile gleichermaßen für den Bewohner wie für die Pflegeversicherung (ggf. natürlich auch für die Sozialhilfe). Dem Bewohner selbst entstehen niedrigere Kosten, die Pflegeversicherung (Sachleistungen) wird weniger intensiv in Anspruch genommen.

- Das Quartier profitiert von den Wohnmodellen, weil es einen höheren sozialen und kulturellen Austausch gibt als in den Kontrollgruppen (SONG, 2009: 208ff.).
- In den Wohnprojekten finden sich die Ansätze einer neuen Kultur des Zusammenlebens (SONG, 2009: 216ff.), insbesondere dann, wenn solche Prozesse von Gemeinwesenarbeiterinnen initiiert und gefördert werden. Dann relativiert sich auch die strikte Trennung von unterstützen und unterstützt werden, von geben und nehmen. Es ist zu berücksichtigen, dass sich in solchen vernetzten Wohnmodellen mehrheitlich Frauen haupt- oder ehrenamtlich engagieren; der Anteil der Frauen in den untersuchten Wohnmodellen liegt bei über zwei Drittel.

4. Eckpunkte einer sozialraumorientierten Altenhilfe

Die Anwendung der Perspektive einer Sozialraumorientierung in der Altenhilfe hebt weder den Anspruch einer lebensweltlich orientierten Pflege noch ein fallspezifisches und personenbezogenes Vorgehen auf, sondern stellt dies in den Kontext einer sozialräumlichen Betrachtung. Was lässt sich daraus ableiten?

- Pflege und Betreuung von hochaltrigen und pflegebedürftigen Menschen orientiert sich an der Lebensqualität der Betroffenen. Dabei beziehen Pflege und Betreuung die lebensweltliche Perspektive der Menschen in ihre Planungen und Handlungen mit ein. Das personale Prinzip ist auch in der Sozialraumorientierung der Ausgangspunkt fachlichen Handelns.
- Diese notwendige Einzelfallbetrachtung wird durch das Raumprinzip ergänzt; damit werden Pflege und Betreuung sowohl vom Sozialraum her reflektiert als zugleich auch eine Stärkung der Infrastruktur angestrebt. Letztlich geht es auch darum, die Bedingungen im Sozialraum so zu verbessern, damit ein gutes Altwerden möglich wird und die Menschen so alt werden können, wie sie es möchten.
- Dienstleistungen in der Altenhilfe werden sowohl durch eine Komm-Struktur (die Dienstleistungen kommen zu den Interessenten) als auch eine Geh-Struktur (die Interessenten gehen zu den Dienstleistungen) angeboten und vermittelt. Die Hilfeleistungen haben sich an den Menschen nach Form und Inhalt zu richten. Die Erwartung einer Servicehaltung in der Dienstleistung wird deutlich größer.
- Angebote der stationären Versorgung sind durch ambulante Wohn- und Versorgungsformen zu ergänzen. Nicht die Katego-

rien und Bestimmungen des SGB XI und der Landesheimgesetze sind die Referenzpunkte der Angebote und Dienstleistungen, sondern die Wünsche und der Wille der Interessenten. Die Pflege im stationären Bereich wird zukünftig verstärkt auch ambulant erbracht werden.

- Sozialraumorientierung überwindet die Defizitbetrachtung und verfolgt eine konsequente Kompetenz- und Ressourcenorientierung (sowohl im Blick auf den Einzelnen als auch auf das Quartier). In der Altenhilfe geht es primär um die Ermöglichung von Lebensstilen und Lebensmilieus. In dieser Perspektive werden Hilfestellungen und Unterstützung und Begleitung angeboten. Der Einzelne ist die Norm, nicht das Menschenbild der Kassen und Behörden.

- In der Sozialraumorientierung werden die professionellen Tätigkeiten durch semiprofessionelle und ehrenamtliche Aktivitäten ergänzt. Eine Fokussierung auf den Stellenplan der Hauptamtlichen wird überwunden durch den Einbezug der Ressourcen aller Sektoren. In der Altenhilfe führt dies zur Forderung nach einem Personalmix (Dörner, 2007: 171; SONG, 2009: 16f.). Die Vernetzung und die Abstimmung unterschiedlicher Beteiligter werden zu grundlegenden Themen.

- Anbieter von Dienstleistungen haben neben ihrem konkreten Versorgungsauftrag (in Bezug auf die Logik der Sozialgesetzgebung und die Leistungsempfänger) immer auch die sozialräumliche Handlungsfähigkeit im Blick. Die Organisation von Dienstleistungen ist sozialräumlich aktiv und situiert. Sozialunternehmen haben ihre Organisationsstruktur dementsprechend auszurichten.

- Altenhilfe kann somit nicht mehr nur von der Sozialgesetzgebung und dem Versorgungsprinzip her gestaltet werden, sondern wird durch neue und weitgehende partizipative Verfahren in der Zivilgesellschaft und in den Kommunen mit bestimmt und bisweilen überformt. Neue Kommunikations-, Beteiligungs- und Demokratieformen werden sich durchsetzen und etablieren (z.B. community organizing) (Baldas 2010).

- In der Sozialraumorientierung werden Netzwerke unterschiedlicher Anbieter und Akteure zu einer Schlüsselaufgabe. Netzwerkbildung wird zur strategischen Option in der Wohlfahrtsproduktion. Ein entscheidendes Medium und Werkzeug der Sozialraumorientierung sind Netzwerke. Netzwerke können dabei als „organisches Gewebe im sozialen Raum" verstanden werden,

„indem sie soziale Einheiten verbinden oder gegeneinander abschließen"(Früchtel/Budde, 2006: 204). Da jeder einzelne Mensch Teil von Netzwerken ist, haben Menschen auch Zugang zu den Netzwerken ihrer Bezugspersonen. Dies schafft ein weites soziales Feld, in dem sich – oftmals recht unvermutet – Ressourcen auftun können. Sozialräumlich orientierte Netzwerkarbeit will den Blick auf die Ressourcen vorhandener Netzwerke lenken, diese weiterentwickeln sowie auch neue Netzwerke initiieren.

- Die Untersuchungen quartiersbezogener Wohnprojekte hat als einen unverzichtbaren Schlüssel- und Erfolgsfaktor das Vorhandensein und die Arbeit von Koordinatoren im Quartier identifiziert. Eine sozialräumlich funktionierende Altenhilfe benötigt die Einrichtung und Beauftragung qualifizierter Sozial-, Quartiers- und Netzwerkmanager, die – entsprechend der Perspektive der Sozialraumorientierung – auch hilfefeldübergreifend tätig sind und sein können.

- Spätestens mit der Einführung von Sozialraummanagern stellt sich die Frage nach der Finanzierung. Sozialraumorientierung muss von wirtschaftlichem Handeln geprägt sein, und will Kosten und Qualität gleichermaßen im Blick haben. In der Fachliteratur zur Sozialraumorientierung wird vorgeschlagen (Früchtel/Budde, 2006), Fach- und Finanzverantwortung zusammenzulegen, um ein konsequentes operatives Finanz- und Fachcontrolling zu ermöglichen. Hierzu empfiehlt sich die Einrichtung von Sozialraumbudgets. Die Logik der auf die einzelnen Hilfefelder bezogenen und je unterschiedlich ausdifferenzierten gesetzlichen Regelungen und Finanzierungssysteme erschweren dies jedoch in höchstem Maße. Die bestehenden Sozialgesetze liegen in ihrem Ansatz quer zu einer Sozialraumorientierung.

- Eine sozialräumlich orientierte Altenhilfe bedeutet auch eine veränderte Rolle der Kommunen. Altenhilfe wird wie Bildung und Jugendarbeit zu einem selbstverständlichen Thema kommunaler Planungen und Politik werden müssen. Dabei kommt es weniger oder gar nicht darauf an, dass die Kommunen selbst investieren oder als Anbieter von Dienstleistungen auftreten, sondern ihre Aufgabe ist, das Thema „gut Altwerden" präsent zu halten, Netzwerke zu initiieren sowie senioren- und altenhilfebezogene Aktivitäten in einem Sozialraum (Quartier, Stadtteil) zu moderieren und als Anwalt eines senioren-, alten-, pflege- und demenzfreundlichen Gemeinwesens zu agieren.

„Erfolgreiche Lösungen sind aus dem Willen und den Stärken von Betroffenen gemacht, welche mit ihrer Umwelt so verbunden sind, dass daraus Gelegenheiten entstehen, die integrieren" (Budde/Früchtel/Hinte, 2006: 45). Sozialraumorientierung sucht nachhaltige Lösungen in den Ressourcen des Sozialraumes. Man könnte auch sagen: Der Umgang mit dem Alter und mit der Pflegebedürftigkeit wird wieder als genuin soziale, gemeinschaftliche und gesellschaftliche Aufgabe verstanden.

Literatur

Baldas E. (Hg.) (2010). Community Organizing. Menschen gestalten ihren Sozialraum, Freiburg.
Budde W., Früchtel F., Hinte W. (Hg.) (2006). Sozialraumorientierung. Wege zu einer veränderten Praxis, Wiesbaden.
Dörner K. (2007). Leben und Sterben, wo ich hingehöre. Dritter Sozialraum und neues Hilfesystem, Neumünster.
Früchtel F., Budde W. (2006). Wie funktioniert fallunspezifische Ressourcenarbeit? Sozialraumorientierung auf der Ebene von Netzwerken, in: Budde W., Früchtel F., Hinte W. (Hg.), Sozialraumorientierung. Wege zu einer veränderten Praxis, Wiesbaden, 201–218.
Hinte W. (2006). Geschichte, Quellen und Prinzipien des Fachkonzepts „Sozialraumorientierung", in: Budde W., Früchtel F., Hinte W. (Hg.), Sozialraumorientierung. Wege zu einer veränderten Praxis, Wiesbaden.
Hinte W. (2009). Eigensinn und Lebensraum – zum Stand der Diskussion und das Fachkonzept „Sozialraumorientierung", in: Vierteljahreszeitschrift für Heilpädagogik und ihre Nachbargebiete, 1/2009, 78. Jg, München, 20–33.
SONG. Netzwerk: Soziales neu gestalten (Hg.) (2009). Zukunft Quartier – Lebensräume zum Älterwerden, Bd. 3: Soziale Wirkung und „Social return", Gütersloh.
Stiftung Warentest (Hg.) (2006). Leben und Wohnen im Alter, Berlin.

Katrin Schneiders

Ökonomisierung und Ausdifferenzierung
Veränderte Akteurkonstellationen im Altenpflegesektor

1. Einleitung

Vor dem Hintergrund von beschränkten öffentlichen Ressourcen bei gleichzeitig stabilen bzw. steigenden Bedarfen ist die Sozialpolitik in Deutschland zunehmend aufgefordert, die vorhandenen Ressourcen nicht nur effektiv (d.h. wirkungsvoll), sondern auch effizient (d.h. mit möglichst geringen Mitteln wirkungsvoll) und somit nach dem ökonomischen Prinzip zu verwenden. Die Integration betriebswirtschaftlicher Steuerungsinstrumente in die für einen erheblichen Teil der Sozialpolitik zuständige Kommunalverwaltung im Rahmen des Neuen Steuerungsmodells (vgl. für einen Überblick Bogumil et al. 2007; für die kommunale Sozialpolitik Grohs, 2010; Grohs/Reiter, 2013) sind Kennzeichen eines neuen wohlfahrtsstaatlichen Regimes. Als Folge ist u.a. eine Erosion korporatistischer Organisationsformen der Leistungserstellung bei gleichzeitiger Privatisierung vormals durch die öffentliche Hand erbrachter Aufgaben zu beobachten. Eingebettet ist sowohl die kommunale Verwaltungsreform als auch die Modernisierung sozialer Dienste in den gesamtgesellschaftlichen Trend der Ökonomisierung, der sich auch auf anderen Ebenen des (sozial-)politischen Agenda-Settings wiederfindet (vgl. die Beiträge in Schaal/Lemke/Ritzi, 2014).

Die Altenpflege hat im Rahmen dieses sozialpolitischen Paradigmenwechsels u.a. aufgrund des bestehenden demographischen Druckes in vieler Hinsicht eine Vorreiter- bzw. Pionierfunktion übernommen. Durch Prozesse, die v.a. unter den Stichworten Privatisierung und Ambulantisierung diskutiert werden, haben sich die Akteurkonstellationen und damit auch das wohlfahrtsstaatliche Regime signifikant verändert. Bevor auf diese These eingegangen wird, soll zunächst ein kurzer Überblick über die sozialstrukturellen und institutionellen Rahmenbedingungen des deutschen Wohlfahrtsstaates mit besonderem Fokus auf die Altenpflege gegeben werden. Im Anschluss werden die Auswirkungen der Entwicklungstrends auf sozialstruktureller sowie institutioneller Ebene auf die relevanten Akteure sowie deren Beziehungen untereinander theoretisch abgeleitet und anhand von Praxisbeispielen konkretisiert. Abschließend wird ein Ausblick auf zukünftige Entwicklungsperspektiven gewagt.

2. Sozialstrukturelle und institutionelle Rahmenbedingungen des deutschen Wohlfahrtsstaates

Die demographischen Herausforderungen, mit denen die deutsche Gesellschaft in den nächsten Jahren und Jahrzehnten konfrontiert sein wird, sind hinlänglich bekannt: Einer steigenden Anzahl von älteren und hochaltrigen Menschen steht eine sinkende Zahl von Menschen im Erwerbsalter gegenüber. Die gestiegene Lebenserwartung als Errungenschaft medizinischen und technischen Fortschritts sowie der Verbesserung der allgemeinen Lebensverhältnisse hat zur Folge, dass nicht nur die Rentenbezugsdauer, sondern auch die Zahl der Menschen mit Alterserkrankungen und daraus resultierender Pflegebedürftigkeit steigt – auch wenn die gerontologischen Kenntnisse bezüglich der Zukunft der Gesundheit im Alter keineswegs eindeutig sind (Kompressions- vs. Medikalisierungsthese; verschiedene Beiträge in Kuhlmey/Schaeffer, 2008). So ist die Zahl der Pflegebedürftigen seit 1999 um 20% gestiegen. Der Anstieg betrifft überproportional den ambulanten Bereich. Ende 2011 erhielten über 2,5 Mio. Personen Leistungen aus der Pflegeversicherung; 69% wurden ambulant und 31% stationär versorgt. Seit 1999 ist die Zahl der Pflegebedürftigen, die ambulante Leistungen in Anspruch nehmen um ca. 21% gestiegen, die Zahl der stationär Pflegebedürftigen hat sich um ca. 12% erhöht. Diese Entwicklung ist insbesondere in den letzten Jahren auf die Angleichung der Pflegesätze im Rahmen der Pflegereform 2008 zurückzuführen. Vorliegende Szenarien auf der Grundlage von demografischen Vorausberechnungen gehen von einem Anstieg der Pflegebedürftigen bis 2030 um ca. 50% (Rothgang et al. 2012) aus; Prognosen mit einem Zeithorizont bis 2050 kommen – je nach Annahmen – zu Zahlen zwischen 4,1 Mio. (Enste/Pimpertz, 2008) und 4,7 Mio. (DIW, 2008) Pflegebedürftigen. Hierfür werden im Wesentlichen zwei Gründe angeführt: die Zunahme der Zahl zumeist sehr alter Pflegebedürftiger – entsprechend dem starken Anstieg sehr alter Menschen sowie einem Rückgang des informellen Pflegepotenzial bzw. in den privaten Pflegearrangements. Durch die niedrige Geburtenhäufigkeit wird sich – so die Annahmen – das familiäre Pflegepotenzial verringern. Da immer mehr ältere Menschen keine oder nur wenige Kinder haben, fehlen im Umfeld der Abstammungsfamilie Personen, die eine häusliche Pflege übernehmen können. Zum quantitativen Anstieg kommt die Ausdifferenzierung der Bedarfe in qualitativer Hinsicht – u.a. aufgrund der Zunahme der Pflegebedürftigen mit Migrationshintergrund (BAMF, 2012 sowie Baric-Büdel, 2012) – hinzu.

Diesen demographischen Herausforderungen steht in Deutschland ein Wohlfahrtsstaat gegenüber, dessen wesentliche Säulen Subsidiarität und Sozialversicherungssystem auf der Gesellschaftsformation des ausgehenden 19. Jahrhunderts auf- und während der 1950er und 1960er Jahre ausgebaut wurden. Die Zusammenarbeit zwischen Kommunen und freien Trägern der Wohlfahrtspflege bei der Sicherstellung sozialpolitischer Maßnahmen und Angebote (Korporatismus) beruht auf dem Subsidiaritätsprinzip, das eine Grundlage sozialstaatlichen Handelns darstellt. Dieses Prinzip wird auf der Meso-Ebene durch die Aufhebung der Privilegierung der freien Träger in vielen Handlungsfeldern, insbesondere der Altenpflege, aber auch durch die veränderten Familienstrukturen, die Individualisierung und Pluralisierung der Lebensstile sowie die gestiegene Frauenerwerbstätigkeit und damit sinkende häusliche Betreuungsressourcen unterlaufen. Das paritätisch durch Arbeitgeber und -nehmer finanzierte und solidarisch funktionierende Sozialversicherungssystem schließlich basiert auf der Annahme von Vollbeschäftigung bzw. der Prämisse, dass sich ein Großteil der erwerbsfähigen Bevölkerung in abhängiger, d.h. sozialversicherungspflichtiger (Vollzeit-)Beschäftigung befindet. Angesichts einer in vielen Regionen anhaltend hohen Arbeitslosenquote, der Zunahme von Beschäftigungsverhältnissen jenseits des Normalarbeitsverhältnisses sowie einer steigenden Zahl von Menschen jenseits der Erwerbstätigkeit, stößt das System zunehmend an seine (Finanzierungs-)Grenzen.

Die Säulen des deutschen Wohlfahrtsstaates sind also im Zuge sozialstruktureller und institutioneller Veränderungen ins Wanken geraten. Im Rahmen der Einführung der Pflegeversicherung als fünfte Sozialversicherung 1995 wurde erstmals den bereits seinerzeit sich abzeichnenden veränderten sozialstrukturellen Rahmenbedingungen Rechnung getragen: Es handelt sich nicht um eine bedarfsdeckende, sondern eine „Teilkasko"versicherung; die Beitragshöhe berücksichtigt auch die Kinderzahl der Versicherten und die frei-gemeinnützigen Träger genießen keine privilegierte Rolle mehr.

3. Veränderungen der Akteurkonstellationen

Sowohl die sozialstrukturellen, aber auch die institutionellen Rahmenbedingungen wirkten sich signifikant auf die Akteure der sozialen Dienstleistungsproduktion, die in der Altenpflege bis 1995 im sozialwirtschaftlichen Dreieck agiert haben (Staat bzw. Kostenträger, Dienstleister und Klienten), aus.

3.1 Privatisierung

Mit der Einführung der Pflegeversicherung wurde im sozialrechtlichen Dreiecksverhältnis die Pflegeversicherung als neuer Kostenträger verankert, daraus resultierten für die öffentliche Hand zunächst Kostenentlastungen. 1989 bezogen in den alten Bundesländern ca. zwei Drittel aller Pflegebedürftigen in vollstationären Einrichtungen Leistungen aus der „Hilfe zur Pflege". Diese Zahl halbierte sich von 1994 bis 1998 zunächst von 453.000 Menschen auf 222.000 Personen, nach einem leichten Anstieg zwischen 1998 bis 2000 auf 261.400 Hilfeempfänger, sank die Zahl bis 2004 erneut um 15.000 Personen, um 2005 erneut den Stand des Jahres 2000 zu erreichen. Zum Jahresende 2006 betrug die Zahl der Empfänger von Hilfe zur Pflege 273.000. In den letzten Jahren ist ein erheblicher Anstieg beobachtbar, Ende 2012 wurde mit ca. 440.000 Empfängern fast wieder das Niveau vor Einführung der Pflegeversicherung verzeichnet (Sozialhilfestatistik des Statistischen Bundesamtes). Während die Schwankungen zwischen 1998 und 2006 zum Teil auf strukturelle Besonderheiten (Bestandsschutz von stationär Pflegebedürftigen, Einführung der Pflegeversicherung in zwei Stufen) zurückzuführen sind, ist seit 2007 ein kontinuierlicher Anstieg der Zahl der Menschen, die Leistungen in Anspruch nehmen, erkennbar.

Die Aufhebung der Privilegierung der frei-gemeinnützigen Anbieter im stationären Bereich (SGB XI) führte durch Reformen der von den Ländern zu verantwortenden Investitionskostenförderung sowie veränderte Bedingungen auf den Finanzmärkten zu einer Öffnung des Marktes (vgl. Schneiders, 2014). In Bezug auf die Infrastruktur ist zu berücksichtigen, dass sie den Ländern obliegt. Dem Auftrag der „Vorhaltung einer leistungsfähigen, zahlenmäßig ausreichenden und wirtschaftlichen pflegerischen Versorgungsstruktur" (§ 9 SGB XI) waren die Länder vor der Einführung der Pflegeversicherung v.a. im Rahmen der Objektförderung nachgekommen. Die Objektförderung diente auch als Regulativ der Märkte: Nicht geförderte Einrichtungen waren aufgrund erhöhter Investitionskosten für die Individuen nicht konkurrenzfähig. Zudem war die Gewährung der Investitionskostenförderung in den meisten Bundesländern an eine Bedarfsbestätigung seitens der Kommune gebunden. Durch die relativ restriktive Handhabung dieses Regulierungsinstrumentes hatten neue Investoren (jenseits der gut etablierten freien Wohlfahrtspflege) nur wenig Anreize für ein Engagement im Pflegesektor. Die Mehrheit der Bundesländer kommt dem Auftrag nach §9 SGB mittlerweile in Form der Subjektförderung nach, d.h. nicht die Erstellung der Immobilie wird subventioniert, sondern den Pflegebedürftigen wird (bei Unterschreitung definierter Einkommensgrenzen) Pflegewohngeld gewährt. Damit wurde den Kommunen das Instrument einer Regulierung der (Pflege-) Märkte entzogen – als Konsequenz sind die Auslastungsquoten in vielen Pflegeheimen aufgrund erhöhter Konkurrenz – insbesondere durch privat-gewerbliche Anbieter – gesunken.

Die gestiegene Bedeutung privat-gewerblicher Anbieter wird auch bei der Betrachtung der Trägerstrukturen deutlich: Mittlerweile (2011) werden mehr als ein Drittel aller stationär Pflegebedürftigen in privat-gewerblichen Pflegeheimen betreut (1999: 25%); frei-gemeinnützige Einrichtungen pflegen heute noch ca. 59% aller Pflegebedürftigen (1999: 63%) und die öffentliche Hand hat ihren bereits 1999 relativ geringen Anteil von 11,2% bis 2011 nahezu halbiert (6,1%). Noch stärker ist diese Verlagerung in der ambulanten Pflege erkennbar: wurden 1999 noch über 62% aller Pflegebedürftigen von frei-gemeinnützigen ambulanten Diensten betreut (privat-gewerbliche ca. 35%, öffentliche ca. 2%), werden hier mittlerweile etwa gleich viele Menschen von privat-gewerblichen bzw. frei-gemeinnützigen Anbietern betreut (jeweils ca. 49%), während sich die öffentliche Hand fast gänzlich aus diesem Bereich zurückgezogen hat (ca. 1,6%) (alle Daten: Pflegestatistik, verschiedene Jahrgänge).

3.2 Ambulantisierung

Neben der Veränderungen der Trägerstruktur wird aus der Pflegestatistik auch die insbesondere in den letzten Jahren gestiegene Bedeutung der ambulanten Versorgung deutlich. Diese Entwicklung folgt dem Grundsatz „ambulant vor stationär" (§ 43, 1 SGB XI), dem seit kurzem auch durch die Angleichung bzw. Annäherung der Pflegesätze der häuslichen an die stationäre Pflege Rechnung getragen wurde. Im Zusammenhang mit der Ambulantisierung steht auch die Ausdifferenzierung der altersgerechten Wohnformen bzw. die Entwicklung von Alternativen zur stationären Versorgung pflegebedürftiger älterer Menschen. Das Thema „Wohnen im Alter" ist in den letzten Jahren sowohl in der Wissenschaft als auch in der Öffentlichkeit zu einem breit diskutierten Thema avanciert. Möglichst lange selbständig zu Hause „in den eigenen vier Wänden" zu leben, ist nicht nur der explizite Wunsch der Älteren (Generali Zukunftsfonds, 2013), sondern gilt in Deutschland als oberste Leitmaxime der Sozialpolitik im allgemeinen (vgl. bspw. den Vorrang von familienunterstützenden Dienstleistungen vor stationären Maßnahmen der Kinder- und Jugendhilfe), und im Besonderen in der Alten(pflege)politik.

Ein möglichst langer Verbleib in der eigenen Häuslichkeit scheint aus vielen Gründen erstrebenswert. An erster Stelle steht der explizite Wunsch der großen Mehrheit der Älteren, selbst im Falle körperlicher und gesundheitlicher Einschränkungen bzw. erheblich eingeschränkter Mobilität, selbstständig in der eigenen Häuslichkeit zu wohnen (Deutscher Verband, 2010; Generali Zukunftsfonds, 2013). Auch aus sozialökonomischer Perspektive ist die Privatwohnung i.d.R. die bessere Alternative, da eine ambulante Versorgung in den allermeisten Fällen weniger Kosten bei der öffentlichen Hand verursacht als die stationäre. Aus gerontologischer Perspektive schließlich ist auf die Aktivierungsfunktion der eigenen Wohnung hinzuweisen. Eine adäquat gestaltete Wohnung kann – im Sinne eines präventiven Technik- und Dienstleistungseinsatzes – dazu beitragen, Hilfe- und Pflegebedürftigkeit zu vermeiden oder zumindest aufzuschieben. Modellrechnungen, nach denen durch den altersgerechten Umbau von Wohnungen die Zahl der stationär Versorgten um über 30% gesenkt werden könnten (BBSR 2014), erscheinen vor dem Hintergrund einer zunehmenden Konzentration von Schwerstpflegebedürftigen sowie demenziell Erkrankten in der stationären Pflege als gewagt.

Schätzungen gehen davon aus, dass in Deutschland ca. 430.000 altersgerechte Wohneinheiten angeboten werden. Hierbei handelt es sich um ca. 173.000 altersgerechte Wohnungen, 200.000 betreute Wohnungen, 50.000 Wohneinheiten in Seniorenresidenzen und 9.000 Wohneinheiten in alternativen Wohnformen wie Wohngemeinschaften und Mehrgenerationenhäusern (KDA, 2006; Schneiders, 2010). Als altersgerecht werden sowohl Wohnungen bezeichnet, die in den letzten Jahren gemäß des damals geltenden DIN Standards 18024, Teil 2 erbaut wurden als auch Wohnungen, die in den 1970er Jahren im Rahmen des öffentlich geförderten Wohnungsbaus errichtet wurden und die den heutigen Anforderungen an Barrierefreiheit bzw. Barrierearmut nicht gerecht werden. Unter der Bezeichnung „Betreutes Wohnen" werden sowohl Wohnanlagen mit einem nur rudimentären Dienstleistungsangebot als auch heimähnliche Einrichtungen vermarktet. Erst in jüngster Zeit wird durch Normen und Qualitätssiegel diese Wohnform gegenüber anderen abgegrenzt bzw. erkennbar. Das Spektrum gemeinschaftlicher Wohnformen ist groß und reicht von der aus ökonomischen Gründen gegründeten Zweckwohngemeinschaft über Wohnpartnerschaften zwischen Alt und

Jung, Hausgemeinschaften ohne besondere Zielsetzung, die gewisse bauliche Infrastrukturen wie z.b. Gemeinschaftsräume gemeinsam nutzen, bis hin zu Wohngemeinschaften von Haushalten bzw. Individuen, die sich zur Verwirklichung einer besonderen Lebensorientierung (ökologische Lebensweise, religiöse Vorstellungen, gleichgeschlechtliche Lebensgemeinschaften) zusammen geschlossen haben (Helmer-Denzel/Schneiders, 2013). In Bezug auf die hier interessierende Zielgruppe der Älteren können die gemeinschaftlichen Wohnformen hinsichtlich ihrer Gründungsmotivation, der Mitglieder und des Wohn- bzw. Gemeinschaftskonzeptes unterschieden werden. Bei von den Bewohnern selbst initiierten Projekten ist wiederum zwischen altersmäßig homogenen Haus- bzw. Wohngemeinschaften und intergenerationellen Projekten zu differenzieren. Einem Großteil dieser Projekte liegt der Grundgedanke der gegenseitigen Unterstützung zugrunde. Von einem Teil der Projekte geht eine Ausstrahlungskraft aus, die über die Haus- bzw. Wohngemeinschaft hinausreicht und bis zum Aufbau neuer sozialer Beziehungen im Quartier beitragen kann. Neben diesen bislang vor allem von akademischen Milieus bzw. von Kommunen oder Dritte-Sektor-Organisationen initiierten und getragenen gemeinschaftlichen Wohnformen hat sich mit der Haus-/Wohngemeinschaft für demenziell Erkrankte in den letzten Jahren eine Wohnform entwickelt, die nicht von den Bewohnern selbst, sondern von anderen Akteuren (Wohlfahrtsverbänden, privaten Anbietern sozialer Dienste, Wohnungsunternehmen Angehörigen bzw. Angehörigen-Selbsthilfegruppen) getragen werden. In einer solchen Wohngemeinschaft leben acht bis zwölf Menschen mit dementiellen Erkrankungen zusammen; jeder Bewohner verfügt über ein eigenes Zimmer; Küche, Wohnräume und meist auch Sanitärbereiche werden gemeinschaftlich genutzt. Die Haus-/Wohngemeinschaft wird von einem Betreuungsteam aus Altenpflegerinnen bzw. vergleichbar qualifizierten Fachkräften betreut. Hier ist die Gemeinschaft nicht Ausdruck einer bewusst gewählten Lebensform, sondern besteht vielmehr in der Zusammenlegung von Ressourcen zur Finanzierung einer Lebensform zwischen stationärer Pflege und eigener Häuslichkeit, die den Bedürfnissen demenziell Erkrankter besonders gut entspricht und insofern aus organisatorischer Perspektive eine Innovation darstellt. Ähnlich wie die Pflegeoasen im stationären Bereich (vgl. die Beiträge in Brandenburg/Adam-Paffrath, 2013) stehen jedoch auch die Wohngemeinschaften im Verdacht, v.a. aus Kostengründen unter Missachtung von Qualitätsanforderungen als Modell forciert zu werden. Kritiker der „anbieterverantworteten Wohngemeinschaften" bezeichnen diese auch als „Kleinstheime" und weisen auf die Gefahr der Umgehung ordnungsrechtlicher Bestimmungen zum Schutz der Bewohner und Bewohnerinnen hin (Kreutz, 2014).

Die Bedeutung der verschiedenen altersgerechten Wohnformen wird kontrovers diskutiert. Insbesondere gemeinschaftliche Wohnformen sind Gegenstand wissenschaftlicher und politischer Debatten. Befürworter betrachten diese Wohnformen und die hier praktizierte gegenseitige Unterstützung sowohl als die qualitätsvollere als auch aus Kostengründen angemessene Lösung für die alternde Gesellschaft. Ihr Plädoyer reicht dabei zum Teil bis zu einer Substitution der stationären Pflege durch neue gemeinschaftliche Wohnmodelle (Scherf, 2008). Skeptiker hingegen verweisen auf den (noch) geringen Verbreitungsgrad, die Beschränktheit des Ansatzes auf bestimmte akademische Milieus und die Grenzen der gegenseitigen Unterstützung bei einsetzender schwerer Pflegebedürftigkeit eines Bewohners (Helmer-Denzel/Schneiders, 2013; Generali Zukunftsfonds, 2013). Hinzu kommen gerontologische Bedenken: Vor dem Hintergrund einer zunehmenden intraindividuellen Variabilität und einer Verstärkung von Persönlichkeitsfaktoren spricht einiges dafür, bei wohnungspolitischen Empfehlungen auf „Standardmodelle" für das „Wohnen im Alter" zu verzichten und stattdessen im Wohnangebot stärker den individuellen Bedürfnissen der Betroffenen Rechnung zu tragen.

Durch die Ambulantisierung hat neben den privaten ambulanten Dienstleistungen auch die unternehmerische Wohnungswirtschaft als neuer Akteur im Sektor der Altenhilfe bzw. -pflege an Bedeutung gewonnen. Aus wohnungswirtschaftlicher Sicht stellen ältere Haushalte eine der wenigen Zielgruppen dar, die auch in Zukunft quantitativ an Bedeutung gewinnen wird. Schon heute dominieren in vielen Wohnungsunternehmen, insbesondere in Wohnungsgenossenschaften, die über 65Jährigen die Mieter- bzw. Mitgliederschaft. Die aktuelle Wohnungsmarktprognose des Bundesinstituts für Bau-, Stadt- und Raumforschung (BBSR) geht kurz- und mittelfristig trotz einer sinkenden Bevölkerungszahl von einer konstanten Zahl der Haushalte und demnach Wohnungsbedarf aus. Die Zahl der älteren Haushalte wird jedoch erheblich ansteigen und wird nach Angaben der BSBR im Jahr 2025 mit 42% den mit Abstand größten Anteil an allen Haushalten bzw. Wohnungsnachfragern ausmachen (BBSR, 2010). Abzuwarten bleibt, inwieweit sich gesetzliche Novellierungen auf Landesebene, die in Richtung einer Stärkung ambulanter Versorgungsformen zielen, auf das Angebotsspektrum auswirken werden.

3.3 Ökonomisierung

Sowohl die Privatisierung als auch die Ambulantisierung sind u.a. Ausdruck einer fortschreitenden Ökonomisierung der Alten(pflege)-politik. Angesichts einer zunehmenden Anbieter- und Angebotsvielfalt, gepaart mit der Wahlmöglichkeit zwischen ambulanten und stationären Leistungen sowie einer zur Zeit relativ hohen Kaufkraft eines erheblichen Teils der älteren Haushalte, werden Pflegebedürftige zu Kunden. Wenn auch durch eine Reihe von Regeln bzw. Inkonsistenzen (in den Pflegesatzverhandlungen sind die Interessen der Pflegebedürftigen nicht institutionell vertreten) konterkariert, können die Pflegebedürftigen (bzw. deren Angehörige) nun selbst über die Art der Leistung entscheiden, was aus sozialgerontologischer Perspektive zunächst einen Fortschritt im Sinne von Selbstständigkeit bzw. Selbstbestimmung und insofern eine Chance bedeutet. Mit dieser neuen Rollenzuschreibung sind jedoch auch Risiken verbunden: die Besonderheiten der sozialen Dienstleistungen, die mit einer verminderten Konsumentensouveränität einhergehen, sind lange und hinlänglich bekannt (vgl. Gross/Badura, 1977; Bauer, 2001, Blank, 2011; mit Bezug zur (Alten-)pflege Schneiders, 2010: 29ff.). Eine Lösung für dieses Dilemma kann in einer „Befähigungspolitik" (Lamping, 2012: 48) liegen.

Unterstützt durch sozialrechtliche Regelungen (Angleichung der Pflegesätze für ambulante bzw. häusliche Versorgung; Abgrenzung betreuter Wohnformen von stationärer Versorgung (Landespflegegesetze) haben mittlerweile neben den Wohlfahrtsverbänden auch privatgewerbliche (Pflege-)Anbieter sowie die Wohnungswirtschaft die Älteren als Kundengruppe identifiziert und unterbreiten in vielen städtischen Regionen ein vielfältiges Wohnungs- und Betreuungsangebot jenseits der stationären Pflege. Dieses Angebot stößt bei Pflegebedürftigen und Angehörigen auf eine hohe Akzeptanz – sowohl weil sie (vermeintlich) dem Wunsch nach einem selbstständigen Leben auch bei (schwerer) Pflegebedürftigkeit entsprechen als auch aus Kostengründen. Die vorhandene Vielfalt und Auswahl verursacht jedoch einen zunehmenden Beratungsbedarf bezüglich der Passgenauigkeit der Angebote bzw. Anbieter zu den eigenen finanziellen und körperlichen Ressourcen. Die im Pflegegesetz verankerten Pflegestützpunkte als zwischengeschaltete Institution sollen diese Aufgabe übernehmen; in vielen Bundesländern sind diese aber so organisiert, dass eine trägerunabhängige Beratung nicht gewährleistet werden kann. Eine unabhängige Qualitätssicherung der Wohnangebote bzw.

Zertifizierung existiert bislang nicht, was dazu führt, dass sich hinter manchem Angebot des „Service Wohnen" eine überteuerte Normalwohnung ohne angemessene Ausstattung und Dienstleistungsangebot verbirgt (Schneiders, 2010). Ein weiterer, kritisch zu betrachtender Aspekt ist die Zunahme von ausländischen Beschäftigten in der häuslichen Pflege. Immer mehr Haushalte greifen v.a. aus Kostengründen auf die Beschäftigung von ausländischen Mitarbeiterinnen und Mitarbeitern zurück. Nach Schätzungen sind bereits jetzt zwischen 100.000 und 150.000 Pflegekräfte illegal in deutschen Pflegehaushalten tätig (DIP 2009). Genaue Daten sind aufgrund des überwiegend sozialrechtlich prekären Charakters der Beschäftigungsverhältnisse bislang nicht vorhanden. Vorliegende Studien stützen sich aufgrund der schwierigen Datenlage daher vor allem auf qualitative Interviews (Karakayali, 2008) bzw. Stichproben (Runde et al., 2009). Aus Sicht der Pflegebedürftigen bzw. deren Angehörigen ist die Beschäftigung von Migranten und deren Aufnahme in der eigenen Häuslichkeit insbesondere aus Kostengründen attraktiv. Für eine „Rund-um-die-Uhr"-Betreuung, die insbesondere für Menschen mit demenziellen Erkrankungen oftmals die einzige Alternative zur stationären Pflege darstellt, entstehen Kosten von 1.200 und 2.000 Euro zzgl. Unterkunfts- und Verpflegungskosten. Bei Inanspruchnahme eines ambulanten Dienstes müssten für einen vergleichbaren Zeitumfang nach Schätzungen (ca. 3,5 Vollzeitäquivalente) bis zu 10.000 Euro kalkuliert werden. Mit den Leistungen der Pflegeversicherung ist eine solche umfassende Betreuung – selbst in Pflegestufe III – nicht refinanzierbar. Seitens der Pflegebedürftigen bzw. Ihrer Angehörigen ist daher folgerichtig die Akzeptanz ausländischer Haushalts- und Pflegehilfen in den letzten Jahren deutlich gestiegen (Runde et al., 2009). Aus Sicht der ausländischen Haushaltshilfen handelt es sich zumeist um prekäre Beschäftigungsverhältnisse; aus pflegewissenschaftlicher Perspektive ist auf die Probleme bei der Qualität(ssicherung) hinzuweisen (Schirilla 2012). Auch im stationären Bereich ist zu konstatieren, dass trotz Heimaufsicht und Begutachtungen durch den Medizinischen Dienst der Krankenkassen weiterhin Qualitätsmängel in einzelnen Einrichtungen beobachtbar sind. Aufgrund des ordnungsrechtlichen Schutzbedarfes nimmt hier der Staat seine Fürsorgeaufgaben aber noch wesentlich intensiver wahr.

Einen weiteren, bislang relativ wenig beachteten Aspekt der Ökonomisierung stellt die beschäftigungspolitische Bedeutung der Pflege dar. In der öffentlichen Diskussion sowie einem Großteil der (wissenschaftlichen) Literatur wird die Alterung der Gesellschaft als Last, bzw. positiv gewendet, als Herausforderung für die deutsche Gesellschaft beschrieben. Aus der Alterung bzw. einer Zunahme der Zahl der Pflegebedürftigen entstehen jedoch auch (wirtschaftliche) Chancen. So könnte bei einer bedarfsgerechten Bereitstellung von ca. 250.000 altersgerechten Wohnungen (vgl. Deutscher Verband, 2010) in Neubau bzw. die altersgerechte Anpassung im Bestand ein Gesamtvolumen von ca. 4,1 Mrd. Euro an Investitionen entstehen. Dieses verteilt sich auf verschiedene Branchen und Wirtschaftssektoren – neben der Bau- und Wohnungswirtschaft profitieren insbesondere das Handwerk, aber auch der (Sanitär-)Handel sowie Beratungsunternehmen (v.a. Architekten sowie Wohnberater) – und kann erhebliche beschäftigungspolitische Wirkungen entfalten (vgl. ausführlich Heinze/Naegele/Schneiders, 2011). In der Pflege selbst waren 2011 fast 1 Mio. Menschen beschäftigt, davon ca. 60% in Vollzeit (Pflegestatistik für das Jahr 2011). Auch gilt zu beachten, dass längst nicht alle Ausgaben der Pflege durch die Pflegeversicherung und damit im Generationenvertrag finanziert werden: Auch private Haushalte sind immerhin mit 31% an den Kosten beteiligt (Enste, 2009), somit wird neben öffentlichem, auch privates Kapital aktiviert.

4. Fazit

Die Akteurkonstellationen im Pflegesektor haben sich aufgrund neuer sozialstruktureller sowie institutioneller Rahmenbedingungen in den letzten Jahren erheblich verändert. Das sozialrechtliche bzw. -wirtschaftliche Dreieck zeigt deutliche Erosionstendenzen. Der Staat hat versucht, sich sowohl als Kostenträger, als auch in seiner regulativen Funktion im Vertrauen auf die Überlegenheit marktlicher Steuerungsinstrumente zurückzuziehen. Infolge dieser Ökonomisierung haben sich die Anbieterstrukturen in Richtung einer höheren Bedeutung privat-gewerblicher Anbieter zu Lasten der frei-gemeinnützigen Träger bzw. der Wohlfahrtsverbände ausdifferenziert. Hinzu kommen gänzlich neue Anbieter, wie die Wohnungswirtschaft sowie Social Entrepreneurs, die eine weitere Variante der hybriden Organisationsformen zwischen Markt, Staat und Gemeinschaft darstellen (vgl. ausführlich Grohs/Schneiders/Heinze, 2014). Die Pflegebedürftigen profitieren von Wahlmöglichkeiten und Autonomie; sind in ihrer neuen Rolle als „Kunden" aber auch gefordert, weitreichende Entscheidungen zu treffen, bei denen sie auf Unterstützung durch unabhängige bzw. nicht interessengeleitete Akteure angewiesen sind.

Aktuelle Zahlen sowie Projektionen zur Pflegebedürftigkeit, der Inanspruchnahme von Grundsicherung im Alter und Hilfe zur Pflege sowie der Entwicklung der sozialversicherungspflichtig Beschäftigten zeigen, dass in den kommenden Jahren erhebliche Herausforderungen auf den deutschen Wohlfahrtsstaat zukommen. Es stellt sich die Frage, welche Rollen die verschiedenen Akteure zukünftig im Pflegesektor, der aufgrund der nur beschränkten Marktfähigkeit sozialer Dienstleistungen nicht allein dem Steuerungsprinzip des Marktes überantwortet werden kann, übernehmen werden. Nicht zuletzt aufgrund der Finanzmarktkrise hat das marktliche Steuerparadigma an Zauber verloren. Vor dem Hintergrund des steigenden Finanzbedarfes im Pflegesektor aufgrund der demographischen Alterung sollte zudem diskutiert werden, inwiefern es sinnhaft ist, im überwiegend öffentlich finanzierten Pflegesektor privaten Investoren Renditen von sieben bis neun Prozent zu ermöglichen – wie es Immobilienfonds für Pflegeimmobilien, die dann von verschiedenen Anbietern betrieben werden, versprechen. Angesichts der erheblichen Herausforderungen muss eine neue Balance zwischen Regulierung und Wettbewerb, Autonomie und Schutz gefunden werden. Erforderliche Innovationen sind nur über eine stärkere Verknüpfung von fachlichem Diskurs und betriebswirtschaftlichen Erwägungen erreichbar. In diesem Zusammenhang ist sowohl auf Ressourcen durch die Integration von Technik als auch durch neue Vernetzungen mit bislang nicht involvierten Akteuren hinzuweisen (Heinze/Naegele/Schneiders, 2011).

Die derzeitige Diskussion um eine neue Form der Verantwortungsteilung zwischen den gesellschaftlichen Sphären macht die grundlegende Handlungsorientierung von Solidarität und Sinn der Wohlfahrtsverbände wieder „gesellschaftsfähig". Wohlfahrtsverbände bzw. deren Untergliederungen sind nämlich nicht nur – wie oben beschrieben – zentrale Dienstleistungsproduzenten, sondern nehmen weitere Funktionen wahr. Hierzu gehören die Funktion als Vermittler von Interessen der Mitglieder bzw. der Klienten, die Aktivierung und Organisierung ehrenamtlichen Engagements sowie die aktive fachliche Expertise bei der Politikentwicklung und -formulierung. Diesen Funktionen sind zur Zeit Widersprüche inhärent, die dazu führen, dass es den Organisationen zunehmend weniger gelingt, eine Balance zwischen den Interessen der Mitglieder bzw. Klienten auf der einen Seite und der Einrichtungen auf der operativen Ebene herzustellen. Der Konflikt zwischen den verschiedenen Funktionen ist durch die Neuorientierung der Pflegepolitik mit einer weitgehenden Abkehr vom Korporatismus, der Aufhebung des Kostendeckungsprinzips sowie weiterer marktlicher Steuerungselemente deutlich verschärft worden (Heinze/Schneiders, 2013). Für eine Auflösung dieser Dilemmata ist seitens der Wohlfahrtsverbände eine aktive Modernisierungsstrategie jenseits der naiven Übernahme betriebswirtschaftlicher Steuerungsinstrumente und einem öffentlichen Klagen über unzureichende Bereitstellung finanzieller Ressourcen durch die öffentliche Hand erforderlich. Eine freie Wohlfahrtspflege, der es als Akteur wieder gelingt, ihre multiplen Funktionen zu einer gesamtgesellschaftlich verantwortlichen Balance auszutarieren, kann wesentlich dazu beitragen, die skizzierten Herausforderungen zu bewältigen.

Literatur

Baric-Büdel, D. (2012). Anforderungen an eine kultursensible häusliche Pflege. In: Archiv für Wissenschaft und Praxis der Sozialen Arbeit, H. 3, 82–86.
Bauer, R. (2001). Personenbezogene Soziale Dienstleistungen. Begriff, Qualität, Zukunft. Opladen: Westdeutscher Verlag.
BBSR Bundesinstitut für Bau, Stadt- und Raumforschung (2010). Wohnungsmärkte im Wandel: Zentrale Ergebnisse der Wohnungsmarktprognose 2025 (BBSR-Bericht Kompakt Nr. 1).
BBSR Bundesinstitut für Bau, Stadt- und Raumforschung (2014). Potenzialanalyse altersgerechte Wohnungsanpassung. Bonn.
Blank, F. (2011). Wohlfahrtsmärkte in Deutschland – Eine voraussetzungsvolle Form der Sozialpolitik. In: WSI-Mitteilungen 64, 11–18.
Bogumil, J. et al. (2007). Zehn Jahre Neues Steuerungsmodell – eine Bilanz kommunaler Verwaltungsmodernisierung. Berlin: edition sigma.
Brandenburg, H./Adam-Paffrath, R. (Hg.) (2013). Pflegeoasen in Deutschland: Forschungs- und handlungsrelevante Perspektiven zu einem Wohn- und Pflegekonzept für Menschen mit schwerer Demenz. Hannover: Schlütersche.
Bundesamt für Migration und Flüchtlinge (BAMF) (2012). Pflegebedürftigkeit und Nachfrage nach Pflegeleistungen von Migrantinnen und Migranten im demographischen Wandel. Nürnberg.
Deutscher Verband für Wohnungswesen, Städtebau und Raumordnung e.V. (Hg.) (2010). Kommissionsbericht »Wohnen im Alter«. Berlin.
DIP – Deutsches Institut für angewandte Pflegeforschung (2009). Versorgung in Familien mitmittel- und osteuropäischen Haushaltshilfen, Köln.
DIW – Deutsches Institut für Wirtschaftsforschung (2008). Zahl der Pflegefälle wird deutlich steigen. In: Wochenbericht Nr. 47/2008, 736–744.
Enste, D./Pimpertz Jochen (2008). Wertschöpfungs- und Beschäftigungspotenziale auf dem Pflegemarkt in Deutschland bis 2050. In: IW-Trends – Vierteljahresschrift zur empirischen Wirtschaftsforschung, 35 (4), 103–116.
Enste, P. (2009). Wirtschaftskraft Alter – finanzielle Potenziale von Senioren. In: Seniorenwirtschaft, H. 1 (1), 18–22.
Generali Zukunftsfonds (Hg.) (2013). Generali Altersstudie 2013. Wie ältere Menschen leben, denken und sich engagieren. Frankfurt/Main: Fischer Taschenbuch Verlag.
Grohs, S. (2010). Modernisierung kommunaler Sozialpolitik. Anpassungsstrategien im Wohlfahrtskorporatismus. Wiesbaden: VS.

163

Grohs, S./Reiter, R. (2013). Kommunale Sozialpolitik in der Haushaltskrise: Handlungsfelder und Handlungsstrategien. In: Haus, M./Kuhlmann, S. (Hg.): Lokale Politik und Verwaltung im Zeichen der Krise?. Wiesbaden: VS, 196–214.

Grohs, S./Schneiders, K./Heinze, R.G. (2014). Mission Wohlfahrtsmarkt. Institutionelle Rahmenbedingungen, Strukturen und Verbreitung von Social Entrepreneurship in Deutschland. Baden-Baden: Nomos.

Gross, P./Badura, B. (1977). Sozialpolitik und soziale Dienste: Entwurf einer Theorie personenbezogener Dienstleistungen. In: v. Ferber, C./Kaufmann, F.-X. (Hg.): Soziologie und Sozialpolitik. Sonderheft der Kölner Zeitschrift für Soziologie und Sozialpsychologie. Opladen: Westdeutscher Verlag.

Heinze, R. G./Naegele, G./Schneiders, K. (2011). Wirtschaftliche Potenziale des Alters. Stuttgart: Kohlhammer.

Heinze, R. G./Schneiders, K. (2013). Vom Wohlfahrtskorporatismus zur Sozialwirtschaft? Zur aktuellen Situation der freien Wohlfahrtspflege in Deutschland. In: Archiv für Wissenschaft und Praxis der Sozialen Arbeit, H. 2, 2–15.

Helmer-Denzel, A./Schneiders, K. (2013). Intergenerationelle Gemeinschaften jenseits der Familie: Potenziale und Voraussetzungen. In: Heinze, R. G./Bäcker, G. (Hrsg.). Soziale Gerontologie in gesellschaftlicher Verantwortung. Festschrift für Gerhard Naegele. Wiesbaden: VS. 327–337.

Karakayali, J. (2010). Transnational Haushalten. Biographische Interviews mit care workers aus Osteuropa. Wiesbaden: VS Verlag.

KDA – Kuratorium Deutsche Altershilfe (Hg.) (2006). Wohnen im Alter. Strukturen und Herausforderungen für kommunales Handeln. Ergebnisse einer bundesweiten Befragung der Landkreise und kreisfreien Städte. Berlin: BMFSFJ.

Kreutz, D. (2014). Die „anbieterorientierte Wohngemeinschaft". Abbau von Mindeststandards für Bewohner nach der Pflegereform in NRW? In: Soziale Sicherheit, H. 4, 151–156.

Kuhlmey, A./Schaeffer, D. (Hg.) (2008). Alter, Gesundheit und Krankheit. Handbuch Gesundheitswissenschaften. Bern: Huber.

Lamping, W. (2012). Verhaltenszumutungen und Handlungskompetenz auf Wohlfahrtsmärkten: Neue Herausforderungen für den Sozialstaat und die Soziale Arbeit. In: Theorie und Praxis der Sozialen Arbeit, Nr. 1, 46–53.

Rothgang, H. et al. (2012). Themenreport „Pflege 2030". Was ist zu erwarten, was ist zu tun. Gütersloh: Bertelsmann Stiftung.

Runde, P. et al. (2009). AOK-Trendbericht Pflege II. Entwicklungen in der häuslichen Pflege seit Einführung der Pflegeversicherung. Hamburg (Arbeitsstelle Rehabilitations- und Präventionsforschung an der Universität Hamburg).

Schaal, G./Lemke, M./Ritzi, C. (Hg.) (2014). Die Ökonomisierung der Politik in Deutschland. Eine vergleichende Politikfeldanalyse. Wiesbaden: VS.

Scherf, H. (2008). Grau ist bunt: Was im Alter möglich ist. Freiburg: Herder.

Schirilla, N. (2012). Informelle Arbeitsverhältnisse von Migrantinnen in Privathaushalten Pflegebedürftiger: Ansätze zur Verbesserung. In: Archiv für Wissenschaft und Praxis der Sozialen Arbeit, H. 3, 58–68.

Schneiders, K. (2010). Vom Altenheim zum Seniorenservice. Institutioneller Wandel und Akteurkonstellationen im sozialen Dienstleistungssektor. Baden-Baden: Nomos.

Schneiders, Katrin (2014). Chancen und Grenzen der Ökonomisierung des Alters. In: Löw, M. (Hg.). Vielfalt und Zusammenhalt. Verhandlungen des 36. Kongress der Deutschen Gesellschaft für Soziologie. Wiesbaden: VS.

Matthias Brünett

Demenzfreundliche Kommunen in England und Deutschland
Entwicklung – Kritik – Perspektiven

1. Einleitung

Demenz wird in den westlich-industrialisierten Gesellschaften zunehmend als Herausforderung gesehen und verstärkt thematisiert. Im Vordergrund steht dabei die Frage der Versorgung einer wachsenden Zahl an Menschen, die von Demenz betroffen sind und sein werden. Prognosen für Deutschland für das Jahr 2050 gehen von 1,5 bis 3 Millionen Menschen mit Demenz aus (vgl. Doblhammer et al. 2012). Hauptsymptome sind Gedächtnisstörungen und andere kognitive Defizite sowie Störungen im Erleben und Verhalten (vgl. Förstl/Lang, 2011). Die Diagnostik ist unsicher und erst nach dem Tod mit größerer Sicherheit möglich (Förstl, 2011). Zudem sind Ätiologie und Pathogenese bislang weitgehend ungeklärt (vgl. Whitehouse/George, 2009). So wurde beispielsweise in der berühmten „Nonnenstudie" festgestellt, dass die Gehirne verstorbener Ordensfrauen degenerative Veränderungen aufwiesen, die betreffenden Personen zu Lebzeiten aber keinerlei Symptome gezeigt hatten. Ebenso vice versa: die Gehirne von Personen, die zu Lebzeiten teils gravierende demenzielle Symptome gezeigt hatten, blieben in der Obduktion ohne Befund (vgl. Snowdon, 2001). So wird zunehmend die Existenz der Krankheit Demenz infrage gestellt (bspw. Whitehouse/George, 2009). Demenz ist derzeit nicht heilbar, die Forschung nach Medikamenten brachte bislang keine Ergebnisse (vgl. hierzu Whitehouse/George, 2014).

Aus dieser Gemengelage ergibt sich die Notwendigkeit, über Fragen der Versorgung zu diskutieren. Neben Vertretern verschiedener wissenschaftlicher Disziplinen ist es auch die Politik, die diese Notwendigkeit aktuell erkennt. So wurde im Dezember 2013 der G8-Demenzgipfel in London veranstaltet, bei dem sich die Gesundheitsminister der G8-Staaten über Fragen der Ausrichtung künftiger politischer Maßnahmen verständigten (vgl. G8, 2013). Im Zusammenhang mit der Versorgungsfrage wird seit einigen Jahren auch über die Installation von demenzfreundlichen Kommunen (DfK) diskutiert. Dabei geht es darum, das Gemeinwesen und soziale Milieus als ‚natürlichen' Lebensraum (nicht nur) von Menschen mit Demenz (MmD) wiederzubeleben. Insbesondere in Deutschland wird hier ein explizit alternativer Zugang betont. Im Vordergrund steht, MmD ein Leben in der Mitte der Gesellschaft zu ermöglichen und die mit der Demenz verbundene Stigmatisierung abzubauen (vgl. auch Brandenburg/Brünett, 2014). Dieser Artikel geht auf Erfahrungen zu DfK aus England ein und unternimmt einen Vergleich zur Situation in Deutschland. Dazu wird auf Ergebnisse einer empirischen Arbeit zurückgegriffen, die an der Frage ansetzte, inwiefern das Konzept in England Parallelen oder Unterschiede zu dem alternativen Ansatz in Deutschland aufweist.

2. Zur Entwicklung demenzfreundlicher Kommunen

2.1 Demenzfreundliche Kommunen in England: Politisch motivierte Regulierung

In Großbritannien, das mitunter auch als „Mutterland" der DfK bezeichnet wird, existieren schon seit einiger Zeit demenzfreundliche Initiativen. Unter dem Motto „Hearing the Voice of People with Dementia" entstanden Ende der 1990er Jahre besonders am Dementia Services Development Centre an der Universität Stirling, Schottland, erste Arbeiten zum subjektiven Erleben und zur Teilhabe von MmD. Ausgangspunkt war zunächst, Menschen mit kognitiven Einschränkungen Kommunikationsmöglichkeiten zu eröffnen, Selbstbestimmung zu ermöglichen und sie in Entscheidungen einzubeziehen (vgl. Radzey, 2006, 2009; Milton, 2012). Diese Arbeiten stießen in Großbritannien einen Prozess an, der schließlich einen Niederschlag in politischen Regulierungen fand. Im Fahrwasser einer 2009 veröffentlichten nationalen Demenzstrategie (Department of Health, 2009) und der Prime Minister's Challenge on Dementia (Department of Health, 2012) wurde die britische Alzheimer's Society damit beauftragt, einen Anerkennungsprozess für DfK zu entwickeln, den sie im Herbst 2013 vorlegte (vgl. Alzheimer's Society, 2013a, b). Englische Kommunen können sich seither um eine Anerkennung als DfK bewerben und bekommen bei Erfüllung der Kriterien den Status einer „dementia-friendly community" mit einem entsprechenden Logo verliehen.

Der Anerkennungsprozess sieht sieben Kriterien für Kommunen vor (vgl. Alzheimer's Society, 2013a): (1) Aufbau lokaler Strukturen. Empfohlen wird hier ein Zusammenschluss der örtlich relevanten Organisationen und Akteure. Neben Behörden wie Polizei und Feuerwehr schließt dies auch Geschäfte, Wohltätigkeitsorganisationen und dergleichen und darüber hinaus MmD und deren Pflegepersonen ein. (2) Die Benennung von Verantwortlichen. Deren Aufgabe ist die Steuerung der demenzfreundlichen Aktivitäten in der Kommune. (3) Aufstellen eines Plans zur Schärfung des Bewusstseins (raising awareness) zur Demenz in Geschäften und Organisationen. (4) MmD müssen in die Planungen demenzfreundlicher Aktivitäten in der Kommune einbezogen werden. (5) Die Arbeit der Steuerungsgruppe soll in der Kommune bekannt gemacht werden. Über Informationsveranstaltungen sollen weitere Unterstützer gewonnen und so auch die Nachhaltigkeit der DfK gesichert werden. (6) Demenzfreundliche Aktivitäten sollen sich zunächst auf bestimmte, individuell festzulegende Bereiche konzentrieren, die in der jeweiligen Kommune relevant sind. (7) Etablierung eines Berichtswesens. Alle 6 Monate muss ein kurzer Bericht über Fortschritte in der Kommune verfasst werden, einmal jährlich muss ein Selbstassessment nach nicht näher spezifizierten Richtlinien erfolgen. Die Berichte gehen an die Alzheimer's Society, die sie in eine Datenbank einspeist, die für alle Mitglieder des DfK-Programms zugänglich ist und einen Erfahrungsaustausch ermöglichen soll.

Das Projekt stößt auf großes Interesse, so dass das anvisierte Ziel, 20 DfK bis zum Jahr 2015 in England zu etablieren, schon jetzt übertroffen wurde: Mehr als 50 Kommunen hatten sich bereits in der Pilotphase für das Anerkennungsverfahren beworben.

2.2 Demenzfreundliche Kommunen in Deutschland: Modellprojekte

In Deutschland ist die „Aktion Demenz", ein von der Robert-Bosch-Stiftung geförderter, bundesweit tätiger Verein, bestrebt, das Gemeinwesen demenzfreundlicher zu gestalten. Gemeint ist damit die Förderung von Offenheit, Toleranz und Unterstützung für MmD und ihre Angehörigen. Im Zentrum steht dabei ein alternativer Zugang zum Phänomen Demenz. Alternativ deshalb, weil Demenz unter explizit zivilgesellschaftlichen und sozialen Gesichtspunkten begriffen und weniger als Erkrankung, sondern vielmehr als Teil der menschlichen Existenz und des Alterns thematisiert wird. Damit verbunden ist die Forderung, grundlegend über einen „Neuanfang in den sozialen Beziehungen der Bürgerinnen und Bürger untereinander" (Wißmann/Gronemeyer, 2008: 81) nachzudenken. Diese Sichtweise liegt quer zur bislang stark medikalisierten Debatte, in der Altern und damit verbundene Phänomene wie Demenz als biomedizinische Probleme konstruiert werden (vgl. den weiter unten folgenden Exkurs).

Während in England schon seit längerem ein starkes politisches Interesse für Themen der Demenz besteht, wurde selbigem in Deutschland erst seit vergleichsweise kurzer Zeit Raum gegeben. So wurde ein Gutachten zu den Demenzstrategien europäischer Länder und Australiens erarbeitet (Kirchen-Peters/Hielscher, 2012). Darin formulieren die Autorin und der Autor unter anderem die Empfehlung, die Förderung von DfK in eine deutsche Demenzstrategie einzubeziehen. Seit dem Jahr 2012 wird von der „Allianz für Menschen mit Demenz" an einer Demenzstrategie für Deutschland gearbeitet. Die zu entwickelnden Maßnahmen sind in vier Handlungsfeldern angesiedelt, die nachfolgend kurz vorgestellt werden:

Im Handlungsfeld „Grundlagen und Information" geht es um verstärkte Anstrengungen in der Forschung sowie um die Erweiterung der Wissensgrundlagen sowohl in medizinischer als auch sozialwissenschaftlicher Hinsicht. Mit der Leitformel „Gesellschaftliche Verantwortung" soll unter anderem die Veränderung der individuellen Perspektive der Bürgerinnen und Bürger in den Blick genommen werden. Hier soll bewirkt werden, dass MmD weniger defizit- als vielmehr ressourcenorientiert wahrgenommen werden. Auch der Aspekt der Teilhabe spielt dabei eine wichtige Rolle. Die „Unterstützung von Betroffenen und ihren Familien" meint einerseits die Stärkung von Kompetenz und Selbstbestimmung der Betroffenen, andererseits eine bessere Zusammenarbeit der ‚Stakeholder' wie Ehrenamtliche und professionell an der Versorgung und Unterstützung Beteiligte. Im Handlungsfeld „Gestaltung des Unterstützungs- und Versorgungssystems" geht es um eine Verbesserung bestehender Versorgungsstrukturen im Hinblick auf künftige demenzassoziierte Anforderungen sowie um die Entwicklung und Förderung neuer Wohn- und Versorgungsarten (vgl. BMFSFJ, 2014). In der mittlerweile erschienen Agenda wurde festgehalten, dass bestehende Erfahrungen der „Aktion Demenz" zu DfK eingebracht werden sollen. Weiterhin wird den Kommunen eine wesentliche Rolle in der Etablierung demenzfreundlicher Strukturen zugedacht (BMFSFJ/BMG, 2014).

2.3 Synopsis

Über den Vergleich der Ansätze aus England und Deutschland lassen sich zentrale Unterschiede festhalten. Insbesondere die in England zu beobachtende Zentralisierung und Regulierung kontrastiert mit der Situation in Deutschland, die eher einzelne Modellprojekte aufweist. Darüber hinaus vertreten die Akteure in Deutschland einen explizit alternativen Standpunkt, wie oben beschrieben wurde und nehmen ebenfalls explizit Stellung dazu, was DfK ihrem Verständnis nach nicht sind, nämlich kein weiterer Baustein im Versorgungssystem und keine Entlastungsstrategie für den Sozialstaat (Gronemeyer, 2011: 6). Im weiteren Verlauf dieses Beitrags wird der Frage nachgegangen, welche Deutungsrahmen das Verständnis von DfK in England bestimmen. Zunächst folgt ein Exkurs, der die Problematik der Deutung eines Phänomens und die Kritik am biomedizinischen Paradigma, die u.a. auch von den deutschen Akteuren geübt wird, verdeutlichen soll.

3. Exkurs: Deutungen der Demenz und die Kritik am biomedizinischen Paradigma

Die in Deutschland von der Aktion Demenz betonte zivilgesellschaftliche und soziale Herangehensweise verweist auf das Problem der Deutung der Demenz. Dominant ist hier die biomedizinische Deutung der Demenz als Krankheit, die zunehmend infrage gestellt wird. Leitend hierfür ist vor allem der Umstand, dass Ätiologie und Pathogenese insbesondere der Alzheimerschen Form der Demenz weitgehend ungeklärt sind. So kommen Whitehouse und George (2009) zu dem Schluss, dass es die ‚Krankheit' Alzheimer nicht gibt, es sich vielmehr um eine Form der Gehirnalterung handelt. Weiterhin konstatieren sie, dass die hegemoniale Bedeutung des biomedizinischen Paradigmas den Blick auf ebenso wichtige sozial- und geisteswissenschaftliche Arbeiten zur Demenz verstelle (Whitehouse /George, 2014). Schnabel (2014) kommt zu dem Schluss, dass die Deutung der Demenz als Krankheit anschlussfähig macht für medizinische, am Körper ansetzende Handlungsstrategien und Techniken. Verbunden mit diesen Deutungen von Demenz als Nicht-Krankheit ist die Kritik der Medikalisierung. Leitend ist hier ein sozialkonstruktivistischer Aspekt der Herstellung sozialer Wirklichkeit, den bspw. Berger und Luckmann (2012) ausarbeiteten. Unter diesem Blickwinkel wird Wirklichkeit als Konstruktion begriffen, die durch Interaktion von Individuen hergestellt und objektiviert wird. Auf diese Wissensbestände und Deutungsangebote wiederum greifen Individuen in der Wahrnehmung und Deutung der Wirklichkeit zurück. Alltägliche ‚Gewissheiten', wie die medizinische Deutungshoheit über ein Phänomen wie Demenz lassen sich vor dieser Perspektive hinterfragen. Die Krankheit Demenz erscheint so als eine Konstruktion eines ausschließlich biomedizinischen Problems (Bond, 1992; zur Medikalisierung vgl. auch Estes/Binney, 1989). Wißmann und Gronemeyer (2008; vgl. auch Gronemeyer, 2011) verorten ihre Kritik an einem einseitig biomedizinischen Verständnis der Demenz grundlegend als Kritik an einem gesellschaftlichen und kulturellen Hyperkognitivismus, der einem rationalen, logischen und kategorisierenden Paradigma folgt. Insofern konstatieren sie, dass die Demenz das gegenwärtige, auf Rationalität gründende Weltbild in Frage stellt.

Dieser Exkurs sollte den Boden für die nachfolgende Kritik an der geschilderten englischen Konzeption von DfK bereiten. Dazu werden ausgewählte Ergebnisse einer gouvernementalitätsanalytischen Arbeit, die an diesem Spannungsfeld der Deutungskämpfe ansetzt, vorgestellt und diskutiert.

4. Kritik: Eine *governmentality study* zu demenzfreundlichen Kommunen in England

4.1 Das Konzept der Gouvernementalität als Hintergrund der Analyse

Die in der Überschrift angesprochene Gouvernementalitätsstudie wird hier lediglich in wesentlichen Elementen wiedergegeben. Eine ausführliche Darstellung würde den Rahmen dieses Beitrags sprengen, kann aber von interessierten Leserinnen und Lesern bei Brünett (2014) nachgelesen werden. Gouvernementalitätsstudien setzen an den im obigen Exkurs bereits geschilderten Aspekten an und rekurrieren dabei auf das Konzept der Gouvernementalität des französischen Philosophen Michel Foucault. Die Wortschöpfung setzt sich zusammen aus den französischen Begriffen *gouverner* (regieren) und *mentalité* (Denkweise) (vgl. Lemke/Krasmann/Bröckling, 2012).

Ausgangspunkte sind Foucaults (2006a, b; vgl. auch Friesacher, 2004) Analysen von ubiquitären, produktiven Machtverhältnissen als Gegenentwurf zu einem Verständnis von Macht als einem von Institutionen oder Positionen abhängigen, ‚statischen' Phänomen sowie die Analysen liberaler und neoliberaler Regierungspraxis. Das Konzept der Gouvernementalität beschreibt eine Art der Führung und insbesondere Regulierung, die auf sämtliche Elemente des Sozialen zugreift. Dabei werden Formen der Fremdführung mit solchen der Selbstführung kombiniert. Dazu werden Möglichkeitsräume eröffnet (und somit eine spezifische ‚Freiheit' hergestellt), in denen mögliche Reaktionen und Handlungen der regierten bzw. zu regierenden Individuen antizipiert und damit einer Steuerung unterworfen werden. Prozesse der Subjektivierung leiten diese Techniken der Selbstführung an. Ein Individuum wird also in einem bestimmten, im Hinblick auf die angestrebte Regulierung erwünschten Sinne ‚angerufen', womit ein Appell zur Modifikation des Selbst verbunden ist (vgl.

Foucault, 1994). Weiterhin verfolgt die gouvernementale Führung eine Strategie der Problematisierung. Hier werden bestimmte Problemlagen zunächst definiert und dann als naturgegeben behauptet, gleichsam naturalisiert. Beispiel hierfür ist die Entdeckung und Naturalisierung der Gesetze des Marktes, die etwa im deutschen Ordoliberalismus andere Leitprinzipien ablösten.

Im Rahmen der *governmentality studies* wurde der foucaultsche Begriff von Gouvernementalität erweitert. Eingegangen wird hier auf den Aspekt des Regierens durch Community und die Umgestaltung der Gesellschaft nach dem Vorbild des Unternehmertums, die mit der Konstruktion des unternehmerischen Selbst einhergeht. Rose (2012) nimmt Stellung zur Regierung durch Community. Er sieht hier eine neue Form der gouvernementalen Führung durch die Instrumentalisierung der Gemeinschaft. Hier werden „mikromoralische Beziehungen zwischen Personen begrifflich gefasst und verwaltet" (Rose, 2012: 79). Persönliche Loyalitätsbeziehungen werden als ‚natürlicher' problematisiert und als ein weniger politischer Gegenentwurf zu bevormundendem, zentralistischem Regieren behauptet. Dadurch wird eine solidarische Einbindung von Individuen in eine Gemeinschaft zugleich konstruiert und instrumentalisiert.

Hinsichtlich der Umgestaltung der Gesellschaft nach unternehmerischem Vorbild bezieht sich Bröckling (2007a, b) auf die Behauptung des Marktes als „Ort der Wahrheit" (Foucault, 2006b: 54). Der Markt mit seinen naturalisierten Gesetzen wird zum zentralen Regulativ der Gesellschaft, das in der Anrufung des unternehmerischen Selbst sein Korrelat findet. Unternehmerisch handelt, wer zum einen sorgsam Kosten und Nutzen abwägt, zum anderen, wer neue Wege geht, ein Gespür für profitable Geschäfte hat und risikofreudig Entscheidungen „unter Bedingungen der Unentscheidbarkeit" (Bröckling, 2012: 137) trifft. Der Aspekt des Innovativen und Kreativen lässt sich demnach als ökonomische Ressource auffassen (Bröckling, 2007b). Als Beispiel dafür kann die zunehmende Individualisierung von sozialen Risiken wie Pflegebedürftigkeit benannt werden, die dem Einzelnen die Pflicht zur Absicherung auferlegt, oder die verstärkte Ökonomisierung im Gesundheitswesen (vgl. hierzu Manzei/Schmiede, 2014). Nachfolgend werden ausgewählte Ergebnisse der Arbeit zu DfK in England vorgestellt und unter den hier beschriebenen Aspekten diskutiert.

Problematisierung der Demenz als Krankheit: Im Zusammenhang mit britischen DfK wird die Demenz als medizinisch diagnostizierbare und behandelbare Krankheit problematisiert, im o.g. Sinn also als zentrales Problem definiert. Zum einen geschieht das durch sprachliche Klassifikation, zum anderen durch die Erfassung der Demenz in epidemiologischen und gesundheitsökonomischen Rahmungen. Diese Deutung der Demenz als Krankheit wird explizit für gültig erklärt. Abgegrenzt wird diese ‚wahre‘ Sichtweise von einer als falsch klassifizierten Sicht auf Demenz als Teil des Alterns, die darüber hinaus gleichgesetzt wird mit dem Verweigern von eigentlich verfügbarer Hilfe und dem Zurückweisen von MmD.

Entsprechend gestalten sich die Lösungsvorschläge. Zentrale Kategorie ist hier *raising awareness*, also das Schärfen des öffentlichen Bewusstseins im Hinblick auf die biomedizinisch definierte Demenz und die Vermittlung entsprechenden Wissens. Weiterhin äußert sich die Interventionskategorie des *raising awareness* in der Dimension *evidence*. Zentral ist hier die Generierung ‚wahren‘ Wissens. Gemeint ist sowohl krankheitsbezogenes, medizinisches Wissen als auch *evidence* für Bedürfnisse und Wünsche von MmD. Weitere Dimension dieser Kategorie ist die Vorstellung, dass MmD durch die wissensbasierte Einordnung ihrer eigenen Situation ein besseres Leben führen können. Diese Vorstellung verbindet die medikalisierende und die soziale bzw. psychosoziale Problematisierung der Demenz. Hinsichtlich der medikalen Sichtweise wird die möglichst frühe Diagnostizierung und Information über Symptome und Verlauf der Krankheit als Voraussetzung für den angemessenen und ‚richtigen‘ Umgang mit Demenz gesehen. Dieses krankheitsbezogene Wissen wiederum soll den MmD ermöglichen, in selbstbestimmter Weise mit den krankheitsbezogenen und psychosozialen Aspekten der Demenz umzugehen, indem die Lebenszusammenhänge geplant und vorbereitet werden können.

Im Hinblick auf die Öffentlichkeit dient die Diagnose, verbunden mit der Vermittlung entsprechenden Wissens, zum Abbau des Stigmas der Demenz. Im Zusammenhang mit der Problematisierung der Demenz als Krankheit kann hier von einer Rationalisierung gesprochen werden, die letztlich die Stigmatisierung von MmD verhindern soll.

Integration ins Versorgungssystem: Die Institutionalisierung durch den Anerkennungsprozess und die medikalen und gesundheitsökonomischen Problematisierungen der Demenz erlauben es, DfK als Teil der Versorgungslandschaft zu begreifen. Als solcher ermöglichen DfK es,

Einsparungen zu realisieren, indem erst vergleichsweise spät eine professionelle oder stationäre Versorgung notwendig wird. Insofern erscheint das Leben in einer DfK als kostengünstigere Variante der Versorgung von Menschen mit Demenz.

Subjektivierung: MmD werden zunächst als grundsätzlich produktive Mitglieder der Gesellschaft verstanden, deren Produktivität aber durch gesellschaftliche Barrieren, z.B. die Stigmatisierung, und psychosoziale Aspekte, z.B. des Rückzugs von MmD aus dem gesellschaftlichen Leben aus Furcht und mangelnder gesellschaftlicher Resonanz, verhindert wird. Die Produktivität besteht zunächst im aktiven Beitrag auf alltäglich-sozialer Ebene. Weiterhin wird Produktivität in ökonomischer Hinsicht gefasst. Im Zusammenhang mit demenzfreundlichen Geschäften als Bestandteile einer DfK wird hervorgehoben, dass diese eher in der Lage seien, ihren bestehenden Kundenstamm zu halten und angesichts des demografischen Wandels neue Kunden zu gewinnen. MmD als rational-autonom handelnde Kunden, so die Deutung, gehen eher in demenzfreundliche Geschäfte, weil sie dort einen angemessenen Umgang erwarten können.

Weiterhin konnte ein Modellsubjekt des Menschen mit Demenz herausgearbeitet werden. Die typische Narration konstruiert ein Bild, das im Zusammenhang mit der Rede von Diagnose und von Demenz als Krankheit als das eines mündigen Patienten interpretiert werden kann. Gekennzeichnet ist dieser Typus durch das Treffen informierter Entscheidungen, vorausschauende, eigenverantwortliche Planung der Lebenszusammenhänge und das Bedürfnis nach Wahlfreiheit, ermöglicht durch entsprechendes, zutreffendes Wissen über seine Erkrankung.

Die Subjektivierung von MmD als rational handelnde Kunden in Verbindung mit ökonomischen Argumenten für Demenzfreundlichkeit lassen Aspekte einer Vermarktlichung der Demenz und der Entdeckung der MmD als Kunden erkennen. Demenzfreundlichkeit wird hierbei als Alleinstellungsmerkmal konkurrierender Unternehmen gesehen und gewinnt dadurch eine grundlegend andere Qualität. Demenzfreundlichkeit wird nicht mehr zivilgesellschaftlich, sondern als Wettbewerbsfaktor gedacht. Die Entdeckung ihres ökonomischen Potenzials macht MmD zur gesellschaftlichen Ressource. Letztlich kann hier von der Konstruktion einer Ziel- oder Kundengruppe gesprochen werden, die bestimmte Bedürfnisse aufweist, die wiederum spezielle Leistungen und Produkte benötigt. Eine Anpassung an diese Kundengruppe verspricht einen Wettbewerbsvorteil. Im nachfolgenden Abschnitt werden Schlussfolgerungen aus den hier vorgestellten Ergebnissen gezogen.

5. Schlussfolgerungen

Die in der englischen Konzeption der DfK zum Ausdruck kommende Perspektive unterscheidet sich wesentlich von der in Deutschland vorherrschenden Auffassung. Es konnte gezeigt werden, dass DfK unter medizinisch orientierter Deutung der Demenz ins englische Versorgungssystem integriert werden. Die von Gronemeyer (2011) betonte zivilgesellschaftliche und soziale Annäherungsweise an Demenz und DfK in Deutschland stellt einen Gegenentwurf zu diesen Medikalisierungsstrategien dar. Über den Anerkennungsprozess, wie er in England etabliert wurde, wird genau diese alternative Herangehensweise umgangen, modifiziert und in die herkömmliche, medizinisch orientierte Deutung und Strategie eingereiht. Würde in Deutschland ein ähnlicher Ansatz der Förderung von DfK durch zentralisierte Regulierung umgesetzt, stünde zu befürchten, dass die bis jetzt vorherrschende zivilgesellschaftliche und soziale Orientierung und Sichtweise auf die Demenz ebenso einer strikt medikalisierten Sichtweise untergeordnet, das, was die Idee der DfK wesentlich prägt, also zunichte gemacht würde.

Auch die Idee der Produktivität von MmD erscheint zunächst emanzipiert. Durch die gouvernementalitätstheoretische Perspektive konnte herausgearbeitet werden, dass hier die Strategie des Anschlusses an wirtschaftliche Programmatiken wirkmächtig ist. Die Fassung von MmD als rational handelnde Kunden entspricht also nicht natürlichen Tatsachen, die (endlich) erkannt wurden; vielmehr haben sie ihren Ursprung in einer bestimmten, neoliberal orientierten Denkweise, die die Gesellschaft als Unternehmen versteht, die Mitglieder der Gesellschaft als Unternehmer ihrer selbst und aus dieser Perspektive heraus entsprechende ‚Fakten' schafft. So werden vormals segregierte ‚Kranke' in die arrangierte Freiheit des autonomen Kunden entlassen. Insofern lassen sich DfK als Etappe der Vermarktlichung der Gesellschaft lesen.

Das Programm der Nutzerorientierung und des mündigen, autonomen Patienten lassen sich auch als Programm für eine gebildete, bürgerliche Mittelschicht kritisieren (Friesacher, 2010). Ähnliches lässt sich über das DfK-Anerkennungsverfahren in England auf Grundlage der hier beschriebenen Ergebnisse sagen: Das Handeln eines autonomen Kunden erfordert Kapital. Gemeint ist hier nicht nur finanzielles Vermögen, sondern vor allem soziales Kapital, die Möglichkeit, die arrangierte Freiheit des Kunden überhaupt wahrzunehmen. Insofern sollte kritisch darüber diskutiert werden, wie eine Förderung von DfK in Deutschland Gestalt annehmen könnte. Ein zentral-regulatives Anerkennungsverfahren dürfte einige Begehrlichkeiten wecken: Kommunale Verantwortungsträger dürften schnell den Marketing-Wert eines offiziösen DfK-Status erkennen; Geschäftsleute dürften interessiert daran sein, neue Kunden zu gewinnen; Pflegekassen dürften erfreut sein, eine Möglichkeit zur Senkung von Kosten zu finden. All diese Interesselagen haben ihre Berechtigung innerhalb ihres je eigenen Horizontes und sollen keineswegs verurteilt werden. Aber in einer Gesellschaft, die Sozialpolitik ernst nimmt, muss grundlegend darüber nachgedacht werden, wie mit den Menschen umgegangen werden soll, die dem Leistungsimperativ nicht mehr gerecht werden. Dazu gehört die Reflexion der eigenen ‚Denksysteme', nicht die Affirmation des Bestehenden.

Literatur

Alzheimer's Society (2013a). Foundation criteria for the dementia-friendly communities recognition process (http://www.alzheimers.org.uk/site/scripts/download_info.php?downloadID=911. Letzter Abruf am 31. Oktober 2013).

Alzheimer's Society (2013b). Guidance for communities registering for the recognition process for dementia-friendly communities (http://www.alzheimers.org.uk/site/scripts/download_info.php?downloadID=911. Letzter Abruf am 31. Oktober 2013).

Berger P.L., Luckmann T. (2012). Die gesellschaftliche Konstruktion der Wirklichkeit (24. Aufl.). Frankfurt a.M.: Fischer.

Bond J. (1992). The biomedicalization of dementia. Journal of Aging Studies 6, 397–403.

BMFSFJ – Bundesministerium für Familie, Senioren, Frauen und Jugend (2014). Handlungsfelder. Allianz für Menschen mit Demenz (http://www.allianz-fuer-demenz.de/handlungsfelder/. Letzter Abruf am 24. Juni 2014).

BMFSFJ – Bundesministerium für Familie, Senioren, Frauen und Jugend, BMG – Bundesministerium für Gesundheit (2014). Gemeinsam für Menschen mit Demenz. Die Handlungsfelder. (http://www.bmg.bund.de/fileadmin/dateien/Downloads/D/Demenz/Agenda_Allianz_Demenz.pdf) (zuletzt abgerufen am 10.12.2014)

Brandenburg H., Brünett M. (2014). Demenzfreundliche Kommunen in Deutschland und England – ein Blick auf mögliche Perspektiven. Sozialer Fortschritt 63, (8), 190–196.

Bröckling U. (2007a). Das unternehmerische Selbst. Soziologie einer Subjektivierungsform. Frankfurt a.M.: Suhrkamp.

Bröckling U. (2007b). On creativity: A brainstorming session. In: Masschelein J., Simons M., Bröckling U., Pongratz L. (Hg.). The Learning Society from the perspective of Governmentality. Malden: Blackwell, 99–108.

Bröckling U. (2012). Der Ruf des Polizisten. Die Regierung des Selbst und ihre Widerstände. In: Keller R., Schneider W., Viehöver W. (Hg.). Diskurs – Macht – Subjekt. Theorie und Empirie von Subjektivierung in der Diskursforschung. Wiesbaden: VS, 131–144.

Brünett M. (2014). Über eine Variante der Regierung der Demenz – Demenzfreundliche Kommunen in England. Pflegewissenschaft 16, 422–433.

Department of Health (2009). Living well with dementia. A national dementia strategy (http://www.dh.gov.uk/en/Publicationsandstatistics/Publications/PublicationsPolicyAndGuidance/DH_094058. Letzter Abruf am 26. Januar 2014).

Department of Health (2012). Prime Minister's Challenge on Dementia – delivering major improvements in dementia care and research by 2015 (http://dementiachallenge.dh.gov.uk/ Letzter Abruf am 26. Januar 2013).

Doblhammer G., Schulz A., Steinberg J., Ziegler U. (2012). Demografie Demenz. Bern: Huber.

Estes C.L., Binney E.A. (1989). The biomedicalization of aging: dangers and dilemmas. The Gerontologist 29, 587–596.

Förstl H. (2011). Rationelle Diagnostik. In: Förstl H. (Hg.). Demenzen in Theorie und Praxis. 3., aktualisierte und überarbeitete Auflage. Berlin: Springer, 265–284.

Förstl H., Lang C. (2011). Was ist Demenz? In: Förstl H. (Hg.). Demenzen in Theorie und Praxis. 3., aktualisierte und überarbeitete Auflage. Berlin: Springer, 3–10.

Foucault M. (1994). Das Subjekt und die Macht. In: Dreyfus H.L., Rabinow P. (Hg.). Michel Foucault. Jenseits von Strukturalismus und Hermeneutik. 2. Aufl. Weinheim: Beltz Athenäum, 241–261.

Foucault M. (2006a). Sicherheit, Territorium, Bevölkerung. Geschichte der Gouvernementalität Bd.1. Frankfurt a.M.: Suhrkamp.

Foucault M. (2006b). Die Geburt der Biopolitik. Geschichte der Gouvernementalität Bd. 2. Frankfurt a.M.: Suhrkamp.

Friesacher H. (2004). Foucaults Konzept der Gouvernementalität als Analyseinstrument für die Pflegewissenschaft. Pflege 17, 364–374.

Friesacher H. (2010). Nutzerorientierung – zur normativen Umcodierung des Patienten. In Paul B, Schmidt-Semisch H. (Hg.). Risiko Gesundheit. Über Risiken und Nebenwirkungen der Gesundheitsgesellschaft. Wiesbaden: VS, 55–72.

G8 (2013). G8 Dementia Summit Communique (https://www.gov.uk/government/uploads/system/uploads/attachment_data/file/265868/2901669_G8_DementiaSummitCommunique_acc.pdf. Letzter Abruf am 30. Juni 2014).

Gronemeyer R. (2011). Leben mit Demenz – Ein Überblick zur Situation in Deutschland oder Warum die Verwirrtheit ein Schlüssel zum Verständnis unserer verstörenden Gegenwart ist. Transferplus Nr. 5, 4–8.

Kirchen-Peters S., Hielscher V. (2012). Expertise „Nationale Demenzstrategien". Vergleichende Analyse zur Entwicklung von Handlungsempfehlungen für Deutschland, Institut für Sozialforschung und Sozialwirtschaft e.V. Saarbrücken. (http://www.isoinstitut.de/download/Nationale_Demenzstrategien_Endbericht_BMFSFJ.pdf. Letzter Abruf am 19. Januar 2014).

Lemke T., Krasmann S., Bröckling U. (2012). Gouvernementalität, Neoliberalismus und Selbsttechnologien. Eine Einleitung. In: Bröckling U., Krasmann S., Lemke T. (Hg.). Gouvernementalität der Gegenwart. Studien zur Ökonomisierung des Sozialen. 6. Aufl. Frankfurt a.M.: Suhrkamp, 7–40.

Manzei A, Schmiede R. (Hg.) (2014). 20 Jahre Wettbewerb im Gesundheitswesen. Wiesbaden: VS.

Milton S (2012). What makes a dementia-friendly community? Journal of Dementia Care 20(2), 12–13.

Radzey B (2006). Überblick: Diskussionsstand zum Thema „Hearing the Voice". DeSS orientiert 1/06, 4-11. (http://www.demenz-support.de /Repository/dessjournal_1_2006_hearing.pdf.)

Radzey B (2009). Involvement: Menschen mit Demenz einbinden und ihre Teilhabe sichern. DeSS orientiert 1/09, 7–16. (http://www.demenz-support.de/publikationen/journal_dess_orientiert.)

Rose N. (2012). Tod des Sozialen? Eine Neubestimmung der Grenzen des Regierens. In: Bröckling U., Krasmann S., Lemke T. (Hg.). Gouvernementalität der Gegenwart. Studien zur Ökonomisierung des Sozialen. 6. Aufl. Frankfurt a.M.: Suhrkamp, 72–109.

Schnabel M. (2014). Die Regierung der Demenz. Pflege & Gesellschaft 19, 152–167.

Snowdon D. (2001). Lieber alt und gesund. Dem Altern seinen Schrecken nehmen. München: Karl Blessing Verlag.

Whitehouse P.J., George D. (2009). Mythos Alzheimer. Was Sie schon immer über Alzheimer wissen wollten, Ihnen aber nicht gesagt wurde. Bern: Huber.

Whitehouse P.J., George D. (2014). Alzheimer: Wo steht die Forschung? Dr. med. Mabuse 209, 26–29.

Wißmann P., Gronemeyer R. (2008). Demenz und Zivilgesellschaft – eine Streitschrift. Frankfurt a.M.: Mabuse.

Helen Güther

Pflege in der Familie – Familie in der Pflege
Ein Perspektivwechsel in der Gerontologischen Pflege

Familien gelten idealerweise als Ort der Zuneigung, der liebevollen Zuwendung und Fürsorge. So verwundert es nicht, dass die meisten älteren Menschen zu Hause altern und im Bedarfsfall durch ihre Familien gepflegt werden möchten. Etwa vier Millionen Menschen übernehmen in Deutschland Hilfe- und oder Pflegeleistungen für einen Menschen aus dem unmittelbaren Umfeld (Institut für Demoskopie Allensbach 2010). Dies sind etwa 7% der Bevölkerung mit steigender Tendenz. Denn auch wenn aufgrund verbesserter Lebensbedingungen die Lebenserwartung wächst und die meisten Menschen ohne gravierende Einbußen altern, steigt das Risiko der Pflegebedürftigkeit im (hohen) Alter. In einer demographisch alternden Gesellschaft wie in Deutschland, in der das Verhältnis der (hoch)altrigen Bevölkerung zu jüngeren Kohorten zunimmt, ist davon auszugehen, dass die Erfahrungen von Pflegesituationen in den Familien zukünftig weit verbreitet sein werden.

Die Verortung von *Pflege in der Familie* scheint daher als allzu natürlich und selbstverständlich. Und dennoch, je genauer man hinschaut, desto mehr Ambivalenzen und ernste Problemlagen sozialer Ungleichheit tun sich auf. Und dies – das mag überraschen – scheint nicht so sehr ein Problem eines gegenwärtig beschriebenen sozialen und familiären Wandels. Zu denken ist an die These der Individualisierung des Einzelnen in der Gesellschaft mit der Folge der Auflösung sozialer Beziehungsverhältnisse (Beck 1986) und (im Zuge dessen) eine Pluralisierung familialer Beziehungsformen (Nave-Herz 1995). Vielmehr scheint ein grundlegender Mangel an öffentlicher Diskussion über den Wert von familialer Fürsorge und gesellschaftlicher Wertschätzung, d.h. über *Familie in der Pflege* problematisch.

Der folgende Beitrag möchte diese Diskussion aufgreifen und näher beleuchten. Dazu wird im ersten Teil unter dem Titel *Pflege in der Familie* die Situation von pflegenden Familien in Deutschland entlang der empirischen Datenlage beschrieben und auf soziale Problemlagen hingewiesen. Der zweite Teil löst sich von der rein deskriptiven Auseinandersetzung und versucht eine grundlegende Analyse um die Frage nach dem Stellenwert von *Familie in der Pflege*. Deutlich wird ein normatives Spannungsfeld, in das Familienpflege immer schon gestellt ist. Dieses gilt es zu reflektieren, um angemessene Handlungen auf bestehende Problemlagen hin entwickeln zu können.

1. Pflege in der Familie

Dass die Familie (immer noch) ein zentrales Moment und lebendige Alltagspraxis in der Pflege von älteren Menschen ist, zeigen repräsentative Umfragewerte eindrucksvoll. Die meisten älteren Menschen sind in familiale Netzwerke eingebunden, dies belegen regelmäßig wiederholte Panelstudien. Daten des Deutschen Alterssurveys (DEAS) geben an, dass 2008 bis zu 80% der befragten Menschen zwischen 40 und 85 Jahren in familialen Strukturen lebten (Mahne, Motel-Klingebiel 2010). Diese bestanden auch über wohnräumliche Entfernungen hinweg. So zeigt der Vergleich von 2008 zum Jahr 1996 zwar, dass Mitglieder einer Familie immer weniger in einem gemeinsamen Haushalt lebten. Dies gilt im Wesentlichen für Eltern und ihre erwachsenen Kinder. Die Umfragewerte ergaben aber auch, dass nahezu 90% der Befragten eine gute Beziehung und regelmäßige Kontakte zu ihren Angehörigen pflegten. Etwa 80% der Befragten standen mindesten einmal wöchentlich im (telefonischen) Kontakt zu ihren Familien (ebd.). Die Daten belegen damit die These aus den 1960er Jahren von der „Intimität auf Abstand". Diese besagt, dass die Beziehungen zwischen den verschiedenen Generationen von erwachsenen Familienmitgliedern (d.h. von erwachsenen Kindern zu ihren Eltern) in räumlicher Distanz gelebt werden. Man wohnt an unterschiedlichen Orten und in eigenen Haushalten. Aber die Beziehungsqualität und empfundene Nähe zu einander sind als „intim" zu charakterisieren (Rosenmayr, Köckeis 1968). Angaben zu Transferleistungen lassen jedoch deutlich werden, dass sich die Verbundenheit der Generationen nicht allein auf die Kontaktpflege beschränkt. 2008 wurden neben finanziellen Leistungen (zumeist von der älteren Generation an die jüngere Generation der Kinder und zunehmend der Enkel) auch Sachleistungen wie Pflegetätigkeiten (überwiegend von der jüngeren Generation an die ältere Elterngeneration) erbracht (Mahne, Motel-Klingebiel 2010).

Aus Sicht der Pflegeversicherung zeichnet sich die Familie daher als die zentrale Versorgungsgröße ab. Nahezu 70% (1,76 Millionen) der pflegebedürftigen Menschen, die eine Pflegestufe zugesprochen bekommen haben und Leistungen der Pflegekasse erhielten, wurden zu Hause gepflegt (Statistische Ämter des Bundes und der Länder, Pflegestatistik 2011). Davon beantragten 67% (1,18 Millionen) der Pflegebedürftigen keine Sachleistungen, sondern ausschließlich Pflegegelder zur Sicherstellung der häuslichen, familial organisierten Pflege. Lediglich 33% (576.000) nahmen ambulante Pflegedienstleistungen in Anspruch (ebd.). Nicht berücksichtigt in diesen Statistiken wurden diejenigen, die ohne jegliche Unterstützung der Pflegekasse Hilfeleistungen bereithalten. Die repräsentative Studie Möglichkeiten und Grenzen selbständiger Lebensführung (MUG III) basierend auf Daten von TNS Infratest Sozialforschung aus dem Jahr 2002 gibt an, dass weitaus mehr – nämlich 92% der pflegebedürftigen Menschen zu Hause Hilfen und Pflege erhalten (Schneekloth 2006, 406). Besonders hervorzuhebendes Merkmal der Pflege im Alter ist das der Langzeitpflegebedürftigkeit. Durchschnittlich werden etwa über einen Zeitraum von 10 Jahren hauswirtschaftliche Hilfen und über acht Jahre Pflegeleistungen gegeben (Schneekloth, Leven, 2003, 17). Altersassoziierte Einbußen – seien es physischer, psychischer oder kognitiver Art – verlaufen häufig progredient oder chronisch. Es kommt also zu weitreichenden Veränderungen der gesamten Lebensgestaltung – nicht nur der betroffenen pflegebedürftigen Person. Im Durchschnitt liegt der von pflegenden Angehörigen angegebene Zeitaufwand für die Versorgung von Pflegebedürftigen der Stufe III bei über 60 Stunden pro Woche. In Pflegestufe 2 sind es noch über 40 Stunden pro Woche und in der niedrigsten Einstufung Pflegestufe I sind es immer noch 37 Stunden pro Woche (TNS-Infratest Sozialforschung 2010 zit. n. BMG 2011, 29). Dies entspricht einer Vollzeitbeschäftigung oder mehr.

Die pflegerischen Tätigkeiten decken dabei ein breites Spektrum ab. Neben grundpflegerischen Arbeiten wie Körperhygiene, Essen und Kleiden sind auch Betreuungsleistungen in Abhängigkeit vom Krankheitsbild relevant (Schneekloth, Wahl 2005). Besondere Bedeutung kommt der Betreuung und Beaufsichtigung insbesondere von Menschen mit Demenz zu. Im Allgemeinen zeichnet sich eine demenzielle Erkrankung durch Orientierungs- und Gedächtnisverlust aus (Schäufele et al. 2009). Die Fürsorge einer pflegebedürftigen – insbesondere demenzerkrankten – Person bedeutet daher häufig eine ständige und kontinuierliche Präsenz für den betreuenden Angehörigen. Pflegefreie Wochenenden oder Urlaubszeiten sind dann keine Selbstverständlichkeit mehr. Zudem sind viele Pflegeaufgaben, wie die Hilfe bei Toilettengängen, auch in der Nacht erforderlich. Nicht zu unterschätzen ist der darüber hinaus anfallende bürokratische Aufwand für Antragstellungen an die Pflegekasse und ähnliches mehr (Schneekloth, Wahl 2005).

Die Übernahme einer Pflegeleistung gestaltet sich häufig schleichend und spät reflektiert von anfänglichen Unterstützungs- und Hilfeleistungen bis hin zur vollständigen Übernahme aller Alltagsverrichtungen und einer ständigen Beaufsichtigung und Betreuung. Kommt es zu einer plötzlichen Einschränkung der Selbstständigkeit und einer unmittelbaren teilweise umfassenden Pflegenotwendigkeit bedeutet dies einen sofortigen Einschnitt in die bisherige Alltags- und Familiengestaltung. Notwendige Entscheidungen müssen in recht kurzen Zeiträumen erfolgen verbunden mit relevanten Konsequenzen für alle Beteiligten. Nicht zu vergessen sind aber auch kurzfristige, schwerwiegende Pflegesituationen in der Begleitung sterbender Angehöriger. Hier greifen erste Maßnahmen der ambulanten Hospizhilfe – der Bedarf liegt aber wesentlich höher als das derzeitige Versorgungsangebot (vgl. z.B. Gattinger et al. 2014). Schließlich gilt es zu beachten, dass die Fürsorge und die Anteilnahme bzw. das Verantwortungsgefühl für einen pflegebedürftigen Verwandten auch dann (fort)besteht, wenn die/der zu Pflegende in eine stationäre Pflegeeinrichtung umzieht (Engels, Pfeuffer 2009).

Entscheiden sich Angehörige – ob bewusst oder auch eher reaktiv zur Übernahme der Versorgung – führt dies häufig zu spezifischen Arrangements. In der Regel übernimmt eine Person aus der Familie die Pflege hauptverantwortlich. Den Daten der Repräsentativbefragung TNS-Infratest Sozialforschung (2010) nach übernahmen überwiegend Frauen, insbesondere (Schwieger)Töchter (34%) und Ehepartnerinnen (19%) die Pflege des pflegebedürftigen Angehörigen (BMG 2011, 27). Nicht übersehen werden darf, dass der Anteil der Männer nicht gering ist (vgl. hierzu Klott 2010, Hammer 2014, Langehennig 2012). Immerhin 15% der pflegenden Angehörigen waren männliche Ehepartner und 11% (Schwieger)söhne. Hier scheint sich in den letzten Jahren eine leichte Zunahme der Beteiligung von Männern in der familialen Pflege anzudeuten. Kaum beteiligt waren hingegen entferntere Verwandte (4%) oder auch Freunde und Nachbarn mit 6% (ebd.). Die Pflege übernehmen vor allem Personen, die beruflich eher gering qualifiziert sind, eine weniger gut bezahlte Arbeit haben oder gar arbeitslos sind (Meyer 2006). Nicht selten werden bestehende Berufstätigkeiten aber auch reduziert oder gar ganz aufgegeben, um eine Pflegeversorgung gewährleisten zu können. Dies scheint kulturell begünstigt. So unterscheidet sich die westdeutsche Bevölkerung durch ein geringeres Ausmaß beruflicher Beschäftigung bei gleichzeitiger häuslicher Pflegeverpflichtung im Vergleich zu Menschen in Ostdeutschland. In jedem Fall führt die Pflege dann aber zu sozialen Benachteiligungen im Einkommen und in der Rente bei den pflegenden Angehörigen. Da die Pflege häufig über mehrere Jahre andauern kann, sind auch Benachteiligungen in der Karriereplanung anzunehmen (ebd.). (Der Vereinbarkeit von Pflege und Beruf kommt daher ein besonderer Stellenwert der heutigen Forschung in Gerontologie, Gerontologischer Pflegewissenschaft und benachbarten Disziplinen zu.) Der größte Anteil der pflegenden Angehörigen (67%) befindet sich (noch) im erwerbsfähigen Alter (BMG 2011, 27). Die Studie Carers@work verweist auf umfassende Konsequenzen bei nicht gelingender Vereinbarkeit von Pflege und Beruf bezogen auf die Gesundheit, das Privatleben, den Arbeitsplatz und das soziale Umfeld. Die eigenen Bedürfnisse müssen häufig zurückgestellt werden (Kohler, Döhner 2011).

Insgesamt geben pflegende Angehörige ein hohes Maß an Belastung an. Die Daten von TNS-Infratest Sozialforschung aus dem Jahr 2010 zeigen, dass 77% der Befragten sich belastet bis stark belastet fühlten. Nur 3% gaben an, gar keine Belastung zu haben (ebd., BMG 2011, 29). Auch Metaanalysen aus internationalen Daten belegen eine verbreitete gesundheitliche physische als auch psychische Belastung von pflegenden Angehörigen (Pinquart, Sörensen 2003 und 2007). Studien aus den USA belegten zudem eine deutlich erhöhte Mortalität von pflegenden Angehörigen, die vergleichbar ist mit dem erhöhten Sterberisiko von Herzinfarktpatienten – auch wenn Unklarheit darüber besteht, ob pflegende Personen schon zu Beginn der Pflegeübernahme gesundheitlich stärker beeinträchtigt waren (Perkins et al. 2013). Dies zeichnet ein alarmierendes Bild. Dennoch sind es nicht allein die medizinischen Probleme, die stärker in den Blick rücken müssen.

Generell weist die sozialwissenschaftliche Literatur und Forschung immer deutlicher auf soziale Benachteiligungen pflegender Angehöriger hin. Finanzielle Belastungen (Rothgang 2012) und soziale Exklusion (Theobald 2005) bleiben auch nach Einführung der Pflegeversicherung 1995/96 relevante Problemlagen in der Familienpflege. Die hohe Belastung als auch die finanziellen und sozialen Benachteiligungen führen zu dem Schluss, dass die „Lebenschancen" (Dallinger, Theobald 2008) pflegender Angehöriger gefährdet sind und die pflegende Familie noch zu wenig im Blick der Öffentlichkeit ist (Kumbruck et al. 2010). Daher ist zu fragen, in wie weit das Postulat der Pflegeversicherung „ambulant vor stationär" nicht letztlich zu einer Privatisierung (Peukert 2012) der Pflegelasten führt, und zwar auf Kosten der pflegenden Familienmitglieder.

Bisher getroffene sozialpolitische Maßnahmen im Sozialgesetzbuch (SGB) XI zur Unterstützung der häuslichen Pflege zeigen nur wenig Wirkung, betrachtet man das Inanspruchnahmeverhalten. Angeboten werden sogenannte teilstationäre Unterbringungen, die den pflegenden Angehörigen stundenweise oder für einige Tage von der Pflegeaufgabe entbinden (Tagespflege, Kurzzeitpflege) oder in der Häuslichkeit unterstützen (ambulante Pflegedienste) sollen. Auch ehrenamtliche Dienste (sogenannte Niederschwellige Angebote), Gesprächskreise und Beratungsstellen (Pflegestützpunkte § 92c SGB XI) wurden eingerichtet. Den Pflegestützpunkten kommt dabei die besondere Aufgabe der Koordination und Vernetzung von Unterstützungsangeboten für pflegebedürftige Personen und ihre Angehörigen zu. Dennoch nahmen 2010 lediglich 10% der Betroffenen dieses Beratungs- und Informationsangebot an (BMG 2011, 69).

Der empirische Überblick zur Situation von Familie und Altenpflege zeigt die enge Verknüpfung von persönlichen Problemlagen wie Gesundheit und Belastung mit strukturellen, kulturellen und politischen Rahmenbedingungen. Nicht selten gerät die Situation – erst Recht bei kumulierten Belastungen – zur „Pflegefalle" (Lüttig 2011) für die Betroffenen. Insofern ist der Blickwinkel von der beschreibenden Perspektive als Pflege in der Familie zu ergänzen um die Frage nach dem Stellenwert der Familie in der Pflege. Damit sind dann nicht länger allein versorgungswissenschaftliche Fragen einer Optimierung der Unterstützung von Familie als Pflegeressource zu stellen. Sondern es sind sowohl normative Ambivalenzen zu diskutieren als auch ein politisches Denken anzustoßen hinsichtlich der Frage nach der „guten" Gestaltung von Familie und Pflege.

2. Familie in der Pflege

Der Blick über den nationalen Tellerrand zeigt, dass die Pflege in der Familie auch ganz andere Formen annehmen kann. Orientierung bieten hier vor allem die skandinavischen Länder Dänemark, Finnland, Island, Norwegen und Schweden. Anders als in Deutschland wird Pflege nicht im Privatraum der Familie verankert, sondern ist Teil des Gemeinwesens und wird über kommunale Infrastrukturen getragen (Heintze 2012, 15). Konkret bedeutet dies, dass die Pflege zu einem überwiegenden Teil von professionellen Dienstleistern wie der ambulanten Pflege übernommen wird. Um dies zu ermöglichen, geben die skandinavischen Staaten jährlich 2 bis 3 mal mehr ihres Bruttoinlandprodukts (BIP) für Pflegeleistungen aus (1,8–4% des BIP) als der deutsche Staat (0,8–1,2% des BIP). Dabei ist es auch Ziel der Skandinavier, dass Menschen so lange wie möglich in der eigenen Häuslichkeit verbleiben können. Anders als in Deutschland ist die Familie in Schweden aber nur sekundär in die Pflege eingebunden (Theobald 2014). Dafür zeigt die Statistik eine stärkere Beteiligung von Frauen auf dem Arbeitsmarkt. Die Expertise der Friedrich Ebert Stiftung kommt daher zu der Schlussfolgerung, dass es eines deutlichen Ausbaus professioneller Pflegeangebote im ambulanten Bereich in Deutschland bedarf, um Familien von häuslicher Pflegearbeit zu entbinden (Heintze 2012).

Nun könnte man fragen, ob es überhaupt der Familie in der Pflege bedarf. Die Frankfurter Allgemeine veröffentlichte am 26./27. Oktober 2013 zu dieser Frage einen Artikel mit dem Titel: „Die Familien-AG Krippe, Kita, Altenheim – auf dem Weg in die Betreuungsgesellschaft". Der Beitrag diskutierte die Frage, wie viel familialer Fürsorgetätigkeit an professionelle Dienste „outgesourct" werden kann, bis nur noch von Familienbeziehungen gesprochen werden kann. Führt ein immer Mehr an Übergabe von Fürsorge und Pflegeleistungen an professionelle, berufliche Dienste zur Auflösung dessen, was wir als Familie bezeichnen? Kann die Bereitschaft zu familialer Fürsorge und Pflege nicht auch einen kulturellen Wert an sich darstellen, den es zu fördern - nicht abzubauen gilt? Damit werden normative Fragen aufgeworfen, wie Familie gestaltet werden soll, die in einer grundsätzlichen Kontroverse um eine emotionale oder rationale Orientierung münden.

Der Sozialphilosoph Axel Honneth (1995) weist zwei gegensätzliche moralische Konzepte aus, die in der Diskussion um die „richtige", d.h. „gute" Gestaltung familialer Fürsorgebeziehungen relevant sind. Die eine Vorstellung, was eine gute familiale Bindung ausmacht, lässt sich in der Vertragsethik bei Kant finden. Ausgehend von einer Orientierung an der grundsätzlich schützenswerten Freiheit des Menschen (Autonomiepostulat) ist problematisiert, dass innerhalb von Familien Beziehungen zu missbräuchlichen Interaktionen führen können. Emotionale Bindungen tragen das Risiko in sich, den Gegenüber als Objekt für die eigenen Bedürfnisse zu benutzen. In solch einem Fall würde das Recht auf Freiheit des Gegenübers verletzt. Das Instrumentalisierungsverbot bei Kant wäre gebrochen. Beziehungen, die aufgrund von Abhängigkeiten zur Einschränkung des Einzelnen führen, sind unter dem Diktum der Autonomie nicht zu rechtfertigen und als unrecht zu klassifizieren. In diesem Sinne bedarf es der vertraglichen Regelung (wie sie bspw. die Ehe formal dokumentiert), in der Rechte und Pflichten festlegt und Beziehungen nicht instrumentalisierend reguliert werden. Allerdings weist Honneth zu Recht darauf hin, dass diese ideale Vorstellung der symmetrisch konstruierten Beziehungen in Familien nicht immer zu realisieren ist. Kinder oder auch pflegebedürftige Menschen zeichnen sich gerade dadurch aus, dass sie auf Fürsorgeverhältnisse angewiesen sind und nicht als gleiche Vertragspartner gedacht werden können – auch wenn sie gleich an Würde sind (ebd.).

Daher formuliert Honneth mit Bezug auf Hegel folgenden Einwand: „Wo immer in Familien von einem Mitglied Ansprüche angemeldet werden, die rechtsförmigen Charakter besitzen, ist die moralische Substanz des familialen Lebens bereits zerstört, denn die Beziehungen zwischen den verschiedenen Mitgliedern bestehen im Normalfall nicht im Austausch von Rechten und Pflichten, sondern in der wechselseitigen Gewährung von Fürsorge und Zuwendung" (Honneth 1995, 997). Worauf Honneth sich mit Hegel stützt, ist die Vorstellung eines „sittlichen Verhältnisses" (ebd., 996), in das Menschen als grundsätzlich soziale Wesen immer schon gestellt sind. Demzufolge sind Beziehungen nur dann als „gut" zu bezeichnen, wenn sie von wechselseitiger Liebe getragen sind und sich damit durch eine besondere emotionale Qualität der Bindung auszeichnen. Die Aufhebung einer auf wechselseitiger Liebe basierten Beziehung hin zu einer rationalen, vertragsrechtlich regulierten Partnerschaft kritisiert Honneth mit Hegel als einen Reduktionismus (ebd., 996). Es bedarf also (im Gegensatz zur Vertragsethik bei Kant) eines Konzeptes, welches seinen Ausgang bei der potentiell immer schon gegebenen Verwiesenheit des Menschen auf Andere nimmt, d.h. von der Verletzlichkeit des Menschen ausgeht, der auf die Fürsorge und das Wohlwollen – die (Nächsten)Liebe angewiesen ist.

Beide Gerechtigkeitskonzeptionen leiten sich aus einem christlichen Werteverständnis ab – sowohl der Schutz der Würde als auch die Fürsorgetätigkeit. Welcher der beiden Gerechtigkeitsvorstellungen aber ist nun zu präferieren? Und welche Antwort lässt sich hinsichtlich der Frage nach dem Für und Wider von familialen Pflegeleistungen (*Familie in der Pflege*) gewinnen?

Der Überblick zur Situation von pflegenden Angehörigen, die vielfältigen Problemlagen der Überlastung, der beruflichen Benachteiligung und sozialen Unsicherheit, d.h. die Frage nach gerechten Lebenschancen zeigt einen Bedarf nach rechtlicher Regulierung von familialen Beziehungen auf. Es scheint nur allzu folgerichtig, Frauen und Männer von asymmetrisch bindenden Pflegesituationen durch eine vertraglich regulierte und kontrollierte professionelle Pflege zu befreien, um ihnen beispielsweise Chancengleichheit gegenüber Menschen ohne Pflegeverpflichtung auf dem Arbeitsmarkt einzuräumen. In gleicher Weise stellt sich die Frage, wie viel Privatheit, kann der Familie zugestanden werden, wenn es zu Gewalthandlungen gegenüber den fürsorgeabhängigen Mitgliedern (z.B. Pflegebedürftigen) kommt. Vertragliche Regelungen bieten einen Rechtsraum, um die Pflegebedürftigen aus ihrer Position der Schwäche und Abhängigkeit in eine Position der Gleichberechtigung zu heben. Hiernach scheint es also geboten, konservative, tradierte Vorstellungen von Familie zugunsten des Schutzes und der Förderung des Einzelnen hinsichtlich der Verwirklichung eigener Lebensentwürfe abzubauen. Wann ist aber die Grenze vertragsorganisierter Beziehungen überschritten, um noch im Hegelschen Sinne von einem „sittlichen Verhältnis" sprechen zu können? Denn die Kritik Hegels zeigt, dass Familie als Fürsorgegemeinschaft „nur als eine Sphäre nicht-rechtlicher Solidarität" (ebd., 998) gedacht werden kann.

Die Frage nach der Präferenz einer der beiden Theorien bleibt eine Gratwanderung. Die vertragsethische Perspektive ist wichtig, um vor missbräuchlichen Beziehungen zu schützen. Sie reicht aber nicht aus und muss Raum lassen für die Gestaltung von Beziehungen, die von wechselseitiger Liebe getragen werden. Professionelle Pflege kann unterstützen. Aber die Grenze ist da überschritten, wo sie ihre eigene Logik (gegen die der Familien etc.) durchsetzen will und familiale Fürsorge ersetzen möchte (soll). Ähnlich hat diese Kritik Habermas formuliert mit der These von der „Kolonialisierung der Lebenswelt". Denn die Unterstützung durch professionelle Pflegeexperten führt zu einem Eindringen, einer vertraglichen Regulierung von vormals lebensweltlich, d.h. individuell, emotional geordneten Aufgaben. Daran schließen sich nicht zuletzt neue Gerechtigkeits- und Machtfragen an. So bietet nach Rössler (2001) die Privatsphäre – die wir hier als emotionalen, unkontrollierten Raum der Familie verstehen - eine wichtige Quelle für Freiheit und einen Schutz vor einer überregulierenden Staatlichkeit, die das Verhalten der Menschen in unverhältnismäßiger Weise steuert. Wir schätzen das Private – so Rössler – deswegen, weil es uns in liberalen Gesellschaften einen Schutzraum ermöglicht, um unser eigenes Leben zu führen. Mit dem „Foucaultschen Panoptikon" zitiert sie ein Szenario, welches diese Privatheit aufgegeben hat. Und zwar vor allem durch eine nicht sichtbare Machtergreifung und Manipulation des Menschen im Rahmen automatisierter und gesellschaftlich gesteuerter Verhaltensweisen.

Mit der Care-Ethik lässt sich diese machtkritische Perspektive in Form einer Kulturkritik weiter vertiefen. Zu problematisieren ist Autonomie interpretiert als Wert der Unabhängigkeit als eine einseitige kulturspezifische Orientierung, die den Wert der Fürsorge verdrängt (Kohlen 2013, Kumbruck et al. 2010). Autonomie als Leitinstanz findet insbesondere in liberalen Konzepten der Ökonomie Geltung. Von besonderem Interesse ist die Idealvorstellung von Autonomie für marktwirtschaftliche Prozesse, die auf Prinzipien des (fairen) Wettbewerbs und der Produktionssteigerung beruhen. Der stilisierte Wettbewerb stellt den Einzelnen als Konkurrenten gegenüber dem Anderen heraus. Die individuelle Leistung wird dann zum zentralen gesellschaftlichen Gut. Formen der Abhängigkeit – oder positiv formuliert – der Solidarität werden hingegen eher abgewertet. Problematisch sind solche Entwicklungen, wenn es zur Privatisierung von sozialen Problemlagen kommt. Dies zeigt beispielsweise das Ringen um die Vereinbarkeit von Beruf und Pflege. Dort, wo Angehörige sich für die Übernahme von Pflegeaufgaben im Familienkreis entscheiden, steht ihre Rolle mit beruflichen Verpflichtungen häufig in einem Konflikt. Nachteile, die entstehen, tragen sie selbst-verantwortlich. Dabei, das betont die Care-Ethik, liegt der Wert von familialer, informeller Pflege und Fürsorge gerade darin, einen anderen Maßstab entgegen rein marktwirtschaftlicher Kriterien der Effizienz und des Kosten-Nutzenkalküls anzusetzen. Fürsorge versteht sich dann als Schutz vor Manipulation und Zweck-Mittel-Rationierung des Menschen und des menschlichen Soziallebens. Insofern bedarf sie der gesellschaftlichen und rechtlichen Anerkennung und des (sozialstaatlichen) Schutzes (Kohlen 2013; Kumbruck et al. 2010).

Über diese Kritik wird nicht zuletzt eine politische Dimension und die Frage nach der Aufgabe des Sozialstaats und der Freien Wohlfahrtspflege eröffnet, die mit Hannah Arendt abschließend zu diskutieren ist. Es geht um die Politisierung von sozialen Problemlagen, das heißt um ihre öffentliche Diskussion. In der „vita activa" trifft Arendt (2013) eine grundsätzliche Unterscheidung von privatem und öffentlichem Raum.[1] Der private Raum beinhaltet die Tätigkeiten des Arbeitens und Herstellens. Das heißt, dieser Ort ist geprägt von der Bewältigung notwendiger Alltagsaufgaben, die das Überleben sichern, bzw. ein angenehmes Leben ermöglichen. Der öffentliche Raum

---

[1] Die Differenzierung in öffentlichen und privaten Raum bei Arendt ist von dem Konzept des Privaten bei Rössler (zunächst) zu unterscheiden – der Kerngedanke bleibt aber auch hier der gleiche.

zeichnet sich hingegen durch seine Freiheit und Regellosigkeit aus. Es ist der Raum des Diskurses, der sich in offenen Prozessen vollzieht. Als solcher ist er der Ort des politischen Handelns. Dieses meint die Möglichkeit eines Infragestellens gegebener Bedingungen, eines kritischen Denkens und aufklärenden Analysierens (ebd.). Dieser Raum ist frei von strategischen, nutzenorientierten Tätigkeiten. Im Mittelpunkt steht vielmehr die offene Frage nach der Gestaltung eines guten Lebens (Kohlen 2013).

Vor dem Hintergrund dieser Klassifizierung bewertet Arendt (2013) die moderne Gesellschaft mit ihren Wohlfahrtsstaaten nun hinsichtlich ihrer Ausrichtung auf öffentliche und private Räume: Danach erscheinen moderne Gesellschaften einzig auf Arbeit, Produktion und Optimierung von Arbeits- bzw. Produktionsprozessen ausgerichtet. In dieser Unbegrenztheit des „privaten Raums" verliert sich der öffentliche, reflektierende, nicht-nutzenorientierte Raum. Dies hat zur Konsequenz, dass die Routinen des Alltags nicht hinterfragt werden. Im Gegenteil passen sich die Menschen zunehmend an die bestehenden Gegebenheiten, Traditionen und Ideale an. Es kommt zur „Vergesellschaftung" und damit zur Konformität. So wäre der Mensch ohne den Raum des Privaten ohne Verortung seiner sozialen Grundlage entzogen, die ihm überhaupt erst Grund für politisches Denken und Handeln gibt. Ohne den öffentlichen, arbeitsfreien Raum jedoch ist keine Kritik, ist kein politisches Handeln möglich. Alle Bereiche gesellschaftlichen Lebens sind dann funktionalisiert (ebd.). Arendt beruft sich in ihrer Analyse des privaten und öffentlichen Raums auf antike Bilder von der Familie als Raum des Privaten, des Verborgenen und dem gegenüber der Polis als dem Raum des öffentlichen Diskurses und des politischen Handelns. Von dieser vereinfachten Vorstellung gilt es sich zu lösen und den Gedanken der funktionalisierten Lebensaspekte gegenüber den freien Gestaltungsmöglichkeiten politischen Handelns für ein gutes Leben beizubehalten.

Übertragen auf die Frage nach der Familie in der Pflege lässt sich dann folgern, dass es nicht darum gehen kann, soziale Problemlagen, wie sie im ersten Teil dieses Beitrags unter der Überschrift *Pflege in der Familie* rezipiert wurden, zu lösen, indem sie in ein wohlfahrtsstaatliches System integriert werden. Dies entspricht einer Funktionalisierung der Familienpflege als reine Versorgungsressource, wie wir sie derzeit unter dem Leitgedanken des SGB XI „ambulant vor stationär" erleben. Dann wird Familienpflege allein in den Raum des Privaten verbannt und unsichtbar (Kumbruck et al. 2010). Vielmehr muss es darum gehen, den öffentlichen Raum zu betreten und Familienpflege Thema der politischen Diskussion werden zu lassen (Kohlen 2013). Dies bedeutet, dass wir als Gesellschaft – und insbesondere als (zukünftige) Betroffene aufgerufen sind, zu thematisieren, welchen Wert wir Familie und Fürsorge beimessen und wie wir sie gestalten wollen. Dies erlaubt eine kritisch diskursive Auseinandersetzung von Lebensformen, die Eröffnung von Alternativen anstelle von Pragmatismus und das Einleiten von Lern- und Entwicklungsprozessen gegenüber schnellen aber unreflektierten, tradierten und möglicherweise ideologisierten Lösungen (vgl. Jaeggi 2014). Dies bedarf aber auch der Bereitstellung einer Plattform, eines öffentlichen Raums und eines Zugangs zu diesem – insbesondere für pflegende Familien.

Damit ist abschließend auf die Rolle der Freien Wohlfahrtspflege zu sprechen zu kommen wie sie bei Spieß (2005) mit Hilfe des Konzepts der Anerkennung formuliert wurde. Spieß schreibt von einer „intermediären Stellung" (ebd., 134) der Wohlfahrtsverbände. In diesem Sinne kommt der Freien Wohlfahrtspflege in demokratisch organisierten Wohlfahrtsstaaten ein „anwaltschaftlicher" Auftrag zu, der Menschen gemäß des Subsidiaritätsprinzips mit dem Ziel befähigt, „Menschen in die Lage zu versetzen, ihr Leben selbstverantwortlich zu führen" (ebd., 136). Bezogen auf den Gedanken einer politischen, d.h. diskursiven, öffentlichen Auseinandersetzung um *Familie in der Pflege* ist zu überlegen, in wie weit die Freie Wohlfahrtspflege aus ihrem christlichen Grundverständnis heraus Anwalt für pflegende Familien sein kann. Ihr käme dann die Rolle zu, die Plattform des öffentlichen Diskurses zu bieten – anstelle ausschließlich neuer, Institutionen stabilisierender (stationärer) Versorgungsangebote – Orte des Verhandelns aufzubauen und pflegende Familien zu befähigen, aktiv am öffentlichen Diskurs sicht- und hörbar teilzuhaben.

3. Conclusio

Aus diesen Überlegungen ist für die heutige Situation von Familien in Pflegesituationen zu schlussfolgern, dass die Kontroverse um die Grenze zwischen Privatem und öffentlichem Raum, zwischen autonomer und liebesbezogener Beziehungsgestaltung nicht aufzulösen, sondern immer wieder neu zu verhandeln ist. Die Auseinandersetzung mit Situationen der *Pflege in Familien* zeigt, dass nicht allein Notwendigkeiten das Bild prägen, sondern vor allem kulturelle, soziale und normative Vorstellungen Einfluss nehmen darauf, wie Familie und Pflege zusammen vorzustellen sind. Dies führt zwangsläufig zu unterschiedlichen Folgen für die tatsächliche Lebensgestaltung der pflegenden und zu pflegenden Familienmitglieder. Insofern führt der

Blick von der *Familie in der Pflege* immer auch zu Fragen nach der Gestaltung von gutem Leben. Daraus folgert, dass *Familie in der Pflege* zum Thema der öffentlichen Diskussion werden muss, „weil nur die Betroffenen selber jeweils entscheiden können, wo die Grenzlinie zwischen den beiden Einstellungen verlaufen soll" (Honneth 1995, 991). Aufgabe der Gerontologischen Pflege ist es, diese ethisch-kulturkritische Diskussion zur Grundlage ihrer Forschung und Handlungsorientierung zu machen. Konkret bedeutet dies, Pflegesituationen in Familien nicht unreflektiert allein als Versorgungsproblem in den Mittelpunkt des Handelns zu stellen, sondern vertiefter die grundlegenden normativen Dilemmata aufzudecken. Dann kann es sich als geboten erweisen, nicht (allein) lösungsorientierte Handlungsstrategien zu ersinnen und neue Interventionsangebote anzubieten, sondern grundsätzlich die öffentliche Diskussion um den Stellenwert der Familie in der Pflege anzuregen.

Literatur

Arendt, H. (2013, ursprüngl. 1958). Vita activa oder vom tätigen Leben. 13. Auflage, München, Zürich: Piper.
Beck, U. (1986). Risikogesellschaft. Auf dem Weg in eine andere Moderne. Frankfurt am Main: Suhrkamp.
Bundesministerium für Gesundheit [BMG] (2011). Abschlussbericht zur Studie „Wirkung des Pflegeweiterentwicklungsgesetzes". http://www.bundesge sundheitsministerium.de/fileadmin/dateien/Publikationen/Pflege/Berichte /Abschlussbericht_zur_Studie_Wirkungen_des_Pflege-Weiterentwicklungs gesetzes.pdf (Download vom 15.04.2014).
Dallinger, U.; Theobald, H. (2008). Pflege und Ungleichheit: Ungleiche Citizenship rights im internationalen Vergleich. In: Bauer, U.; Büscher, A. (Hg.). Soziale Ungleichheit und Pflege – Beiträge Sozialwissenschaftlich orientierter Pflegeforschung. Wiesbaden: VS Verlag für Sozialwissenschaften, 78–103.
Engels D., Pfeuffer F. (2009). Die Einbeziehung von Angehörigen und Freiwilligen in die Pflege und Betreuung in Einrichtungen. In: Schneekloth U., Wahl H.-W. (Hg.). Pflegebedarf und Versorgungssituation bei älteren Menschen in Heimen. Demenz, Angehörige und Freiwillige, Beispiele für „Good Practice". Stuttgart: Kohlhammer, 222–287.
Gattinger, H.; Siegl, E.; Senn, B. (2014). Bedürfnisse pflegender Angehöriger betreffend der Mobilität ihres krebskranken Familienmitgliedes am Lebensende: Ein narratives Interview. Pflege 27 (3), 163–177.
Hammer, E. (2014). Unterschätzt. Männer in der Angehörigenpflege. Was sie leisten und welche Unterstützung sie brauchen. Stuttgart: Kreuz.
Heintze, C. (2012). Auf der Highroad – der skandinavische Weg zu einem zeitgemäßen Pflegesystem. Ein Vergleich zwischen fünf nordischen Ländern und Deutschland. WISO Diskurs. Friedrich Ebert Stiftung. http://library.fes.de/pdf-files/wiso/09243-20120730.pdf (Download vom am 15.04.2014).

Honneth, A. (1995). Zwischen Gerechtigkeit und affektiver Bindung. Die Familie im Brennpunkt moralischer Kontroversen. Dtsch. Z. Philos., Berlin 43 (6), 989–1004.

Institut für Demoskopie Allensbach (2010). Monitor Familienleben. http://www.bmfsfj.de/RedaktionBMFSFJ/Abteilung2/Pdf-Anlagen/fami lienmonitor-2010,property=pdf,bereich=bmfsfj,sprache=de,rwb=true.pdf (Download vom 02.01.2012).

Jaeggi, R. (2014). Kritik von Lebensformen. Frankfurt am Main: Suhrkamp.

Klott, S. (2010). „Ich wollte für sie sorgen". Die Situation pflegender Söhne: Motivation, Herausforderungen und Bedürfnisse. Frankfurt am Main: mabuse.

Kohlen, H. (2013). „Zeit ist Geld" und die Sorge um das gute Leben. Überlegungen zu einem Verständnis von Care als politische und soziale Praxis. In: Niederschlag, H.; Proft, I. (Hg.). Moral und Moneten. Zu Fragen der Gerechtigkeit im Gesundheitssystem. Ostfildern: Grünewald, 69–82.

Kohler, S.; Döhner, H. (2011). Carers@Work. Carers between Work and Care. Conflict or Chance? Results of Interviews with Working Carers. http://www.carersatwork.tu-dortmund.de/download/National%20report %20GER.pdf (Download vom 06.06.2014)

Kumbruck, C.; Rumpf, M.; Senghaas-Knobloch, E. (Hg.) (2010). Unsichtbare Pflegearbeit. Fürsorgliche Praxis auf der Suche nach Anerkennung. Protestantische Impulse für Gesellschaft und Kirche. Studien zur Pflege 3. Berlin: Lit.

Langehenning, M. (2012). Genderkonstruierte Angehörigenpflege: Wenn Männer „männlich" pflegen. In: Informationsdienst Altersfragen, 39 (4), 5–11.

Lüttig, J. (2011). Familien in der Pflegefalle? In: Kirche und Gesellschaft Nr. 382. Herausgegeben von der Katholischen Sozialwissenschaftlichen Zentralstelle Mönchengladbach. J.P. Bachem Medien.

Mahne, K.; Motel-Klingebiel, A. (2010). Familiale Generationenbeziehungen. In: Motel-Klingebiel, A; Wurm, S.; Tesch-Römer, C. (Hg.). Altern im Wandel. Befunde des Deutschen Alterssurveys (DEAS). Stuttgart: Kohlhammer: 188–214.

Meyer, M. (2006). Pflegende Angehörige in Deutschland. Ein Überblick über den derzeitigen Stand und zukünftige Entwicklungen. Hamburg: Lit-Verlag.

Nave-Herz, R. (1995). Familie heute. In: Gottfried Bachl (Hg.). Familie leben. Herausforderungen für kirchliche Lehre und Praxis (Schriften der Katholischen Akademie in Bayern, Band 153, Patmos-Verlag, Düsseldorf 1995.

Perkins, M., Howard, V. J.; Wadley, V. G.; Crowe, M.; Safford, M. M.; Haley, W., E.; Howard, G.; Roth, D. L. (2013). Caregiving Strain and All-Cause Mortality: Evidence From the REGARDS Study. The Gerontologist 68 (4): 504–512.

Peukert, R. (2012). Familienformen im Wandel. 8. Auflage. Wiesbaden: Springer VS.

Pinquart, M.; Sörensen, S. (2007). Correlates of Physical Health of Informal Caregivers: A Meta-Analysis. Journal of Gerontology: Psychological Sciences Vol. 62B, No. 2, 126–137.

Pinquart, M.; Sörensen, S. (2003). Associations of Stressors and Uplifts of Caregiving With Caregiver Burden and Depressive Mood: A Meta-Analysis. Journal of Gerontology: Psychological Sciences Vol. 58 B, No. 2, 112-128.

Rosenmayr, L; Köckeis, E. (1968). Sozialbeziehungen im höheren Lebensalter, in: Thomae, H.; Lehr, U. (Hg.). Altern – Tatsachen und Probleme. Frankfurt: Akademische Verlagsgesellschaft, 98–141.

Rothgang, H.; Müller, R.; Unger, R.; Weiß, C.; Wolter, A. (2012). Barmer GEK Pflegereport 2012. Schriftenreihe zur Gesundheitsanalyse Band 17.

http://presse.barmer-gek.de/barmer/web/Portale/Presseportal/Subportal/Presseinformationen/Archiv/2012/121127-Pflegereport-2012/pdf-Pflege report-2012,property=Data.pdf (Download vom 12.10.13).

Rössler, B. (2001). Der Wert des Privaten. Frankfurt am Main: Suhrkamp.

Schäufele, M.; Köhler, L.; Lode, S.; Weyerer, S. (2009). Menschen mit Demenz in stationären Pflegeeinrichtungen: aktuelle Lebens- und Versorgungssituation. In: Schneekloth, U.; Wahl, H.-W.; Engels, D. (Hg.). Pflegebedarf und Versorgungssituation bei älteren Menschen in Heimen. Demenz, Angehörige und Freiwillige. Beispiele für "Good Practice", Forschungsprojekt MuG IV, 1. Aufl., Stuttgart: Kohlhammer, 159–221.

Schneekloth, U. (2006). Enzwicklungstrends und Perspektiven in der häuslichen Pflege. Zentrale Ergebnisse der Studie Möglichkeiten und Grenzen selbständiger Lebensführung (MUG III). Zeitschrift für Gerontologie und Geriatrie 39: 405-412.

Schneekloth, U.; Leven, I. (2002). Hilfe- und Pflegebedürftige in Privathaushalten in Deutschland 2002. Schnellbericht. www.bmfsfj.de/Redaktion BMFSFJ/Abteilung3/Pdf-Anlagen/hilfe-und-pflegebeduerftige-in-privathaus halten,property=pdf,bereich=bmfsfj,sprache =de,rwb=true.pdf (Download vom 10.06.2014).

Schneekloth, U., Wahl, H., W. (2005). Möglichkeiten und Grenzen selbständiger Lebensführung in privaten Haushalten (MuG III). München. http://www.bmfsfj.de/doku/Publikationen/mug/01-Redaktion/PDF-An lagen/gesamtdokument,property=pdf,bereich=mug,sprache=de,rwb=true. pdf (Download vom 30.12.11)

SGB XI (2009). Sozialgesetzbuch XI. Soziale Pflegeversicherung ; Lehr- und Praxiskommentar. In: Klie, Th.; Krahmer, U. (Hg.). Nomos Vertragsgesellschaft, Baden-Baden.

Spieß, C. (2005). Strategien der Anerkennung. Zur sozialethischen Systematik der Freien Wohlfahrtspflege. In: Gabriel, K.; Ritter, K. (Hg.). Solidarität und Markt. Die Rolle der kirchlichen Diakonie im modernen Sozialstaat. Freiburg i.B.: Lambertus, 124–146.

Statistische Ämter des Bundes und der Länder, Pflegestatistik 2011.http://www.sta tistikportal.de/statistik-portal/pflegestatistik_kreisvergleich. pdf (Download vom 15.04.2014:).

Theobald, H. (2005). Elderly care and social exclusion: Concepts and empirical findings in five European countries. Paper to be presented at the 7th European Sociological Association Conference, Research Network an Ageing in Europe, Torun Poland, 9-12 September 2005. www.ageing-in-europe. de/torunpapers/ESA_RN_Ageing_Torun2005_Theobald.pdf (Download vom 25.02.12)

Theobald, H. (2014). Langzeitpflege im internationalen Kontext: Ist-Situation, wissenschaftliche Einschätzung, Veränderungsbedarfe. Präsentation auf dem 1. Vallendarer Kolloquium an der Philosophisch-Theologischen Hochschule Vallendar am 31. Januar 2014 (unveröffentlichtes Manuskript).

Hanno Heil

Wohnen, Versorgung und Pflege – Strategien eines großen Verbandes

Die Altenhilfe in Deutschland ist durch ein enges Netz verbandlicher Strukturen gekennzeichnet. Neben den Berufsverbänden der Pflegenden und Einrichtungsleitungen haben sich die Träger der Einrichtungen in Spitzenverbänden der Wohlfahrtspflege oder Bundesverbänden der privaten Träger zusammengeschlossen. Innerhalb der konfessionellen Wohlfahrtsverbände haben sich selbständige Einrichtungsfachverbände gebildet, die spezifisch die Interessen der Einrichtungen der Altenhilfe vertreten. Dies sind auf katholischer Seite der Verband katholischer Altenhilfe (VKAD e.V.) und auf evangelischer Seite der Deutsche Evangelische Verband für Altenhilfe und Pflege (DEVAP e.V.) Sie sind Ansprechpartner der politischen Parteien und der Spitzenverbände der Kranken- bzw. Pflegekassen. Zugleich stehen sie im Dialog mit anderen bundesweiten Verbänden im Bereich der Altenhilfe wie beispielsweise dem Kuratorium Deutscher Altershilfe (KDA) oder dem Deutschen Hospiz- und Palliativ Verband e.V. (DHPV).

Der VKAD e.V. ist somit als Fachverband der Altenhilfeeinrichtungen innerhalb des Deutschen Caritasverbandes ein bundesweit tätiger Akteur im Bereich der Altenhilfe. Seinen Gründungsimpuls verdankt der Verband dem Drängen von Heimleitungen und Fachreferenten in der Altenhilfe der Caritas, die angesichts der verbreiteten räumlichen und personellen Notbehelfe der 50er Jahre strukturell und fachlich fundierte Versorgungformen anstrebten. Im Verband haben sich ca. 1200 stationäre und ambulante Pflegeeinrichtungen von knapp 600 Trägern zusammengeschlossen, um sich in der politischen Lobbyarbeit, der gegenseitigen Beratung, Qualifizierung und Vernetzung zu unterstützen. Im Jahr 2006 votierte die Mitgliederversammlung dafür, neben den bis dahin vertretenen stationären Pflegeeinrichtungen auch die ambulanten Pflegedienste der Caritas als Mitglieder in den Verband aufzunehmen. Dieser Beschluss markierte eine deutliche strategische Entscheidung: für eine Öffnung der Versorgungsformen und für einen breiten Mix von stationären, halbstationären und ambulanten Versorgungsformen.

Im folgenden Beitrag soll der Frage nachgegangen werden, wie das Streben nach angemessenen Versorgungs- und Wohnformen für das Leben und die Pflege im Alter in der Verbandsarbeit strategisch umgesetzt wird. Dabei soll der Fokus vor allem auf die Thematik des

Wohnens im Sozialraum gelegt werden. Die Strategie eines Verbandes richtet sich nach seinem Leitbild. Die Arbeit daran gehört deshalb zu den Kernaufgaben des Verbandes. Unser Leitbild soll eingangs kurz vorgestellt werden. Aus den Leitprinzipien eines Verbandes leitet sich idealerweise seine Politik ab. Die kurze Darstellung der Arbeit des Verbandes am Thema Wohnen in den vergangen fünf Jahrzehnten der Verbandsgeschichte soll dies bekräftigen. Nach einem kurzen Blick auf die Bemühungen der Vergangenheit soll der Blick auf die heutige politische Arbeit des Verbandes und die fachliche Unterstützung seiner Mitglieder gelenkt werden.

1. Einrichtungen der Altenhilfe bauen auf einem christlichen Wertfundament

Die Arbeit des Verbandes wird geleitet von der Einsicht „Leben wandelt, verändert, entwickelt sich." In seinem Leitbild sichert der Verband zu, dass älter werdende Menschen von den katholischen Diensten und Einrichtungen der Altenhilfe unterstützt werden, ihr Leben nach ihren Bedürfnissen zu verwirklichen. „Dabei steht die Haltung im Vordergrund, die Einzigartigkeit jedes Menschen zu achten" (VKAD 2006: 5). Der Verband bekennt sich zu der Überzeugung, dass „für jeden Menschen gilt, dass er Geschöpf und Ebenbild Gottes ist und von Gott geliebt wird. Erfahrbar wird diese Liebe Gottes in der Begegnung mit Menschen, die, überzeugt von ihrem Auftrag, kompetent in Sachfragen, ihr berufliches Handeln an christlichen Grundsätzen der Personalität, Subsidiarität und Solidarität ausrichten" (ebd.).

In den – in der Rahmenkonzeption festgehaltenen – Gestaltungsprinzipien, welche die Umsetzung des Leitbildes in allen Mitgliedseinrichtungen steuern, wird dieser christliche Anspruch auf die Fragen der Versorgung, Pflege und des Wohnens hin konkretisiert. Die Selbstbestimmung der NutzerInnen der Dienste und Einrichtungen soll beispielsweise darin sichtbar werden, dass der private Wohnraum nach eigenen Bedürfnissen und entsprechend dem persönlichen Lebensstil ausgestattet und genutzt werden kann. Die Ermöglichung und Beibehaltung individueller Lebensgewohnheiten durch die Organisation zählt hierzu ebenso wie die Mitgestaltung des Einrichtungsalltags durch die BewohnerInnen und ihre Angehörigen und gesetzlichen Vertreter. Sie sollen bei Entscheidungen, die das Leben in der Einrichtung betreffen, immer einbezogen werden.

Dem Prinzip der Subsidiarität entspricht das Gestaltungsprinzip, dass die älteren Menschen kompetente und verlässliche Unterstützung bei allen Aktivitäten erhalten, die sie nicht ohne Hilfe durchführen können. Art und Umfang der angebotenen Leistungen sollen auf die Wahrung und Stärkung einer autonomen Lebensführung ausgerichtet sein. Dem Solidaritätsprinzip wird Rechnung getragen, indem beispielsweise Angehörige, FreundInnen sowie andere Personen aus dem sozialen und kirchlichen Umfeld als unersetzbare Bezugspersonen der älteren Menschen und wichtige PartnerInnen der Einrichtungen und Dienste bewusst angesprochen werden. Begegnungen innerhalb und außerhalb der Einrichtung und Dienste sollen ebenso gefördert werden wie das ehrenamtliche Engagement für die älteren Menschen. Die Einrichtungen und Dienste zeigen sich deshalb offen für die Menschen in der Umgebung und fördern Integration durch Öffentlichkeitsarbeit, Bereitstellung von Dienstleistungen für die Gemeinde sowie durch Teilnahme am gesellschaftlichen Leben. (VKAD 2006: 6) Mit diesen Gestaltungsprinzipien liegt der Verband heute im Rahmen allgemeiner altenpolitischer und fachlicher Entwicklungstrends. Der Blick in die Vergangenheit zeigt jedoch, dass heutige Selbstverständlichkeiten das Ergebnis jahrzehntelanger Bemühungen und Auseinandersetzungen sind. Das Ringen um ein besseres Verständnis, was für ein gutes Leben im Alter nötig ist, kennzeichnet die Verbandsgeschichte.

2. Entwicklung

Die Suche nach besseren Formen des Wohnens, der Versorgung und der Pflege ist seit der Gründung des Verbandes ein zentrales Thema seiner Strategieentwicklung. Schon auf der ersten Bundestagung im Jahre 1964 arbeiteten die Mitglieder an einem Konzept für die Weiterentwicklung der Altenheime. Die Forderungen des Fachverbandes richteten sich damals auf die Modernisierung, Erweiterung und den Neubau von Einrichtungen der Altenhilfe. Man propagierte den Bau von Altenkliniken, die die Versorgungslücke zwischen Fachkliniken und Altenheimen schließen sollten. Das Vorbild für die Modernisierung bestehender Heime und für den Neubau war das dreiteilige Heim (Altenwohnheim, Altenheim, Pflegeheim). In den 1960er Jahren beinhaltete dies auch die Kritik an den damals noch weit verbreiteten Mehrbettzimmern. Anfang der 1970er Jahre kam man überein, dass Altenwohnungen und -wohnheime nicht mehr ohne ein Altenhilfezentrum erstellt werden sollten, um den alten Menschen durch Pflege- und Betreuungsdienste die nötige Sicherheit zu geben. Ende der 1980er Jahre stellte die Geschäftsführerin des Verbandes Frau Dr. Dennebaum in einem Fachartikel fest, dass der Anspruch auch hochbetagter, chronisch kranker sowie altersverwirrter und psychisch kranker alter Menschen auf ‚Wohnen' in neuen Heimkonzeptionen stärker berücksichtigt werden müsse. Deshalb sei es auch zu begrüßen, dass die strikten Trennungen je nach Pflege- und Betreuungsbedürftigkeit, wie sie z.B. in dreistufigen Altenheimen zu finden waren, überwunden würden, um damit den Umzug alter Menschen von Heim zu Heim oder innerhalb des Heimes zu vermeiden (Faller 2013: 66–68).

Seit diesen Anfängen hat sich der Verband immer wieder in Studientagungen und Veröffentlichungen mit Themen des Wohnens im Alter beschäftigt. Während in den ersten Jahrzehnten der Verbandstätigkeit bei Baufragen überwiegend auf die Expertise des Kuratoriums Deutsche Altershilfe (KDA) zurückgegriffen wurde und Personal- und Finanzierungsthemen im Vordergrund standen, entwickelte sich das Thema Neue Wohnformen ab dem Jahrtausendbeginn zu einem neuen Schwerpunkt der Verbandsarbeit. In den verbandliche Arbeitshilfen, wie der Kunden- und Mitarbeiterbefragung, wird nach der Wohnqualität gefragt. Dies erhöht das Bewusstsein für quantitative und qualitative Aspekte des Wohnens und Lebens in Mitgliedseinrichtungen und zeigt Verbesserungspotentiale auf.

Das Dialogforum des Verbandes im September 2007 in Bad Honnef ermöglichte unter dem Titel ‚Wohnen im Alter- Visionen, Erfahrungen und Perspektiven' die Darstellung eines breiten Spektrums von Wohnformen anhand innovativer Praxisbeispiele. Die TeilnehmerInnen traten mit Hilfe der neuen Methode „Open Space" in einen intensiven Austausch untereinander und nahmen zahlreiche Impulse für eine zukunftsfähige strategische Weiterentwicklung des Angebotsspektrums mit nach Hause. In einem weiteren Dialogforum im Folgejahr standen speziell die Themen Hausgemeinschaften und ambulant betreute Wohngemeinschaften als Wohnformen für Menschen mit Pflegebedarf auf der Tagesordnung. Die Unterschiede und Gemeinsamkeiten dieser Wohnformen wurden dahingehend ausgelotet, „ob diese Wohnformen das Potential haben, Menschen mit Pflegebedarf gepflegtes Wohnen im Sinne angenehmen und selbstbestimmten Wohnens zu ermöglichen" (Flyer zum Dialogforum 2008).

Eine vorläufige Bündelung des Erkenntnisstandes wurde im Jahr 2010 in dem gemeinsam mit dem Deutschen Caritas Verband (DCV) herausgegebenen Buch ‚Eckpunkte und Praxisbeispiele zu vielfältigen Wohnformen für das Alter' unternommen (Verband katholischer Altenhilfe in Deutschland e.V. und Deutscher Caritasverband e.V. 2010). Neben einer in den Eckpunkten gebündelten Übersicht zu

Stichworten wie Gemeinwesen- und Lebensweltorientierung, Zusammenarbeit mit den Kirchengemeinden, Wirtschaftlichkeit und Vermarktung des Angebots enthält der Band auch zahlreiche Praxisbeispiele.

3. Lobbyarbeit für neue Versorgungsformen

Die Arbeit an neuen Wohn- und Versorgungsformen für das Leben im Alter ist häufig durch eine vorauseilende Praxis und die nachgehende politische und gesetzliche Absicherung gekennzeichnet. Im Verbandsalltag bedeutet dies, dass einzelne Mitgliedseinrichtungen durch eigene Erfahrungen oder die Mitwirkung in Modellprojekten neue konzeptionelle und bauliche Ideen entwickeln, die von der geltenden Gesetzeslage und den Finanzierungsbedingungen nicht oder nur unzureichend erfasst werden. An dieser Stelle wird der Verband zum Instrument der gemeinsamen Meinungsbildung und politischen Lobbyarbeit.

Der Verband hat sich Fachbeiräte geschaffen, die den Vorstand in spezifischen Themenbereichen unterstützen. Ein Fachbeirat ist besetzt mit Heimleitungen und Diözesanreferenten sowie durch eine Referentin der Verbandsgeschäftsstelle bzw. den Geschäftsführer. Der Fachbeirat ‚Fachliche Innovation und Konzeptentwicklung' beispielsweis beobachtet den permanenten Wandel im Bereich der Pflege, um rechtzeitig Themen aufzugreifen, die Bedeutung für die Dienste und Einrichtungen haben. Dazu zählt auch, die Angebotsformen stetig zu überprüfen, neue Ideen aufzugreifen und in die Diskussion zu bringen. Der fließende Übergang offener, ambulanter, teilstationärer und stationärer Lebensformen im Alter wird im Fachbeirat unter der Frage diskutiert, wie ‚Schubladendenken' aufgelöst werden kann und durch ‚Querdenken' gegenseitiger Nutzen der Dienste und Einrichtungen erzeugt werden kann. So begleitet der Fachbeirat beispielsweise die Arbeit einer Mitgliedseinrichtung an der Bereitstellung einer neuen Pflegesoftware, die die Schnittstellen zwischen ambulant betreuten PatientInnen, ärztlichem Dienst, Pflegedienst, Apotheken und Kassen besser überbrücken soll.

In den Reformschritten der Pflegeversicherung hat der Verband sich immer wieder bemüht, die neuen Wohnformen, die von den eigenen Mitgliedseinrichtungen entweder bereits erprobt und etabliert oder als ergänzendes Angebot angestrebt wurden, gesetzlich abzusichern. Hierzu wurden vom Vorstand Meinungsbildungsprozesse mit den Vertretern der Diözesancaritasverbände, des Deutschen Caritasverbandes und der Mitgliedseinrichtungen moderiert, damit eine konsistente und breit getragene Vertretung im politischen Feld möglich wurde. So konnten vor bzw. bei den jeweiligen Anhörungen im Gesetzgebungsverfahren sehr gezielte und detaillierte Stellungnahmen eingebracht werden.

Aktuell stehen im Forderungskatalog des Verbandes neben der baldigen Einführung des neuen Pflegebedürftigkeitsbegriffs und einer generalistischen Pflegeausbildung u.a. Erwartungen an die Bundesregierung, die medizinische Behandlungspflege in den Altenheimen künftig aus der Krankenversicherung zu vergüten, die tarifgerechte Bezahlung der ambulanten häuslichen Pflege zu sichern, die Qualitätsberichterstattung auf die Ergebnisqualität zu fokussieren, die Verantwortung für heimärztliche und fachärztliche Versorgung in der stationären Altenpflege neu zu regeln und die Leistungsbeträge der Pflegeversicherung in der teilstationären und stationären Pflege bei gleichzeitiger Verkürzung der Dynamisierungsfristen zu aktualisieren.

Die Einführung neuer Wohn- und Versorgungsformen spiegelt sich auch in der personellen Struktur der Einrichtungen und Dienste. Die Befassung mit Qualifizierungs- und Ausbildungswegen gehört deshalb immer schon zu den Kernbereichen der Verbandsarbeit. Angesichts des drohenden Personalmangels in der Pflege setzt sich der Verband z.B. als Vertreter des DCV in der Ausbildungs- und Qualifizierungsoffensive der Bundesregierung für gute Zugangswege in die Altenpflegeausbildung ein und damit für die Abschaffung des in einigen Bundesländern noch immer üblichen Schulgelds und für die auskömmliche Finanzierung von Umschulungen.

In einem ökumenischen Bündnis der Fachverbände der Altenhilfe (VKAD und DEVAP) und der Krankenhäuser, dem Katholischen Krankenhausverband Deutschland (KKVD) und dem Deutschen Evangelischen Krankenhausverband (DEVK),) setzt sich der Verband für eine generalistische Pflegeausbildung ein. Von dem neuen Berufsbild erwartet er sich einen breiteren Zugang in eine attraktive Pflegeausbildung, die international anerkannt ist. Innerhalb des Verbandes war diese Positionierung nicht unumstritten, hatte der Verband doch über Jahrzehnte am Aufbau des Altenpflegeberufs aktiv mitgewirkt und ein diesbezügliches Selbstverständnis der von ihm vertretenen Ausbildungseinrichtungen und Schulen gefördert. Die Sorge um den Erhalt der hohen Fachlichkeit des Personals für die Langzeitpflege älterer Menschen begleitet so die Lobbyarbeit des Verbandes für den generalistischen Pflegeberuf. Unbestritten ist, dass auf der grundständigen Pflegeausbildung weitere Spezialisierungen erfolgen müssen, um den unterschiedlichen Settings und Orten, wo alte Menschen künftig versorgt und gepflegt werden, gerecht zu werden. Da neue Wohnformen auch andere Qualifikationen der Mitarbeitenden insbesondere im Bereich Hauswirtschaft und Betreuung erfordern, gehört die Weiterentwicklung der hauswirtschaftlichen und der Assistenzberufe ebenfalls zu den Themen der Verbandsarbeit.

4. Kompetenz im Verband vermehren

Mit Intranetangeboten, Newslettern, Fachtagungen und Publikationen hält der Verband seine Mitglieder über die Entwicklung neuer Versorgungsformen auf dem Laufenden. Der Verband unterstützt das Lernen der Mitglieder durch den gegenseitigen Austausch und durch Zuziehung von Experten. In Kooperation mit dem Fachverband Behindertenhilfe und Psychiatrie hat der Verband im Februar 2011 eine Fachtagung zur technischen Unterstützung von Wohnformen im Alter und für Menschen mit Beeinträchtigungen durchgeführt. Unter dem Titel ‚Selbstbestimmt durch Technik?!' diskutierten die Teilnehmenden im Fraunhofer InHaus-Zentrum in Duisburg über zukünftige Technologien und Visionen für das Wohnen, über organisatorische, bauliche, wirtschaftliche Aspekte des Ambient Assisted Living (AAL) und setzten sich mit kritischen Anfragen an technische Assistenzsysteme aus der Perspektive von Menschen mit Beeinträchtigungen auseinander.

Der gegenseitige Austausch hat in den Dialogforen des VKAD eine institutionalisierte Form gefunden. Im September 2013 führte der Titel ‚Ambulant und stationär – Zusammenspiel als Mehrwert' zahlreiche VertreterInnen von Mitgliedseinrichtungen in Bensberg' zusammen. Mit dem Titel signalisierte der Verband, dass er entgegen der gängigen sozialpolitischen Leitlinie ‚ambulant vor stationär angesichts der unterschiedlichen Bedarfslagen älterer Menschen dezidiert auf eine Vielfalt von ambulanten und stationären Angeboten und eine enge Kooperation derselben setzt. Dies wurde bei der Tagung anhand von Praxisbeispielen wie Tageszentren für Menschen mit Demenz oder sozialraumorientierter Arbeit in einer Einrichtung mit Hausgemeinschaftskonzept diskutiert. (http://www.vkad.de/ange bote/dialog forum/dialogforum2013ambulantundstationaerzusammenspielalsmehrwe rt)

Seit dem Jahr 2013 bietet der Verband ein eigenes Beratungsangebot unter dem Titel ‚Auf dem Weg zu neuen Wohnformen' an. In Zusammenarbeit mit dem ehemaligen Leiter eines Verbundes von Mitgliedseinrichtungen steht ein modulares Beratungskonzept zur Verfügung, das von Mitgliedern bei der Entwicklung neuer Wohnformen in Anspruch genommen werden kann. Als intensive Form der Auseinandersetzung mit neuen Konzepten von Wohnen, Pflege und Betreuung und des kollegialen Austauschs haben sich die Exkursionen des VKAD bewährt. Im Mai 2014 wurden Modelleinrichtungen in der Bodenseeregion besucht. Im Focus des Besuchsprogramms standen die Schwerpunktthemen Palliative Care und die Altenhilfe im ländlichen Raum. Zu letzterem Thema konnten die Teilnehmenden ein Pflege- und Betreuungsnetz kennenlernen, in dem neun Gemeinden eine gemeinsame Case- und Caremanagement Stelle schufen.

Im Blick auf die Förderung der Sozialraumorientierung spielt insbesondere die fachliche Begleitung und Weiterentwicklung von Ehrenamtskonzepten seit Jahren eine wichtige Rolle in der Verbandsarbeit. Ein eigener Fachbeirat Ehrenamt / Bürgerschaftliches Engagement begleitet diese Arbeit und hat z.B. Rahmenleitlinien zur Arbeit mit Ehrenamtlichen und Freiwilligen erarbeitet, die zahlreiche praxisrelevante Arbeitshilfen enthalten.

5. Fazit

Die Idee des ‚guten Lebens im Alter' unterliegt, wie sich an der Verbandsgeschichte zeigt, zeitlichen Veränderungen. Gerade im Blick auf neue Wohn- und Versorgungsformen in der Altenhilfe entwickeln Träger, Einrichtungsleitungen und (künftige) NutzerInnen immer wieder neue Vorstellungen, die Anpassungen an Gebäuden, Änderungen gesetzlicher Rahmenbedingungen und neue Qualifizierungen des Personals erforderlich machen. Das christliche Wertefundament hat sich in den vergangenen Jahrzehnten der Verbandsgeschichte als tragfähiger Grund für erforderliche Neu- und Umbauten in der Altenhilfe erwiesen. Die darauf aufbauenden Einrichtungen stehen heute vielfach an der Spitze der Entwicklungen in der Altenhilfe. Dies verdanken sie nicht zuletzt einer guten Vernetzung und einem ständigen Erfahrungsaustausch, den ihnen ihr Fachverband ermöglicht. Eine Verbandsstrategie, die sich dialogisch aus den Erfahrungen und Meinungen der Mitglieder speist und den Wissenstransfer untereinander fördert, die sich in der Caritas, der ökumenischen Zusammenarbeit und der Freien Wohlfahrtspflege gut vernetzt und sich immer wieder an ihrem Leitbild ausrichtet, dürfte auch in Zukunft ein erfolgreiches Arbeiten an Projekten des ‚guten Lebens im Alter' ermöglichen.

Literatur

Faller, Joachim (2013). Die Zeichen der Zeit erkennen. 50 Jahre Verband katholischer Altenhilfe in Deutschland. Freiburg i. Br.: Lambertus.

Verband Katholischer Altenhilfe in Deutschland (2006). Rahmenkonzeption der
Einrichtungen und Dienste der Altenhilfe. verabschiedet auf der Mitgliederversammlung in Mannheim am 10. Mai 2006. Freiburg i. Br.

*Verband katholischer Altenhilfe in Deutschland e.V; Deutscher Caritasverband e. V.
(Hg.) (2010)*. Eckpunkte und Praxisbeispiele zu vielfältigen Wohnformen für
das Alter. Freiburg i. Br.: Verband Katholischer Altenhilfe.

Teil IV
Gute Pflege im Alter und
die Gestaltung der Pflegeinfrastruktur

Die Gestaltung neuer Wege und Praktiken in der Gerontologischen Pflege ist nicht allein eine Frage der Gestaltung von Beziehungen, der Personal- und Organisationsentwicklung sowie der Einbeziehung des Sozialraums (Teil I-III). In letzter Konsequenz stellt sich die Frage nach der grundlegenden Ausrichtung sozialpolitischer und damit kultureller Horizonte. Wie können Fürsorge und Solidarität sozialstaatlich gesichert und getragen werden? Dazu ist zu allererst an die in Deutschland einzigartige Tradition der Freien Wohlfahrtspflege zu erinnern und wieder anzuknüpfen (*Karl Gabriel*). Hier wird deutlich, dass die Wohlfahrtsverbände auf eine lange Tradition zurückblicken können und nach wie vor eine zentrale Aufgabe haben, als „Scharnier" zwischen dem formellen und informellen Hilfesystem zu fungieren – und zwar jenseits einer rein marktwirtschaftlichen Logik. Die Notwendigkeit einer Wohlfahrtsorientierung zeigt auch der Blick auf Schweden. Als Vorreiter unter den Sozialstaaten bekannt, zeigen jüngste Entwicklungen eine abnehmende Verantwortung und Kontrolle der Kommunen bei der Gestaltung von Pflege. Die zunehmende Vermarktlichung der Pflegeversorgung durch Privatisierung zeigt eine Erodierung in der Versorgungssicherung und Bereithaltung von Fürsorgeleistungen. Die Etablierung ausländischer Konzerne entwickelt Pflege zum lukrativen Geschäft (*Hildegard Theobald*).

Dazu gilt es, das Moment der Pflege und der Pflegebedürftigkeit zu rehabilitieren. Die Institution Pflegeheim ist in Deutschland durch Skandale einseitig negativ stigmatisiert. Dabei bietet sie durchaus Potentiale für eine innovative und gute Versorgung und Pflege. Innovative, lernorientierte und offene Pflegeheime können Vorbilder für die Entwicklung und Etablierung einer „pflegefreundlichen Kultur" sein (*Andreas Kruse*).

Die Öffnung der Heime bietet dabei eine Option, Schritte in Richtung einer pflegefreundlichen Kultur zu beschreiten. Die Akademisierung bietet eine weitere Möglichkeit, (nicht nur) der Gerontologischen Pflege eine fundierte und begründete Stimme zu geben. Schließlich ist auch ein politisches Engagement zur Emanzipation der Gerontologischen Pflege notwendig, letztlich ein inhaltliches Konzept, welches Wege zu einer pflegefreundlichen Infrastruktur konkretisiert (*Ingo, Bode, Hermann Brandenburg & Burkhard Werner*). Und auch diese Vorlage bedarf der kritischen Perspektive der Praxis – mit Betonung der notwendigen Profilentwicklung und Konsolidierung der Akteure in der Altenhilfe (*Claudia Gerstenmaier & Alfons Maurer*).

Ein grundsätzlicher Kulturwandel in der Langzeitpflege (*Hermann Brandenburg & Frank Schulz-Nieswandt*) ist damit angestoßen. Dieses abschließende Plädoyer erweitert die Perspektive der „reinen" Versorgung um die Fragen: In welcher Art und Weise sollen unsere Pflegeeinrichtungen beschaffen sein? Was bedeutet es, einen Kulturwandel in Institutionen anzustoßen? Welche Mut machenden Erfahrungen liegen dazu bereits vor. Dieser abschließende Beitrag verbindet damit bereits erreichte Ziele mit noch bestehenden Aufgaben und rundet den vorliegenden Band ab.

Karl Gabriel

Freie Wohlfahrtspflege in Deutschland
Zwischen eigenem Profil und staatlicher Regulierung

1. Die Ursprünge der Freien Wohlfahrtspflege in Deutschland

Die Freie Wohlfahrtspflege gehört in besonderer Weise zur Kontinuität, aber auch zur Besonderheit deutscher Geschichte. Nirgendwo in Europa, ja auf der ganzen Welt, hat sich in so ausgeprägtem Maße eine duale, eine die öffentliche und private Wohlfahrtspflege verbindende Struktur herausgebildet. Die Wurzeln sind im 19. Jahrhundert zu suchen. Das 19. Jahrhundert war gerade in Deutschland eine Epoche sowohl säkularer als auch religiöser Aufbrüche. Es war ein Jahrhundert der Säkularisierung wie eines der (zweiten) Konfessionalisierung. Die säkularen wie religiösen Bewegungen reagierten auf die mit den Revolutionen des Jahrhunderts verbundenen sozialen Umbrüche und Notlagen. Die Arbeiterbewegung griff zur Selbsthilfe, die nationale Bewegung wie auch die Freisinnigen gründeten Hilfevereine. In beiden christlichen Konfessionen wie im Judentum kam es zur Gründung von Vereinen der Hilfe von Mensch zu Mensch, die sich früh zu Spitzenverbänden zusammenschlossen. Eine wichtige Rolle für die weitere Entwicklung spielten die beiden verlorenen Weltkriege. Für die Zeit nach dem ersten Weltkrieg beschreibt der Historiker Thierfelder die Lage treffend so: „Die Not war zu groß und die Finanzlage des Staates zu schlecht, als dass der Staat auf die freien Wohlfahrtsverbände hätte verzichten können" (Thierfelder 2007: 228). So kam es in der Weimarer Republik zum Zusammenspiel von verbandlicher Wohlfahrtspflege und Sozialstaat. Der Zusammenschluss der Wohlfahrtsverbände zur Liga 1926 diente der geregelten Kooperation zwischen öffentlicher und verbandlicher Wohlfahrtspflege. Schon in der Sozialgesetzgebung Weimars griff man auf das Subsidiaritätsprinzip zurück, um das Verhältnis beider zu regeln und zu legitimieren. Nach dem 2. Weltkrieg wiederholte sich die Situation Weimars in noch krasserer Ausprägung. In der Zusammenbruchsgesellschaft der Jahre unmittelbar nach 1945 gab es keinen Staat, der im zerbombten und mit Millionen von Vertriebenen und Flüchtlingen konfrontierten Deutschland hätte Hilfe leisten können. Wiederum war für viele Jahre die Not zu groß und der Staat zu schwach als dass man auf die relativ schnell wieder aktiven Wohlfahrtsverbände hätte verzichten können. Vor diesem Hintergrund wird verständlich, dass die Sozialgesetzgebung der frühen 60er Jahre in der Bundesrepublik den Wohlfahrtsverbänden – dem Subsidiaritätsprinzip folgend – eine Vorrangstellung bei der Einrichtung von organisierten Hilfen einräumte. Aus der Vorrangstellung sind in den letzten Jahrzehnten – so eine wachsende Zahl von Beobachtern – „Goldene Fesseln" geworden, die in jüngster Zeit zu scheuern beginnen.

2. Die „goldenen Fesseln" beginnen zu scheuern
Der gegenwärtige Umbau des Sozialstaats

Die Neujustierung der Sicherungssysteme zeigt gegenwärtig folgende, schärfere Konturen erhaltende Tendenzen:

Es lässt sich eine stärkere Pluralisierung der Risikogemeinschaften und ein Auseinanderdriften der „guten" und „schlechten" Risiken beobachten. Wahlleistungen in der Gesetzlichen Kranken- und Pflegeversicherung und die Notwendigkeit privater Zusatzversicherungen in der Gesetzlichen Rentenversicherung führen zu unterschiedlichen Versorgungskategorien und Versorgungsniveaus.

Die Elemente einer „bedingten Leistungsgewährung" werden gestärkt. Deutlich wird dies insbesondere in der neuen Sozialhilfegesetzgebung, in der Zwangs- und Kontrollmaßnahmen einen höheren Stellenwert erhalten.

Es ist eine wachsende Betonung der Pflichten der Leistungsempfänger gegenüber einem Rechtsanspruch auf Leistungen zu beobachten. In der Missbrauchsdiskussion und in der Frage, ob Leistungen gestrichen werden sollen, wenn keine aktive Mitarbeit der Leistungsempfänger erkennbar wird, kommt diese Tendenz zum Ausdruck.

Die Entwicklung tendiert hin zu Grundversorgungsmodellen bzw. der Minimalabsicherung in den gesetzlichen Sicherungssystemen, die durch Eigenleistungen bzw. weitere Leistungen aufgestockt werden müssen.

Unverkennbar sind die Verstärkung der Elemente der privaten Risikoabsicherung und des Einbaus von Marktsteuerung und privater Dienstleister in den „welfare-mix" des Sozialstaates.

Sicherlich erhalten die angesprochen Veränderungen gegenwärtig vornehmlich durch die Wirtschaftskrise der letzten Jahre eine bisher nicht gekannte Dynamik. Heute und in naher Zukunft – so meine Beobachtung – kommt der Veränderungsdruck aber auch verstärkt aus der europäischen Sozial- und Integrationspolitik (Aust/Leitner/Lessenich 2002, S. 290ff.). „Dies bedeutet, dass das Zusammenwachsen der europäischen Gesellschaften auf eine bestimmte Form der

Konvergenz hinausläuft, die der Ausdehnung spezifischer Merkmale des amerikanischen Modells entspricht" (Aust et al. 2002, 296).

3. Der gesellschaftliche Ort der Freien Wohlfahrtspflege im Spannungsfeld von Wertbindung, Ökonomie und Politik

Die politisch in den letzten Jahren im nationalen wie europäischen Rahmen gewollte, stärkere marktwirtschaftliche Konkurrenz und Marktsteuerung sozialer Dienste wirft für die Träger und Einrichtungen der Freien Wohlfahrtspflege über den täglichen Wettbewerbsdruck hinaus schwierige Identitätsprobleme auf. Zu ihrer Bearbeitung bedarf es klarer Vorstellungen über den Ort der Freien Wohlfahrtspflege im System sozialer Dienstleistungen insgesamt.

Die Freie Wohlfahrtspflege und ihre Einrichtungen nehmen im System sozialer Dienste eine wichtige Zwischen-Stellung ein. Sie gehören weder zur Sphäre öffentlich-staatlichen Handelns, noch folgen sie den Prinzipien eines gewinnorientierten Marktanbieters. Gleichzeitig überschreiten sie den Bereich des Helfens von Mensch zu Mensch in Familie und informellen Gruppenbezügen. Auf der einen Seite haben sie ihre Wurzeln und ihre Grundlagen im sozialen Engagement und der christlich motivierten unmittelbaren Hilfe von Einzelnen und Gruppen, auf der anderen Seite reichen sie mit ihren Dienstleistungen in die Sphären von Staat und Markt hinein. Ihr spezifisches Profil gegenüber Staat und Markt gewinnen die Dienste und Einrichtungen, indem sie anders als öffentliche Ämter und gewerbliche Unternehmungen Prinzipien solidarischen Helfens in das System sozialer Dienstleistungen einbringen.

Die Wohlfahrtsverbände übernehmen heute eine konfliktreiche, für die Gesellschaft insgesamt wichtige Vermittlungsleistung und -position. Sie gehören zu einem dritten Typus von Organisationen, die weder öffentliche Ämter noch gewerbliche Unternehmungen darstellen (vgl. Goll 1991; Olk 1995). Diese repräsentieren einen eigenen Stil des Handelns mit eigener Motivation und Rationalität, der sich sowohl vom staatlich-hoheitlichen Machthandeln als auch vom reinen Nutzenkalkül kommerziellen Handelns unterscheidet. Sie bilden als Netzwerk von „Non-Profit-Organisationen" mit besonderer Gemeinwohlverpflichtung einen dritten gesellschaftlichen Sektor – neben dem Staat auf der einen Seite und dem privatwirtschaftlich organisiertem Markt auf der anderen Seite. Gleichzeitig bilden sie eine Brücke zu den auf wechselseitiger Hilfe beruhenden privat-familiären Gemeinschaften und deren Logik solidarischen Handelns. In ihrer spezifischen Organisationsform stehen die Verbände der Freien

Wohlfahrtspflege vor der Aufgabe, verschiedene Handlungslogiken, Motive und Rationalitäten miteinander zu verbinden und den Graben zwischen Staat und Markt auf der einen Seite und gemeinschaftlichen Hilfeformen auf der anderen Seite nicht zu groß werden zu lassen. Die Stellung und Bedeutung der Verbände im sozialen Dienstleistungssystem lässt sich mit Problemen eines Staatsversagens einerseits und eines Marktversagens andererseits, wie auch der engen Funktions- und Leistungsgrenzen informeller Hilfeformen in Verbindung bringen. Die Freie Wohlfahrtspflege, ihre Träger und Einrichtungen, werden auch in Zukunft im Sozialsektor eine wichtige intermediäre Institution mit einer komplexen internen Struktur und schwierigen externen Vermittlungsleistungen bleiben.

Eine weitere, ebenfalls konfliktreiche Vermittlungsleistung betrifft spezifisch die kirchlichen Wohlfahrtsverbände: nämlich die gewachsene Spannungslinie zwischen Kirchen und Gesellschaft (Schmälzle 1995). Über die Wohlfahrtsverbände erreicht das kirchliche Handeln Menschen, die sich in ausgesprochen kirchenfernen Milieus bewegen. Die Kirchen halten über die Vermittlungsleistung von Diakonie und Caritas aber auch Kontakt zu der wachsenden Zahl von Kirchenmitgliedern in der Halbdistanz eines massenkulturell diffusen und impliziten Glaubens. Das öffentlich relevante, sichtbare soziale Engagement der Kirchen – insbesondere für die gesellschaftlich ‚Nutzlosen‘ und letztlich nicht ‚lösbaren‘ sozialen Probleme – gehört heute zu den wichtigsten Motivgrundlagen, eine Kirchenmitgliedschaft trotz Dissonanzerfahrungen mit Glaube und Kirche beizubehalten. Die verbandlich wahrgenommene, diakonische Grundfunktion kirchlichen Handelns erbringt damit für die Kirchen heute wichtige Integrationsleistungen nach innen wie nach außen. Im Innern vermittelt sie zwischen den auseinanderstrebenden ‚Sektoren‘ der sich zunehmend pluralisierenden Kirchen und trägt insbesondere zur Stabilisierung eines zahlenmäßig inzwischen die Mehrheit der Kirchenmitglieder umfassenden ‚impliziten Sektors‘ bei (Gabriel 2000, 177ff.). Nach außen stellt sie einen Bereich des öffentlichen Lebens dar, in dem Kirche und Gesellschaft neue Verflechtungsformen angenommen haben, die gegenstrukturelle Wirkungen zu Prozessen der Säkularisierung des übrigen gesellschaftlichen Lebens entwickeln. In dieser Dimension erbringen Caritas und Diakonie unverzichtbare Inkulturationsleistungen im Kontext der für moderne Gesellschaften zentralen Wohlfahrts- und Sozialkultur, wie sie gleichzeitig zu wichtigen institutionellen Trägern einer solchen Kultur gehören.

Als durchgehendes Moment weisen alle Argumentationslinien auf die Multifunktionalität und den Konflikt- und Spannungsreichtum hin, der sich nicht ohne Weiteres auflösen lässt, wollen die Verbände die ihnen zugewachsene Position und Funktion nicht leichtfertig aufs Spiel setzen. Dies gilt für das Konfliktpotential, das sich beim Staat wie beim Markt verorten lässt; dies gilt aber auch gegenüber einem durch Ängste und Bedenken gegenüber einem ‚inneren Säkularisierungsprozess' des verbandlichen Personals bestimmten ‚Verkirchlichungsdruck', der – wenn er einseitig zum Zuge käme – die Inkulturationsleistungen der kirchlichen Verbände gefährden müsste.[1]

4. Grenzen der Marktsteuerung sozialer Dienste

Bisher hatte die Freie Wohlfahrtspflege primär die typischen Grenzen der staatlich-hoheitlichen Hilfe im Blick (Bürokratie, unpersönliche Hilfe etc.), wenn sie auf die eigenen Vorteile und die notwendige Ergänzung durch die Hilfe frei tätiger gesellschaftlicher Kräfte hingewiesen hat. Angesichts der gegenwärtigen Tendenz zur stärkeren Ausweitung einer Marktsteuerung sozialer Dienste, bekommen die Hinweise auf die Grenzen und Folgeprobleme der Marktsteuerung sozialer Dienstleistungen Gewicht. Sie zeigen sich insbesondere dort,

- wo es um Dienste und Aufgaben geht, die sich einer glatten, verrechenbaren Lösung entziehen;
- wo sich die Einrichtungen die kaufkräftigen und risikoarmen „Kunden" herauspicken;
- wo der Markt zum Ausschluss gerade jener Gruppen führt, die soziale Dienstleistungen besonders dringend benötigen;
- wo der Markt die Fiktion hervorbringt und stützt, die Risiken moderner Lebensexistenz ließen sich von den Einzelnen und ohne solidarisches Füreinander-Einstehen bewältigen.

Fragt man nach dem Aufgabenfeld, in dem die Freie Wohlfahrtspflege heute faktisch eine exklusive und unvertretbare Stellung einnimmt, so kommt zunehmend der Bereich schwer lösbarer sozialer Probleme in den Blick. In der Bestimmung und Bearbeitung schlecht strukturierter, quasi „unlösbarer" sozialer Probleme, die sich ökonomischen wie administrativen Effizienzkriterien entziehen, stehen die Wohlfahrtsverbände zunehmend allein. Insofern stellt sich die Frage, ob

---

[1] Vgl. die Kontroverse zwischen Pompey und Zerfaß, in der es zentral um die Spannung zwischen Verkirchlichung und Inkulturation ging: Pompey (1992); Zerfaß (1992).

die Wohlfahrtsverbände ihre eigenen Wertbindungen so organisatorisch und programmatisch zur Geltung zu bringen in der Lage sind, dass sie dem wachsenden Effizienz- und Ökonomisierungsdruck gewachsen sind. Dies verweist auf die wachsende Bedeutung von Wertbindungen für die Freie Wohlfahrtspflege, die ihr Eigenständigkeit und Konfliktfähigkeit in ihrem komplexen gesellschaftlichen Umfeld ermöglichen.

5. Optionen von Einrichtungen und Diensten der Freien Wohlfahrtspflege im Spannungsfeld von Staat, Markt und informeller Hilfe

Im folgenden Schritt wird der Versuch gemacht, Optionen für ein situationsgerechtes Handeln der Freien Wohlfahrtspflege und ihrer Einrichtungen und Dienste im gegenwärtigen Spannungsfeld von Staat, Markt und Wertbindungen in sozialwissenschaftlichen Perspektiven zu formulieren. Insgesamt fünf Optionen möchte ich zur Diskussion stellen.[2]

5.1 Die Option für die Erhaltung und Förderung der Sozialkultur in der deutschen Gesellschaft

Seinen Grundprinzipien nach beruht das sozialstaatlich verfasste bundesrepublikanische Hilfesystems auf dem Wertkomplex der Teilhabe aller am gesellschaftlichen Leben. Die Geltung und Tradierung dieses Wertkomplexes ist alles andere als selbstverständlich. Er muss immer aufs Neue gegen die gewissermaßen naturwüchsigen Tendenzen der Monopolisierung von Lebenschancen und der Ausschließung und Ausgrenzung der Schwächeren mühsam durchgesetzt werden.[3] Die gegenwärtig verschärft spürbaren Tendenzen der Spaltung der Gesellschaft führen dies mit Nachdruck vor Augen. Der Sozialstaat selbst ist überfordert in der Hervorbringung und Wahrung seiner eigenen kulturellen Grundlagen. Er ist auf gesellschaftliche Kräfte angewiesen, die eine Kultur des Helfens und der Teilhabe praktizieren, propagieren und gesellschaftlich stützen.

Eine Kultur – und gerade eine Kultur der Teilhabe – lässt sich nicht einfach herstellen. Die Tradierungsgemeinschaften, die bisher die Sozialkultur in Deutschland getragen haben, sind in besonderer Weise angesprochen, öffentlich mit allem Nachdruck deutlich zu machen,

---

[2] Die folgenden Überlegungen führen Gedanken fort aus: Gabriel (1992); Gabriel (1996); Gabriel (2000).

[3] Zum Begriff der Wohlfahrtskultur siehe: Kaufmann (1991).

dass die heutigen globalen Veränderungsprozesse nur mit einem mehr an Solidarität und nicht mit einem weniger zu bewältigen sind. Gestützt auf die eigene Kompetenz aus dem täglichen Umgang mit den Betroffenen sind die Einrichtungen und Dienste der Freien Wohlfahrtspflege herausgefordert, sich offensiv an den vielen Öffentlichkeiten vor Ort zu beteiligen, aus denen sich die Gesamtöffentlichkeit zusammensetzt.

5.2 Die Option für eine anwaltliche Politik und für die Einheit von Anwaltschaft und Dienstleistung

Die Option für die Schwächeren und Verletzlichen fordert die Verbände heute heraus, eine eigenständige anwaltliche Politik zu entwickeln. Im Zentrum ihres anwaltlichen Engagements sollten die Interessen jener 10-20% der Bevölkerung stehen, die heute in die Armutszonen der Gesellschaft abgedrängt werden. Für sie gilt es, sich in die politischen Arenen zu begeben und für eine Politik der Armutsbekämpfung und Armutsfestigkeit der sozialen Sicherungssysteme einzusetzen (Bock/ Becker 1996).

Kirchliche Verbände wie die Caritas verfügen heute – anders als in Zeiten eines blühenden politischen Katholizismus – über keinen selbstverständlich verfügbaren politischen Arm mehr. Sie sehen sich gezwungen – wollen sie nicht die politische Dimension ihrer Arbeit verleugnen – eigene Politikformen zu entwickeln. Der Rahmen ihrer Politik wird künftig in stärkerem Maße als bisher der zivilgesellschaftliche Kontext sein (Evers 1996). Nicht in gleicher Weise der politischen Logik des Machtgewinns und Machterhalts durch Wählerstimmen ausgeliefert wie Parteien und Regierungen, ist insbesondere eine Politik für Minderheiten auf den anwaltlichen Einfluss von zivilgesellschaftlichen politischen Kräften angewiesen. Die Verbände sind auf allen Ebenen herausgefordert, am Aufbau eines zivilgesellschaftlichen politischen Potentials mitzuarbeiten, das die politische Schwäche der von Armut Betroffenen wenigstens teilweise zu kompensieren vermag. Es geht um die öffentliche Thematisierung von Armutsschicksalen, um eine rückhaltlose und kontinuierliche Armutsberichterstattung, um eine Politik der Armutsbekämpfung und der Schließung der Falltüren in die Armut (Vgl. Th. Becker 1994). Dabei würde es die Identität der Verbände empfindlich treffen, käme es zu einer durchgehenden Ausdifferenzierung und Trennung von Anwaltschaft und Lobbyarbeit einerseits und sozialer Dienstleistung andererseits. Die Stärke der Verbände und ihrer Einrichtungen und Dienste besteht gerade darin, in ihrer Lobbyarbeit durch ihre Kompetenz als Dienstleister legitimiert zu sein. Umgekehrt leben ihre Dienstleistungen an den Schwächsten und Verletzlichsten in der Gesellschaft davon, gleichzeitig als anwaltliches Handeln identifizierbar zu sein. Für das Profil der Verbände wird es künftig von steigender Bedeutung sein, sich von den „reinen Lobbyisten" und den „reinen Dienstleistern" zu unterscheiden und das Vertrauen der Menschen durch qualitativ gute Dienstleistungen gepaart mit der Gewissheit, in Situationen der Schutzbedürftigkeit parteiliche Hilfe zu erhalten, zu gewinnen.

5.3 Die Option für eine vorrangige Stärkung der Handlungspotentiale der Betroffenen, ihrer Zusammenschlüsse untereinander und mit den informellen Helfern

Der Vorrang der Würde und der Selbstachtung der Betroffenen verpflichtet die Freie Wohlfahrtspflege meines Erachtens, dem Primat der Selbsthilfe vor der Fremdhilfe, der informellen Hilfe vor der organisierten Hilfe und der ambulanten Hilfe vor der stationären Hilfe zu folgen. In einer Gesellschaft, in der alltägliche Formen der Beschämung und Entwürdigung zu den wirksamsten und schmerzhaftesten Mitteln gehören, Menschen in ihren Interessen und Lebensmöglichkeiten zu beschneiden und mundtot zu machen, wird die Stärkung des Selbstbewusstseins und der eigenen Handlungspotentiale der Betroffenen zum Angelpunkt jeder Hilfe. Dies meint im Kern das Subsidiaritätsprinzip der katholischen Soziallehre. Der Vorrang der Würde und Selbstachtung der Betroffenen erfordert ein Hilfesystem, an dessen Spitze die Selbsthilfe und an dessen Ende Formen der Betreuung in Einrichtungen rangieren. Dabei darf die Berufung auf das Prinzip der Subsidiarität nicht dazu missbraucht werden, den Rückzug des Staates aus der öffentlichen Verantwortung zu legitimieren und generelle Forderungen der Eigenverantwortung zu erheben, ohne die jeweiligen Möglichkeiten und die Befähigung zur Selbstverantwortung im Blick zu haben (Nell-Breuning 1984; Heinze 1986). Für die Verbände kommt dabei zunächst die Stützung des familialen Lebenszusammenhangs als nach wie vor primärer Ort wechselseitiger Solidarität und Hilfe in den Blick. Immer häufiger werden aber künftig selbstgewählte Gruppen das primäre Netzwerk der Familie ergänzen oder gar ersetzen müssen (Kaufmann et al., 1985; Badura/ v. Ferber 1981). Für die Stärkung von Identität und Handlungskompetenz kommt den selbstgewählten Gruppen eine besondere Bedeutung zu. Die Option für die Betroffenen und ihre Netzwerke zur Wahrung von Selbstachtung und Würde macht – so lässt sich resümieren – eine

immer wichtiger werdende Handlungsperspektive der Freien Wohlfahrtspflege aus.

5.4 Die Option für die Vermittlung zwischen lebensweltlicher, informeller Hilfe
und dem formellen Hilfesystem

Der Beitrag der Wohlfahrtsverbände zur besonderen Ausprägung des
deutschen Hilfesystems besteht nicht zuletzt – so hatten wir gesehen –
in der Ausbildung einer starken intermediären Ebene zwischen Staat
und Markt auf der einen Seite und der informellen Hilfe auf der anderen Seite (Gernert/ Thränhardt 1986; Grunow 1995). Die obrigkeits-
staatliche wie die obrigkeitskirchliche Tradition standen in der Vergangenheit manchmal einer echten Vermittlungsfunktion der Verbände zwischen den Ebenen im Wege. Die Verbände waren in dieser
Tradition in Gefahr, die Bedürfnisse und Interessen der Betroffenen
sozusagen klein zu arbeiten, anstatt sie zu bündeln. Vom Staat wurden und werden sie umgekehrt als Transmissionsriemen der eigenen
Politik nach unten genutzt und in die Position des staatlichen Treu-
händers gedrängt. Sie können so ihrer Vermittlungsfunktion nur begrenzt gerecht werden. Sie waren und sind in Gefahr, die Interessen
des Staates stärker nach unten zu vermitteln, als die Bedürfnisse der
Betroffenen nach oben. Nicht zuletzt der Einfluss dieser Tradition
hat dazu beigetragen, dass in der Selbsthilfebewegung viele Betroffene begannen, ihre Sache selbst in die Hände zu nehmen.

Heute wird zunehmend deutlich, dass die intermediäre Ebene wichtige Funktionen in der Vermittlung zwischen der Logik von Markt und
Staat einerseits und der solidarischen Hilfe von Mensch zu Mensch
andererseits zukommt. Für die Verbände ergibt sich daraus die Option, sich als Scharnier zwischen den Hilfeebenen zu begreifen und den
informellen Hilfeformen – eingeschlossen der ehrenamtlichen Hilfe –
die notwendige Unterstützung finanzieller wie personeller Art zuzusi-
chern. Zur Vermittlungsfunktion gehört auch, initiativ zu werden,
Nöte aufzudecken und ihre sozialpolitische Bearbeitung zu erzwin-
gen. Im Rahmen einer so verstandenen Vermittlungsfunktion geht es
auch darum, zur informellen Hilfe anzuregen, nicht isolierende Fallarbeit, sondern solidarisierende Feldarbeit zu leisten. Damit kommt
die kirchliche Basis in den Blick. Mit Blick auf die kirchlichen Verbände von Diakonie und Caritas möchte ich eine fünfte Funktion
hinzufügen.

5.5 Die Option für die subsidiäre Förderung und Entwicklung gemeindlicher Diakonie und Caritas

Theologisch sind sich heute alle einig: Diakonie gehört zur Identität jeder Gemeinde. Die diakonische Grundfunktion kann die Gemeinde nicht delegieren. Gerade auf der Gemeindeebene lassen sich die kirchlichen Grundfunktionen von Liturgie, Verkündigung und Diakonie nur erfüllen, wenn sie im Sinne gegenseitiger Durchdringung und gleichwertiger, wechselseitiger Ergänzung praktiziert werden (Deutscher Caritasverband 1984; Steinkamp 1985; Kamphaus 1986; Nokielski/ Pankoke 1991). Bewusstsein und Handlungspraxis der Gemeinden sehen in der Regel aber anders aus: das gemeindliche Binnenmilieu zeigt eine fast ausschließliche Prägung, durch die sonntägliche Liturgie, Verkündigung und möglicherweise noch durch das Bemühen, über Veranstaltungen und Feste ein Gemeinschaftsgefühl zu erzeugen. Demgegenüber bleibt die Diakonie häufig eine Sache der Rhetorik und weniger Engagierter in der Gemeinde. Der damit verbundene Wirklichkeitsverlust der gemeindlichen Lebenswelt spiegelt sich wider in einem Wirklichkeitsverlust des Glaubens und – wie sich zeigen lässt – im Rückzug gerade der Jüngeren aus den Gottesdienstgemeinden.

Es hat wenig Sinn, auf diese Situation mit Schuldzuschreibungen zu reagieren. Sinnvoller erscheint es, wenn auch Caritas und Diakonie konkret Verantwortung für diese missliche Lage zu übernehmen bereit sind und die Anregung und Unterstützung diakonischer Lernprozesse in den Gemeinden zu einem ihrer unverzichtbaren Arbeitsfelder machen. Für Verbände, die sich heute wie nie zuvor durch die Entfesselung von Marktkräften herausgefordert sehen, scheint eine solche Kursbestimmung auf den ersten Blick nicht besonders opportun zu sein. Andererseits lässt sich vermuten, dass die Verbände und ihre Einrichtungen auf dem Markt der Dienstleistungen besser dastünden, wenn sie diakonisch lebendige Gemeinden an ihrer Seite wüssten. Die auf den jeweiligen Sozialraum bezogenen Basisdienste von Caritas und Diakonie sollten in enger Vernetzung mit den Gemeinden angeboten werden.

6. Schwerpunkte künftiger Entwicklung von Einrichtungen und Diensten der Freien Wohlfahrtspflege

Die Einrichtungen und Dienste der Freien Wohlfahrtspflege sind geprägt durch eine spannungsreiche Intermediarität. Zu ihrer Identität gehört eine Vielfalt von in sich keineswegs widerspruchsfreien Aufgaben- und Funktionsbezügen. Wollen die Einrichtungen und Dienste ihre Identität wahren, kann die Zielperspektive nicht darin bestehen, das Spannungsfeld nach einer Seite hin aufzulösen. Es wird vielmehr darum gehen, jeweils neu eine produktive Synthese unterschiedlicher Anforderungen zu realisieren. Dies gilt gegenüber dem wachsenden Druck zur „Vermarktlichung" der Verbände als Dienstleistungsakteure auf expandierenden sogenannten Sozialmärkten, wie auch gegenüber dem Druck, sich in Krisenzeiten stärker den Interessen staatlichen Handelns hinsichtlich der Regulierung der Dienste und der Tendenz zur Reduktion öffentlicher sozialer Verantwortung unterzuordnen. Auch der Rückzug auf die Ebene einer solidarisch bzw. christlich geprägten informellen Hilfe von Mensch zu Mensch allein – ohne die Fallstricke organisierter Hilfe – kann keine verantwortliche Lösung bedeuten. Auch nicht, Diakonie und Caritas nach dem Motto der „Entweltlichung" soweit „abzuspecken", dass sie umstandslos in die kirchenamtlichen Strukturen zurückgebaut werden können. Eine solche „Verkirchlichung" müsste nicht nur die Handlungsfähigkeit der Verbände in ihrer Funktion als Anwalt und Dienstleister beschränken, sondern auch ihre Inkulturationsleistungen des christlichen Glaubens in die moderne Kultur gefährden.

Die Dienste und Einrichtungen der Freien Wohlfahrtspflege brauchen eine sozialpolitische Perspektive, die ihnen in ihrem jeweiligen Umfeld eine wirksame Beteiligung an der gegenwärtigen Auseinandersetzung um die Zukunft des Sozialstaates erlauben (vgl. Gabriel 2003). Ihre jeweilige Wertbindung leitet die Einrichtungen und Dienste dazu an, im Umbauprozess des Sozialstaates für die jeweils Schwächsten einzutreten und die gesellschaftliche Gemeinschaft nicht aus der öffentlichen Verantwortung für die Teilhabe aller am gesellschaftlichen Leben zu entlassen. Nur ein starker, am „gemeinen Wohl" aller orientierter Sozialstaat wird den Sozialmärkten Rahmen und Regulationen vorzugeben vermögen, in denen der Wettbewerb positive Wirkungen auf Effizienz und Kosten von Dienstleistungen ausübt und nicht zu einem ruinösen Wettbewerb mit Dumpingfolgen für die Qualität der Dienstleistung wie für die Entlohnung der Beschäftigten führt.

Der weiter steigende Wettbewerbsdruck zwingt die Verbände und ihre Einrichtungen dazu, eine klare Analyse ihrer externen Rahmenbedingung vorzunehmen und ihre internen Ressourcen und Potentiale der Wirtschaftlichkeit, Qualitätssicherung, Transparenz und Öffentlichkeitsarbeit zu mobilisieren. In einem veränderten Umfeld auf der nationalen wie der europäischen Ebene wird es für die großen und kleinen Einrichtungen der Verbände darum gehen, ihre Wirtschaftlichkeitsreserven auszuschöpfen und gleichzeitig ihre besonderen Chancen zu nutzen, durch eine dem Lohndumping entgegen wirkende Lohnpolitik und eine nachhaltige Personalpolitik ein besonders qualifiziertes und motiviertes Personal an sich zu binden. Bei den kleinen Einrichtungen wird ein wachsender Beratungs- und Unterstützungsbedarf entstehen, um den neuen Wettbewerbsanforderungen vor Ort gewachsen zu sein.

Anwaltschaft stellt ein unverzichtbares Identitätselement der Verbände und ihrer Einrichtungen dar, das nicht arbeitsteilig an Spezialinstitutionen delegiert werden kann, sondern zur Aufgabenstellung aller Dienste und Einrichtungen gehört. Angesichts der zu erwartenden Entwicklungen in der Sozialpolitik bekommt die Anwaltsfunktion eine besondere Dringlichkeit.[4] Für diese Aufgabe zeigen sich die privaten Anbieter sozialer Dienste als wenig motiviert und auch als wenig geeignet. Gleichzeitig eröffnet die zu erwartende weitere Erosion der Vorrangstellung der Wohlfahrtsverbände für die Freie Wohlfahrtspflege einen erweiterten Spielraum für eine Kritik und ein Engagement im Interesse der an den Rand gedrängten und von der Teilhabe am gesellschaftlichen Leben Ausgeschlossenen. Für das verbandliche Handeln muss es darum gehen, die veränderten Erfahrungen sozialen Leids, der Ungerechtigkeit und der sozialen Ausgrenzung öffentlich präsent zu machen und sich der entsolidarisierenden Privatisierung von Lebensrisiken und Notlagen zu widersetzen. Als Bewegungsorganisationen finden sich die Verbände mit den stärker werdenden Tendenzen zum Rückzug des Sozialstaates aus öffentlicher Verantwortung nicht einfach ab, sondern setzen sich verstärkt für die Gruppen ein, deren Interessen im Sozialstaat immer weniger Berücksichtigung finden. Es muss darüber nachgedacht werden, mit welchen Konsequenzen es für die Verbände verbunden ist, wenn sie sich als Teil und (Mit-)Organisator der Bürger- bzw. Zivilgesellschaft begreifen (Roth 2002). Mit welchen typischen Konfliktthemen und Konfliktszenarien muss gerechnet werden, wenn die Verbände künftig verstärkt in kritischer Form anwaltliche Funktionen für die am schlechtesten Gestellten in der Gesellschaft bzw. für die bei ihnen Hilfe Suchenden wahrnehmen? Für die verschiedenen Organisationstypen und Arbeitsfelder der Verbände ergeben sich daraus jeweils spezifische Konsequenzen.

---

[4] Siehe die verschiedenen Beiträge in: Lehner und Manderscheid (2001).

Mit den Wohlfahrtsverbänden in Deutschland liegt ein historisch gewachsenes Modell vor, wie religiöse und säkulare Kräfte in der deutschen Gesellschaft dauerhaft und in institutionalisierter Form fruchtbar kooperieren können. Lange Zeit blieb dieser Aspekt der Zusammenarbeit der Wohlfahrtsverbände gänzlich außerhalb des allgemeinen Bewusstseins. Wie das Aufflammen blutiger Kämpfe zwischen den Religionen und die Konflikte zwischen säkularen und religiösen Eliten an vielen Orten der Welt drastisch vor Augen führen, ist ein friedlicher Wettbewerb und Kooperation der Konfessionen und Weltanschauungen alles andere als selbstverständlich. Natürlich muss die Struktur der Wohlfahrtsverbände immer wieder den neuen Entwicklungen des religiös-weltanschaulichen Pluralismus angepasst werden. Heute ist auch den entschiedensten Anhängern des Säkularismus klar, dass die Religionen auch in Zukunft ein gesellschaftlicher Faktor bleiben werden. Gleichzeitig müssen alle Religionen die Realität eines eher wachsenden religiösen und weltanschaulichen Pluralismus anerkennen. Für die Zusammenarbeit der Religionen untereinander wie mit säkularen Kräften zum Wohl der Allgemeinheit besitzt Deutschland ein bewährtes Modell, das heute weiterentwickelt werden muss. Drei der sechs Wohlfahrtsverbände in Deutschland haben einen expliziten Bezug zu einer Religionsgemeinschaft. Neben Caritas und Diakonie gehört die Zentralwohlfahrtsstelle der Juden in Deutschland zu den Wohlfahrtsverbänden mit einem religiösen Bezug und Hintergrund. Der neue religiöse Pluralismus fordert die Kirchen und Wohlfahrtsverbände zu einer Öffnung und Erweiterung des Spektrum der Wohlfahrtsverbände heraus. Gerade Caritas und Diakonie sollten ihre Bemühungen intensivieren, die Soziale Arbeit der Moscheegemeinden als siebten Wohlfahrtsverband in ihre Reihen aufzunehmen. Ein klarer Wille und ein klares Signal der Wohlfahrtsverbände kann helfen, die Hindernisse auf Seiten der muslimischen Verbände und Gemeinden zu überwinden. Caritas und Diakonie sollten in dieser Frage eine Vorreiterrolle einnehmen. Die dauerhafte Mitarbeit der muslimischen Sozialen Arbeit in der Arbeitsgemeinschaft der Freien Wohlfahrtspflege wäre ein wichtiger Schritt auf dem Weg der Integration der muslimischen Mitbürger. Sie würde auch zeigen, dass eine religiös und weltanschaulich plurale, wertgebundene Wohlfahrtspflege auch heute ein wichtiges Element der Wohlfahrtsproduktion in Deutschland darstellt.

Literatur

Aust A.; Leitner S.; Lessenich S. (2002). Konjunktur und Krise des Europäischen Sozialmodells. Ein Beitrag zur politischen Präexplantationsdiagnostik, Politische Vierteljahresschrift 43: 290ff.

Badura P., v. Ferber C. (1981) (Hg.). Selbsthilfe und Selbstorganisation im Gesundheitswesen, München/Wien: Oldenburg Wissenschaftsverlag.

Becker Th. (1994). Der Kampf gegen Armut, Arbeitslosigkeit und mangelnde Integration in Deutschland. In: Deutscher Caritasverband (Hg.). Caritas '95. Jahrbuch des Deutschen Caritasverbandes, Freiburg i.Br.: 28–39.

Bock T, Becker Th. (1996). Die Caritas-Armutsuntersuchung. Eine Bilanz aus der Sicht des Deutschen Caritasverbandes. In: Caritas. Zeitschrift für Caritaswissenschaft und Caritasarbeit 97: 152–158.

Deutscher Caritasverband (1984) (Hg.). Caritas und Pfarrgemeinde. Dokumentation des Studientages der Deutschen Bischofskonferenz, Freiburg i.Br.: Lambertus.

Evers A. (1996). Das politische Defizit der Wohlfahrtsgesellschaft. In: Teufel E. (Hrsg.). Was hält die moderne Gesellschaft zusammen? Frankfurt a.M.: Suhrkamp: 209–222.

Gabriel K. (2000). Christentum zwischen Tradition und Postmoderne. 7. Aufl., Freiburg: Herder: 177ff.

Gabriel K. (2003). Vom Gesellschaftsvertrag zum Gerechtigkeitsdiskurs. In: Wege zum Menschen 55: 80–92, hier 89ff.

Gabriel, K. (1992). Optionen verbandlicher Caritas im Wandel der sozialstaatlich organisierten Gesellschaft. In: Caritas. Zeitschrift für Caritasarbeit und Caritaswissenschaft 93, 250–258.

Gabriel, K. (1996). Optionen der Caritas als kirchlicher Wohlfahrtsverband im Kampf gegen Arbeitslosigkeit. In: Caritas. Zeitschrift für Caritasarbeit und Caritaswissenschaft 97, 23–28.

Gabriel, K. (2000). Optionen verbandlicher Caritas im Streit um die Zukunft sozialer Dienste. In: W. Krämer/K. Gabriel/N. Zöller (Hg.), Neoliberalismus als Leitbild für kirchliche Innovationsprozesse? Arbeitgeberin Kirche unter Marktdruck, Münster: Lit, 87–108.

Gernert, W.; Thränhardt D. (1986) (Hg.). Wohlfahrtsverbände zwischen Selbsthilfe und Sozialstaat, Freiburg i. Br.: Lambertus.

Goll E. (1991). Die freie Wohlfahrtspflege als eigener Wirtschaftssektor. Theorie und Empirie ihrer Verbände und Einrichtungen (Baden-Baden).

Grunow D. (1995). Organisierte Solidarität. Organisationsprobleme von Wohlfahrtsverbänden. In: Olk, Th.; Rauschenbach Th., Sachße, C. (Hg.). Von der Wertgemeinschaft zum Dienstleistungsunternehmen. Jugend- und Wohlfahrtsverbände im Umbruch, Frankfurt am Main: Suhrkamp: 253-279.

Heinze R. G. (1986) (Hg.). Neue Subsidiarität: Leitidee für eine zukünftige Sozialpolitik? Opladen: Westdt. Verl.

Kamphaus F. (1986). „Die Wahrheit in Liebe tun" - Zum Stellenwert der Caritas in der Gemeinde. In: Nordhues P., Becker J., Bormann, P. (Hg.). Handbuch der Caritasarbeit, Paderborn, 513–525.

Kaufmann, F.-X. (1991). Wohlfahrtskultur – ein neues Nasobem? In: R. Nippert, Pöhler, W., Slesina W.(Hg.), Kritik und Engagement. Festschrift für Christian von Ferber, München: Oldenbourg, 19–28.

Kaufmann F-X, Engelbert A, Herlth A, Meier B, Strohmeier KP. Netzwerkbeziehungen von Familien. Materialien zur Bevölkerungswissenschaft, SH 17 Wiesbaden: BIB Bundesinstitut für Bevölkerungsforschung.

Lehner, M.; Manderscheid, M. (2001) (Hg.). Anwaltschaft und Dienstleistung. Organisierte Caritas im Spannungsfeld, Freiburg i.Br.: Lambertus.

Nell-Breuning O. v. (1984). Solidarität und Subsidiarität. In: Deutscher Caritasverband (Hrsg.). Der Sozialstaat in der Krise? Freiburg i.Br.: Deutscher Caritasverband: 88–95.

Nokielski H., Pankoke E. (1991). Konstruktive Netzwerkhilfe. Ressourcenmanagement im Lebenszusammenhang Gemeinde. In: Deutscher Caritasverband (Hrsg.). Caritas '92. Jahrbuch des Deutschen Caritasverbandes, Freiburg i.Br.:Lambertus, 37–43.

Olk Th. (1995). Zwischen Korporatismus und Pluralismus: Zur Zukunft der Freien Wohlfahrtspflege im bundesdeutschen Sozialstaat. In: Olk, Th.; Rauschenbach Th., Sachße, C. (Hg.). Von der Wertgemeinschaft zum Dienstleistungsunternehmen. Jugend- und Wohlfahrtsverbände im Umbruch, Frankfurt am Main: Suhrkamp: 98–122.

Pompey, H. (1992). Das Profil der Caritas und die Identität ihrer Mitarbeiter/-innen. In: Deutscher Caritasverband (Hg.). Caritas '93. Jahrbuch des Deutschen Caritasverbandes, Freiburg i.Br.: Lambertus, 11–26.

Roth R. A. (2002). Als Solidaritätsstifter unentbehrlich. Beitrag der Wohlfahrtsverbände zur Förderung von Bürgerengagement und Aufbau der Zivilgesellschaft, Freiburg i.Br.: Lambertus.

Schmälzle U. (1995). Zur diakonalen Dimension der Allensbacher Kirchenaustrittsstudie. In: Caritas. Zeitschrift für Caritasarbeit und Caritaswissenschaft 96: 244–255.

Steinkamp H. (1985). Diakonie. Kennzeichen der Gemeinde. Entwurf einer praktisch-theologischen Theorie, Freiburg i.Br.: Lambertus.

Thierfelder J. (2007). Zwischen Anpassung und Selbstbehauptung. In: Röper U., Jüllig C. (Hg.). Die Macht der Nächstenliebe, Stuttgart: Kohlhammer: 224–235.

Zerfaß, R. (1992). Das Proprium der Caritas als Herausforderung an die Träger, in: Deutscher Caritasverband. Freiburg i.Br, 27–40.

Hildegard Theobald

Pflegesystem, Reformen und Konsequenzen
Langzeitpflege im deutsch-schwedischen Vergleich

1. Einführung: Reformen stationärer Versorgung in Deutschland und Schweden

Seit den 1980er und insbesondere 1990er Jahren wurde in Deutschland die stationäre Versorgung grundlegend restrukturiert. Dies betrifft die Etablierung eines Pflegemarkts, die im Zusammenhang mit der Einführung einer universellen Pflegeversicherung im Rahmen der Pflegeversicherung 1995/96 erfolgte. Dazu gehören jedoch auch Veränderungen der Versorgungsansätze in der stationären Versorgung, die seit den 1980er Jahren zunehmend neben der rein pflegerischen Versorgung auch Ansprüche an Wohnen und Selbstbestimmung der Bewohner/innen formulieren. Ansätze einer Restrukturierung der Pflegeinfrastruktur sind nicht auf Deutschland begrenzt. Im Gegenteil, internationale Vergleiche verweisen auf ähnliche Entwicklungstrends in vergleichbaren europäischen oder westlichen Pflegesystemen, wobei sich die konkreten Ansätze und Maßnahmen unterscheiden. In dem Beitrag sollen diese beiden Entwicklungen – Vermarktlichung der Pflegeinfrastruktur und Reform der stationären Versorgungsansätze „De-Institutionalisierung" in Deutschland und Schweden verglichen werden. Eine Analyse der unterschiedlichen Ansätze und deren Konsequenzen vor dem Hintergrund der Pflegepolitiken lässt Zusammenhänge erkennen und kann damit Impulse für eine zielorientierte Weiterentwicklung geben.

Beide Länder haben eine universell-orientierte Pflegepolitik etabliert, die die Bevölkerung bei Eintritt eines Pflegebedarfs mit öffentlichen Mitteln unterstützt. Formen und Umfang öffentlicher Unterstützung, Finanzierung der Pflege und die politische Regulierung der Unterstützung unterscheiden sich jedoch grundlegend (für OK HT eine ausführliche Darstellung siehe Theobald et al., 2013). In Schweden wurde schon in den 1980er Jahren ein gemeindenahes, universelles Versorgungsmodell gesetzlich definiert, das den Kommunen vor dem Hintergrund einer zielorientierten nationalen Rahmengesetzgebung weite Entscheidungsspielräume lässt. Charakteristisch für die Pflegepolitik ist die Orientierung an Dienstleistungen, ein im internationalen Vergleich großer Umfang öffentlich finanzierter ambulanter und stationärer Versorgung. Die umfangreiche Versorgung ist nahezu

223

ausschließlich öffentlich finanziert, während die Pflegebedürftigen selbst lediglich 5% der Kosten beitragen. Der Anteil der öffentlichen Kosten am Bruttoinlandsprodukt in Schweden liegt bei 2,4% (Huber et al., 2009).

Mit der Pflegeversicherung wurde in Deutschland ebenfalls ein universelles System eingeführt, welches auf Prinzipien der aktiven Subsidiarität basiert und die Unterstützung familiärer Versorgung im häuslichen Kontext betont OK HT. Weitgehende nationale Gesetze und Regulierungen sorgen für eine bundesweit einheitliche Ausgestaltung, wie bspw. gesetzlich definierte Leistungen oder Zugangskriterien. Die Pflegeversicherung eröffnet den Leistungsbezieher/innen eine Wahlmöglichkeit zwischen Geld- oder ambulanten bzw. stationären Dienstleistungen. Die pflegerische Versorgung wird auf einem mittleren Niveau abgesichert, was sich in einer weniger umfangreichen finanzierten Versorgung bzw. dem höheren Anteil privater Kosten von ca. einem Drittel widerspiegelt. Die Länderdifferenz in dem Anteil öffentlicher Kosten lässt sich auch an dem Anteil der Pflegekosten am Bruttoinlandsprodukt, der in Deutschland bei 0,9% liegt, ablesen (Huber et al., 2009). Marktorientierte Reformen und die Etablierung neuer Versorgungsansätze erfolgen vor dem Hintergrund der unterschiedlichen Pflegesysteme, die sich auf der Basis der Politiken entwickelt haben. In den folgenden zwei Abschnitten werden die Reformen und Konsequenzen ländervergleichend erörtert und in einem abschließenden Resümee vor dem Hintergrund der Pflegesysteme diskutiert.

2. Die Etablierung eines Pflegemarkts: Ansätze, Realisierung und Konsequenzen

Seit den 1980er/90er Jahren wurden in einigen westlichen Ländern – wie bspw. Deutschland und Schweden – weitreichende marktorientierte Restrukturierungen der professionellen Pflegeinfrastruktur vorgenommen, die sich an grundlegenden Vorstellungen des neoliberalen Konzepts „New Public Management" (NPM) mit seiner Betonung auf Markt, Wettbewerb und Wahlfreiheit zwischen Anbietern orientieren. Trotz des globalen Charakters des Konzepts NPM weisen Ausgangspunkt, Reformansätze und Konsequenzen deutliche Länderspezifika auf. In Schweden war zu Beginn der 1990er Jahre schon eine entwickelte, kommunale Pflegeinfrastruktur vorhanden. Die Öffnung der pflegerischen Versorgung für gemeinnützige und kommerzielle Dienstleister restrukturierte eine kaum noch expandierende Pflegeinfrastruktur. In Deutschland hingegen erfolgten Expan-

sion und marktorientierte Restrukturierung der Infrastruktur gleichzeitig.

Reformen zur Vermarktlichung der Infrastruktur in Schweden begannen zu Anfang der 1990er Jahre und wurden getragen von einer
neo-liberal inspirierten Kritik an öffentlichen Dienstleistungen und
der Betonung der Vorteile eines Markts für die Versorgung, die im
Verlauf der 1980er Jahre ausgehend von konservativen und bürgerli-
chen Parteien auch von Teilen der Sozialdemokratie übernommen
wurden (OK HT). Zentral für die Übernahme des Konzepts NPM
waren Politiker auf der nationalen Ebene, wobei die Einführung und
Implementation entsprechend der Strukturen des Pflegesystems im
Zusammenspiel von nationaler und kommunaler Ebene erfolgten
OK HT (Meagher/Szebehely, 2013). In dem Verlauf lassen sich zwei
grundlegende Reformansätze unterscheiden (siehe Erlandsson et al.,
2013). Mit der Reform des „Local Government Act" von 1991 wurde
es den Kommunen erleichtert, öffentlich finanzierte pflegerische
Dienstleistungen an private – gemeinnützige und kommerzielle –
Dienstleister zu vergeben. Mit dem „Act on Public Procurement"
(LOU 1992; reformiert 2007) wurden die entsprechenden Verfahren
für den Prozess der Vergabe von öffentlichen Dienstleistungen fest-
gelegt. Während in den 1990er Jahren noch Kostengesichtspunkte die
Vergabeentscheidungen dominierten, treten bei der Auswahl der
Dienstleister seit 2000 zunehmend Qualitätsgesichtspunkte in den
Vordergrund.

Diese Form der Vermarktlichung impliziert nicht unbedingt Wahlmöglichkeiten für die Nutzer/innen. Mit dem *Act on System of Choice in
the Public Sector* (LOV 2009) wurde die Möglichkeit der Einführung eines Pflegemarkts mit unterschiedlichen Anbietern und entsprechenden Wahlmöglichkeiten für Nutzer/innen forciert (OK HT). Vergleichbar mit Deutschland müssen alle Anbieter, die den Anforderungen entsprechen, ohne Berücksichtigung der Marktsituation von
den Kommunen zugelassen werden. Die Konkurrenz um die Nut-
zer/innen erfolgt auf der Basis von Pflegequalität und nicht von Preisen, denn im Rahmen eines Vertragsmanagements legen die Kommunen als Finanzier den Preis für eine bestimmte Pflegeleistung fest,
während die Dienstleister darlegen, welche konkrete Leistung sie zu
dem Preis bieten können.

Die Öffnung der Pflegeinfrastruktur für private Anbieter hat deren
Anteil an der Versorgung deutlich gesteigert (OK HT) (vgl. Erlandsson et al., 2013). Im ambulanten Bereich erhöhte sich der Anteil privater Anbieter zwischen 1993 und 2012 von 4% auf 23%. Im statio-

nären Bereich stieg der Anteil unter den Bewohnern/innen in privaten Einrichtungen von 5% auf 21%. Der Anstieg lässt sich auf wenige große kommerzielle Anbieter von pflegerischen Leistungen zurückführen, die aufgrund ihrer Ressourcenausstattung im Vergabeprozess bevorzugt sind. Die Entscheidungsmöglichkeit der Kommunen über die Implementation der Reformen hat zu einem deutlichen kommunalen Profil geführt. 2012 gab es in 60% der Kommunen keine privaten ambulanten Anbieter und in 65% wurden alle stationären Einrichtungen nach wie vor unter öffentlicher Regie geführt. Private Anbieter gab es häufiger in großstädtischen Regionen, in Kommunen mit einer konservativ-bürgerlichen Mehrheit und/oder in Kommunen mit einem höheren Anteil von Bewohnern/innen mit einem Mittelschichtshintergrund.

Die Öffnung des Pflegemarkts zu Beginn der 1990er Jahre wurde mit Kostenersparnis und einer höheren Pflegequalität aufgrund des Wettbewerbs begründet. Es gibt wenig Anzeichen, die die Einlösung dieser Annahmen bestätigen. Eine von 1998 bis 2003 durchgeführte landesweite Untersuchung zur Entwicklung der Kosten erbrachte, dass die Konkurrenzsituation aufgrund des deutlich höheren administrativen Aufwands zu einer Erhöhung der Kosten beigetragen hat (NBHW, 2004). Ein Vergleich der Pflegequalität in privaten und öffentlichen Einrichtungen anhand der Dimensionen – Struktur-, Prozess und Ergebnisqualität – kann keine bessere Pflegequalität in privaten Einrichtungen bestätigen (vgl. Erlandsson et al., 2013). Die Personalressourcen als eine zentrale Variable der Strukturqualität sind deutlich niedriger in kommerziellen im Vergleich zu öffentlichen Einrichtungen; so beschäftigen große kommerzielle Anbieterketten im stationären Sektor 9% weniger Personal bezogen auf die Anzahl der Bewohner/innen, weniger vollzeiterwerbstätige (-11%) und mehr prekär beschäftigte Pflegekräfte (17% der Pflegekräfte versus 13% in öffentlicher Regie) und einen niedrigeren Anteil an Fachkräften. Dies erschwert eine umfassende, kontinuierliche und fachlich qualifizierte Versorgung. Im Gegensatz dazu weisen sie eine höhere dokumentierte Qualität der Pflegeprozesse auf. In Bewohnerbefragungen lassen sich keine durchgängigen unterschiedlichen Bewertungen der Pflegequalität feststellen.

Die niedrigen Personalressourcen und die hohen Gewinne der großen kommerziellen Anbieter haben in Schweden eine intensive Diskussion zur Profitorientierung im öffentlich finanzierten Wohlfahrtssektor ausgelöst (vgl. Erlandsson et al., 2013). Nach jüngsten repräsentativen Umfragen in der Bevölkerung sprechen sich 62% der

Befragten dafür aus, Gewinne und damit auch gewinnorientierte Anbieter zu verbieten, während lediglich 17% dies befürworten. 64% fordern die Reinvestition von Gewinnen in die Einrichtung. 41% der Befragten erwarten bei einem Verbot von Gewinnen eine Erhöhung der Pflegequalität, während lediglich 20% ein Absinken der Qualität erwarten. Die prinzipielle Möglichkeit der Wahl zwischen unterschiedlichen Dienstleistern wird geschätzt, wobei dies laut kommunaler Statistik lediglich 4% der Nutzer/innen tatsächlich tun. Die Möglichkeit, die alltägliche Versorgung zu beeinflussen, wird allerdings für wichtiger erachtet (Szebehely, 2011).

In Deutschland sind die Prozesse der Vermarktlichung grundlegend mit der Einführung der Pflegeversicherung 1995/96 verbunden. Die Einführung eines Pflegemarkts mit gemeinnützigen und kommerziellen Anbietern, die zu gleichen Bedingungen um Nutzer/innen konkurrieren sollen, sollte verschiedene Zielsetzungen verknüpfen; dazu gehören Kosteneffizienz, die Etablierung einer Vielfalt an Pflegeangeboten und entsprechende Wahlfreiheit für die Leistungsbezieher/innen. Im Gegensatz zu Schweden wurden in Deutschland schon vor der Einführung der Pflegeversicherung auf kommunaler oder regionaler Ebene öffentlich finanzierte pflegerische Dienstleistungen durch private, in der Regel gemeinnützige Anbieter erbracht. Finanzierung und Ausführung der Dienstleistung erfolgte oft in Kooperation zwischen Kommune und gemeinnützigem Anbieter, wobei die Kommunen durchaus einzelne Anbieter subventionieren konnten. Mit der Einführung der Pflegeversicherung wurde die Zusammenarbeit im Sinne eines Vertragsmanagements zwischen regionalen Pflegekassen und Dienstleistern grundlegend reformiert OK HT. Vergleichbar mit Schweden müssen alle Anbieter, die den Voraussetzungen entsprechen, zugelassen werden (OK HT). Die Konkurrenz der Anbieter um die Nutzer/innen erfolgt jedoch auf der Basis von Pflegequalität und Preisen, die sich beide zwischen den Anbietern unterscheiden dürfen. Im Gegensatz zu Schweden sind die Regelungen der Pflegeversicherung landesweit gültig und die Kommunen oder bundesländer können nicht prinzipiell über die Einführung des Pflegemarkts entscheiden.

Seit der Einführung der Pflegeversicherung hat sich der Anteil kommerzieller Dienstleister, die die Expansion der Pflegeinfrastruktur im Wesentlichen getragen haben, deutlich erhöht. 2011 werden ca. 50% der Nutzer/innen von ambulanten Dienstleistungen von kommerziellen oder gemeinnützigen Anbietern versorgt. Im stationären Bereich werden 57% der vorhandenen Betten von gemeinnützigen Anbietern bereitgestellt, 37% von kommerziellen und 6% von öffentlichen Anbietern (Statistisches Bundesamt, 2013). Die Konkurrenz unter sehr restriktiven ökonomischen Bedingungen in Deutschland hat nicht zu der gewünschten Diversität von Angeboten geführt, sondern zu einer deutlichen Orientierung von gemeinnützigen und kommerziellen Dienstleistern an der geforderten Kosteneffizienz und damit an im größeren Umfang quantitativ nachgefragten und eindeutig öffentlich refinanzierbaren Angeboten. Im stationären Sektor lässt sich eine soziale Ausdifferenzierung der Angebote erkennen, denn ein schon vor der Einführung der Pflegeversicherung vorhandenes, von kommerziellen Dienstleistern angebotenes Hochpreissegment wurde weiterentwickelt. Vergleiche wie in Schweden, inwieweit ein Pflegemarkt oder eine öffentliche Dienstleistungsstruktur kostengünstiger sind, sind aufgrund der landesweiten Entwicklung kaum durchzuführen.

Auch in Deutschland haben Prozesse der Vermarktlichung die Situation der Pflegekräfte beeinflusst, die mit einem deutlichen Anstieg von Teilzeittätigkeiten bis hin zu prekären, geringfügigen Beschäftigungsverhältnissen und zunehmender Lohnspreizung bzw. einem Rückgang der Löhne für weniger ausgebildete Pflegekräfte verbunden sind (Kühnlein, 2007) (OK HT). In dem ökonomisch restriktiven System lassen sich eher Spill-over Effekte zwischen kommerziellen und gemeinnützigen Anbietern erkennen. Während beispielsweise die kommerziellen Einrichtungen zunächst die Lohnstrukturen veränderten, folgten ihnen gemeinnützige Träger mit entsprechenden Tarifstrukturen nach (Segbers, 2007).

3. Stationäre Versorgung: Ansätze, Realisierung und Konsequenzen

Neben der Etablierung eines Pflegemarkts werden in beiden Ländern Anstrengungen der Weiterentwicklung der stationären Versorgung erkennbar. Länderunterschiede betreffen den Zeitverlauf, Umfang und Breite der Veränderungen eingebettet in die unterschiedlichen Pflegepolitiken und insbesondere die damit verbundene öffentliche Finanzierung.

Seit den 1980er Jahren wurden in Schweden Maßnahmen zu einer De-Institutionalisierung der stationären Versorgung durchgeführt, die durch die Ädel-Reform des Jahres 1992 einen entscheidenden Impuls erhielten. Im Rahmen dieser Reform sollten ambulante und stationäre Versorgung unter der Regie der Kommune Teil einer gemeindenahen Infrastruktur werden. Die Umsetzung erbrachte deutliche Veränderungen der Formen stationärer Versorgung. In einer landesweiten

Erhebung aus dem Jahr 2001 wurden jeweils die Hälfte der stationären Einrichtungen entweder als Formen Betreuten Wohnens oder als wohngruppenorientierte Versorgung von Bewohnern mit dementiellen Erkrankungen eingestuft. 14% wurden als Pflegeheim und weitere 10% als Altenheim klassifiziert, wobei bei einer Kombination unterschiedlicher Formen auch Doppeleinstufungen einzelner Einrichtungen möglich waren (Szebehely, 2005). Bewohner mit dementiellen Erkrankungen, die den größten Teil unter den Bewohner/innen in stationären Einrichtungen ausmachen, werden in der Regel in kleinen Wohngruppen von 6-8 Personen betreut.

Die De-Institutionalisierung der Versorgung sollte die individuelle Autonomie der Bewohner/innen stärken und Rückzugsmöglichkeiten bieten – so verfügten 2011 96% über zumindest ein Einzelzimmer mit eigenem Badezimmer, das mit eigenen Möbeln eingerichtet werden kann und 79% zusätzlich über eine eigene Kochgelegenheit. Lediglich (Ehe)paare teilen sich häufig eine Wohnung, während der Anteil unter den alleinstehenden Bewohner/inne/n, die sich eine Wohnung oder ein Zimmer teilen bei 0,4% liegt (NBHW, 2012).

Ein weiterer Aspekt der De-Institutionalisierung betrifft die Berechnung der privaten Kosten. Seit der Ädel-Reform sind der Zugang zur ambulanten und stationären Versorgung und die Höhe privater Zuzahlungen in einem gemeinsamen System geregelt. Die Kosten für ambulante und stationäre pflegerische Versorgung werden dabei gleich bewertet. Die „Wohnung" in der stationären Versorgung wird der privaten Wohnung gleichgesetzt, wodurch die Bewohner einen Mietvertrag erhalten und getrennt für Miete (Unterkunft), Verpflegung und die pflegerische Versorgung bezahlen. Die privat zu tragenden Kosten für ambulante und stationäre Versorgung werden auf kommunaler Ebene in der Regel einkommensabhängig berechnet, wobei für die privat zu tragenden pflegerischen Kosten für beide Versorgungsformen ein landesweiter Höchstbetrag von derzeit 1760 SEK (ca. 200 €) pro Monat definiert wird (Meagher/Szebehely, 2013). Die Mietkosten können – wie bei einer privaten Wohnung - über Wohngeld (teil)finanziert werden.

Auch in Deutschland lassen sich seit den 1980er Jahren verschiedene Formen stationärer Versorgung unterscheiden. Das Kuratorium Deutsche Altershilfe teilt die Entwicklung in mittlerweile 5 Generationen Altenwohnheimbau ein. Seit den 1980er Jahren – der 3. Generation Altenwohnheimbau – werden verstärkt Wohnbedürfnisse berücksichtigt, mit dem Ziel, durch die Einrichtung von Wohngruppen den Charakter einer stationären Betreuung zu verändern. Die 4. Generation, deren Etablierung um ca. 1995 begann, orientiert sich an dem Konzept der Hausgemeinschaft, während die derzeitig beginnende 5. Generation unterschiedliche Formen von Wohngemeinschaften einschließt (Michell-Auli/ Sowinski, 2013).

Nach der jüngsten Repräsentativbefragung aus dem Jahr 2005 werden jedoch nach wie vor noch 57% der Bewohner/innen nach dem Stationskonzept versorgt, 19% leben in kleineren Wohngruppen und weitere 5% in vollstationären Hausgemeinschaften. 17% der Bewohner leben in Einrichtungen, die als Mischformen bezeichnet werden. 26% der Einrichtungen schließen noch ein zusätzliches Angebot zum Betreuten Wohnen ein (Schneekloth/Wahl, 2009). Nach der Pflegestatistik von 2011 waren 57,1% der Bewohner/innen in einem Einbettzimmer und 37,0% in einem Zweibettzimmer untergebracht (Statistisches Bundesamt, 2013). Ungefähr die Hälfte der Einrichtungen kann auf ein Konzept zur Versorgung dementiell erkrankter Bewohner zurückgreifen. Eigenständige Betreuungsformen, wie bspw. segregative Wohngruppen wurden noch selten genannt (Schneekloth/Wahl, 2009).

Im Vergleich zu Schweden zeigt sich, dass ein Trend zur De-Institutionalisierung stationärer Versorgung durchaus anzutreffen ist, aber häufig noch kein für alle verfügbares Regelangebot darstellt. (OK HT) Modernere Wohnformen, wie z.B. Hausgemeinschaften oder Wohngemeinschaften, erfordern häufig einen höheren Finanzierungsaufwand, der von den Kostenträgern – Pflegeversicherung und Sozialhilfeträger – anerkannt werden muss und abhängig von der privaten Einkommenssituation von den Nutzern/innen selbst getragen werden muss. Im Gegensatz dazu werden in Schweden die Kosten für die anspruchsvollere Versorgung durch das öffentliche System übernommen.

Diese Unterschiede in der Finanzierung zeigen sich auch in der Bewertung der stationären Versorgung in beiden Ländern. In einer europaweiten Repräsentativuntersuchung aus dem Jahr 2007 waren 77,1% der Deutschen im Gegensatz zur 31,8% der Schweden mit der Höhe der privaten Kosten der stationären Versorgung unzufrieden (Carerra et al., 2013). Eine positive Einstellung gegenüber stationärer Versorgung in Schweden reflektiert sich auch in einer anderen repräsentativen EU-Befragung, nach der 43% der Kinder die stationäre Versorgung ihrer Eltern bei Bedarf befürworten. In Deutschland äußerten dies nur 11% der Befragten (Alber/Köhler, 2004).

Der vorgenommene Vergleich der stationären Versorgung in beiden Ländern verweist auf deutliche Unterschiede in den Ansätzen bzw.

deren Verbreitung, der öffentlichen Finanzierung und Akzeptanz der stationären Versorgung. Abschließend sollen die Konsequenzen der unterschiedlichen Organisationen für die Arbeitssituation der Pflegekräfte aufgezeigt werden. International vergleichende sowie nationale Untersuchungen in Deutschland und Schweden verweisen auf die im Vergleich zu anderen Arbeitsbereichen hohe Arbeitsbelastung im Pflegesektor, die seit den 1990er Jahren zugenommen hat (Bäckman, 2001; Zimber/Weyerer, 1999). Basierend auf Ergebnissen einer repräsentativen Fragebogenuntersuchung mit Pflegekräften in beiden Ländern soll die Arbeitsbelastung in der stationären Versorgung vor dem Hintergrund der skizzierten Entwicklung der stationären Versorgung diskutiert werden (für detaillierte Ergebnisse der Untersuchung zur Arbeits- und Familiensituation von Pflegekräften in der ambulanten und stationären Versorgung in beiden Ländern siehe Theobald et al., 2013).[1]

Die Ergebnisse der Untersuchung bestätigen zunächst, dass die Pflegekräfte in beiden Ländern eine hohe Arbeitsbelastung wahrnehmen, was sich beispielsweise im Arbeitspensum oder auch in der Bewertung der Anzahl, der zu versorgenden Bewohnern/innen zeigt (Übersicht zu den Ergebnissen siehe Tabelle 1 unten). Trotz des generellen Trends werden interessante Länderdifferenzen erkennbar, die sich im Zusammenspiel der konkreten Bedingungen der Versorgung und deren normativer Einbettung erklären lassen. Generell verweisen die Daten für die Pflegekräfte in Schweden auf günstigere Bedingungen am Arbeitsplatz. So liegt ein weit höherer Pflegekräfteschlüssel vor, der in Schweden nahezu eine vollzeittätige Pflegekraft pro Bewohner/in vorsieht. Auf der Basis der Pflegestatistik kann in Deutschland ein Personalschlüssel von 0.65 Vollzeitäquivalente berechnet werden, wobei die Zahl vermutlich niedriger liegt, denn bei der Berechnung wurden lediglich Bewohner/innen einbezogen, die Leistungen der Pflegeversicherung erhalten (Eigene Berechnungen auf der Basis: Statistisches Bundesamt, 2013 für Deutschland; NBHW, 2009 für Schweden).

---

[1] In einer repräsentativen Fragebogenuntersuchung wurden in Schweden im Jahr 2005 unter der Leitung von Prof. Marta Szebehely, Universität Stockholm, 556 Pflegekräfte in der ambulanten und stationären Versorgung zu ihrer Arbeits- und Familiensituation befragt. An der Replikation der Befragung in Deutschland im Jahr 2010 unter der Leitung von Frau Prof. Hildegard Theobald, Universität Vechta, nahmen 637 Pflegekräfte in der ambulanten und stationären Versorgung teil. Die Untersuchung in Schweden wurde vom Swedish Council for Working Life and Social Research und der deutsche Teil der Untersuchung von der Hans-Böckler-Stiftung finanziert.

Tabelle 1: Arbeitsbelastung in der stationären Versorgung

	Deutschland	Schweden
Pflegekraftquote: Vollzeitäquivalente pro Bewohner/in Stationäre Versorgung Wohngruppen	0.65	0.90 1.01
Zu viele Bewohner tagsüber zu versorgen? (in % der Befragten)	51,5%	28,6%**
Zu hohes Arbeitspensum? Ja, meistens (in% der Befragten)	73,2%	40,2%**
Überstunden (mind. einmal pro Woche) Bezahlt, Ausgleich Unbezahlt (in % der Befragten)	26,7% 21,0%	3,8%** 1,4%**
Unzufrieden mit sich selbst, aufgrund unangemessener Hilfe? (Ja, meistens) (in % der Befragten)	28,8%	32,6%
Veränderung der Pflegesituation Verbessert Verschlechtert (in % der Befragten)	18,4% 54,7%	19,4% 38,6%**

Legende: ** p < 01: Signifikanzniveau

Die niedrigere Personalausstattung in Deutschland lässt sich in weiteren Kennzeichen der Arbeitsbelastung erkennen. In Deutschland werden beispielsweise die Anzahl der zu versorgenden Personen und das Arbeitspensum signifikant häufiger als zu hoch eingeschätzt. Erkennbar wird dies zudem in den signifikant häufiger anfallenden bezahlten oder unbezahlten Überstunden in Deutschland im Vergleich zu Schweden.

Ein etwas widersprüchliches Bild ergibt sich, wenn zusätzlich die Bewertung der Pflegesituation durch die Pflegekräfte selbst einbezogen wird. Trotz der besseren Bedingungen sind auch die Pflegekräfte in Schweden ähnlich häufig mit der geleisteten Pflege unzufrieden. In beiden Ländern bewerten die Pflegekräfte die jüngste Entwicklung der Pflegesituation deutlich negativ, wobei dies in Deutschland noch signifikant ausgeprägter ist. Die teilweise widersprüchlichen Ergebnisse lassen sich mit höheren Erwartungen an die Qualität der stationären Schweden erklären, wo eine umfassende soziale und pflegerische Versorgung in kleinen Gruppen erwartet wird. Die etablierte Versorgung in kleineren Gruppen mit einem höheren Personalschlüssel gestattet eher eine intensive Versorgung geht aber auch mit hohen Erwartungen an die zu erbringende Pflegequalität einher. In den Ergebnissen spiegelt sich ein komplexes Zusammenspiel zwischen der Höhe der Arbeitsbelastung, der Bewertung der Situation durch die Pflegekräfte selbst und die Erwartungen, die an Qualität und Umfang der stationären Versorgung gestellt werden.

4. Resümee: Reformen und Konsequenzen im Ländervergleich

Seit den 1990er Jahren wurden in Deutschland und Schweden weitreichende Pflegereformen durchgeführt, die sich in ihren Ansätzen, Konsequenzen und ihrer Einbettung in das jeweilige Pflegesystem unterscheiden (OK HT). Trotz des übereinstimmenden universellen Charakters der Pflegesysteme in Deutschland und Schweden weisen sie deutliche Unterschiede in der sozialen Absicherung auf: Dies betrifft die Orientierung der Unterstützung an Dienstleistungen im Vergleich zu Geldleistungen in Deutschland, den höheren Umfang öffentlicher Finanzierung in Schweden, die Entscheidungsspielräume der kommunalen Ebene in Schweden im Vergleich zur stark nationalen Gesetzgebungs- und Regulierungskompetenz in Deutschland und den hohen Anteil öffentlicher, kommunaler Dienstleister in Schweden.

Für die vergleichende Analyse wurden zwei Reformbereiche – Vermarktlichung der Pflegeinfrastruktur und De-Institutionalisierung der stationären Versorgung - ausgewählt, die anschaulich die Länderspezifika abbilden lassen. Trotz der gemeinsamen Orientierung an dem globalen Konzept New Public Management, weisen Ansätze und Verlauf einer markt-orientierten Restrukturierung der Pflegeinfrastruktur deutliche Länderdifferenzen auf. In Schweden lassen sich zwei unterschiedliche Ansätze im Zeitverlauf erkennen. Während zu Beginn die Öffnung der öffentlichen finanzierten pflegerischen Versorgung durch die wettbewerbsorientierte Vergabe von definierten Versorgungsaufträgen – Outsourcen – erfolgte, wird seit 2009 vergleichbar mit Deutschland die Etablierung eines Pflegemarkts mit Konkurrenz zwischen verschiedenen Dienstleistern forciert. In beiden Ländern haben insbesondere kommerzielle Dienstleister einen Zugang in die öffentlich finanzierte Infrastruktur gefunden, deren Präsenz in Schweden im Vergleich zu Deutschland geringer ausfällt, lokal geprägt ist und durch die Dominanz großer Anbieter bestimmt wird. Die mit den marktorientierten Reformen verbundenen Ziele – Reduktion der Kosten, mehr Diversität der Angebote oder eine höhere Pflegequalität - konnten in beiden Ländern kaum erreicht werden. Aufgrund der hohen Gewinne der kommerziellen Unternehmen steht die Mehrheit der Bevölkerung in Schweden gewinnorientierten Dienstleistern mittlerweile ablehnend gegenüber. In beiden Ländern führte die zunehmende Marktorientierung zu einer Verschlechterung der Beschäftigungssituation und der Erhöhung der Arbeitsbelastung der Pflegekräfte.

In beiden Ländern werden seit den 1980er Jahren auch Anstrengungen einer De-Institutionalisierung der stationären Versorgung erkennbar. Die Länderdifferenzen zeigen sich hier im Zeitverlauf der Entwicklung und vor allem in der Verbreitung der Ansätze. Die Verfügbarkeit einer umfassenden öffentlichen Finanzierung in Schweden hat zu einer Verbreitung der Ansätze beigetragen, die als universelles Regelangebot etabliert sind. Damit einher geht auch eine größere Akzeptanz stationärer Versorgung in der schwedischen Bevölkerung. Die umfangreichere öffentliche Finanzierung kommt auch den Pflegekräften zugute, wobei mit der besseren Personalausstattung auch höhere Anforderungen an die Qualität der Pflege einhergehen.

Literatur

Alber, J., Köhler, U. (2004). Health and Care in an Enlarged Europe. European Foundation for the Improvement of Working Conditions. Official Publications of the European Communities. Luxembourg.

Bäckman, O. (2001). Med välfärdsstaten som arbetsgivare – arbetsmiljön och dessa konsekvenser inom välfärdstjänsteomradet pa 1990-talet. In: SOU 2001: 52. Väldfärdstjänster i omvandling. Stockholm: Socialdepartement, 189–238.

Carrera, F., Pavolini, E., Ranci, C., Sabbatini, A. (2013). Long-term care systems in comparative perspective: care needs, informal and formal coverage, and social impacts in European contexts. In: Ranci, C., Pavolini, E. (Hg.). Reform in Long-term Care Policies in European Countries. Heidelberg, New York: Springer, 23–52.

Erlandsson, S., Storm, P., Stranz,A., Szebehely, M., Trydegård, G-B. (2013). Marketisation in Swedish eldercare: In Meagher, G, Szebehely. M. (Hg.). Marketisation in Nordic eldercare: A research report on legislation, oversight, extent and consequences. Report from Normacare, Stockholm: Stockholm University. Department of Social Work, 23–84.

Huber, M., Rodrigues, R., Hoffmann, F., Gasior, K., Marin, B. (2009). Facts and Figures on Long-Term Care. Europe and North America. Vienna: European Centre for Social Welfare Policy and Research.

Kühnlein, G. (2007). Auswirkungen der aktuellen arbeitsmarkt- und tarifpolitischen Entwicklungen auf die Arbeits- und Beschäftigungsverhältnisse von Frauen in der Sozialen Arbeit. In: Dahme, H., Trube, A., Wohlfahrt, N. (Hg.). Arbeit in sozialen Diensten: flexibel und schlecht bezahlt? Baltmannsweiler: Schneider-Verlag Hohengehren, 35–45.

Meagher, G., Szebehely, M. (2013). Long-term care in Sweden. Trends, actors and consequences. In: Ranci, C., Pavolini. E. (Hg.). Reform in Long-term Care Policies in European Countries. Heidelberg, New York.: Springer, 55–78.

Michell-Auli, P., Sowinski, C. (2013). Die 5. Generation: KDA-Quartiershäuser. Köln: KDA (Kuratorium Deutsche Altershilfe).

NBHW (2004). Konkurrensutsättning och entreprenader inom äldreomsorgen. Utvecklingsläget 2003. Stockholm: Socialstyrelsen.

NBHW (2009). Vård och omsorg om äldre, lägesrapporter 2008.Stockholm: Socialstyrelsen.

NBHW (2012). Äldre och personer med funktionsnedsättning – regiform ar 2011. Stockholm: Socialstyrelsen.

Schneekloth, U., Wahl, H. (Hg.) (2009). Pflegebedarf und Versorgungssituation bei älteren Menschen in Heimen. Stuttgart: Kohlhammer.

Segbers, F. (2007). Der „Dritte Weg" der Kirchen – ein Weg zur Deregulierung von Beschäftigungsverhältnissen. In: Dahme, H., Trube, A., Wohlfahrt, N. (Hg.). Arbeit in sozialen Diensten: flexibel und schlecht bezahlt? Baltmannsweiler: Schneider-Verlag Hohengehren, 77–88.

Statistisches Bundesamt (2013). Pflegestatistik 2011. Pflege im Rahmen der Pflegeversicherung: Deutschlandergebnisse. Wiesbaden.

Szebehely, M. (2005). Äldreomsorgsforskning i Norden. En kunskapsöversikt. TemaNord 2005:508. Köpenhamn: Nordiska Ministerradet.

Szebehely, M. (2011). Insatser för Äldre och Funktionshindrade i Privat Regi. In: Hartman, L. (Hg.). Konkurrensens Konsekvenser. Stockholm: SNS Förlag, 215–257.

Theobald, H., Szebehely, M., Preuß, M. (2013). Arbeitsbedingungen in der Altenpflege. Die Kontinuität der Berufsverläufe – ein deutsch-schwedischer Vergleich. (unter Mitarbeit von H.A. Leidig) . Berlin: edition sigma.

Zimber, A., Weyerer, S.(Hg.) (1999). Arbeitsbelastungen in der Altenpflege. Göttingen: Verlag für Angewandte Psychologie.

Andreas Kruse

Was ist eine gute Institution?
Das Pflegeheim im Kontext einer Betrachtung des hohen Alters und der Demenz

1. Einleitung und Hintergrund

Viele Menschen können sich nicht vorstellen, dass auch Pflegeheime das Potenzial einer „guten Institution" besitzen, in der nicht nur hohe medizinisch-pflegerische Standards umgesetzt, sondern auch die von den Bewohnerinnen und Bewohnern im Lebenslauf ausgebildeten, in der aktuellen Situation zum Teil neu definierten Kriterien von Lebensqualität verwirklicht werden. Aber warum ist es so schwer, sich dies vorzustellen? Dies hat vor allem damit zu tun, dass Pflegeheime Institutionen sind, in denen Verletzlichkeit, Fragilität, Endlichkeit des Lebens besonders deutlich hervortreten, *qualitativ* – aufgrund der deutlich reduzierten körperlichen, vielfach auch kognitiven Leistungsfähigkeit – wie auch *quantitativ*: in einem Pflegeheim leben in aller Regel *viele* Menschen, die pflegebedürftig sind oder die am Ende ihres Lebens stehen. Vor allem jene Menschen, denen der Anblick einer hochgradig verletzlichen und fragilen Person – zum Beispiel einer schwerstpflegebedürftigen oder demenzkranken Person in einem fortgeschrittenen Krankheitsstadium – in keiner Weise vertraut ist und die diesen Anblick als Belastung erleben, werden dazu neigen, das Faktum der Verletzlichkeit, der Fragilität, der Endlichkeit mit der fachlichen und ethischen Qualität der Arbeit in einem Pflegeheim in unzulässiger Weise zu *vermischen* (Kruse, 2010a): die Tatsache, dass sie im Pflegeheim auf großes körperliches und seelisches Leid stoßen, gilt ihnen als Beleg dafür, dass in Pflegeheimen „schlecht gepflegt wird". Und auch die Forderung, „Pflegeheime abzuschaffen", ist vielfach nicht mehr als Ausdruck der Hilflosigkeit im Anblick eines Menschen, der uns vermehrt an die Vergänglichkeit, Fragilität und Endlichkeit – mithin an die „Ordnung des Todes" (v. Weizsäcker, 2005) – erinnert.

Aber gerade hier zeigt sich ein wesentliches Merkmal eines fachlich wie ethisch guten Pflegeheimes: dass auch unter einer immer deutlicher hervortretenden Ordnung des Todes die Zeichen einer „Ordnung des Lebens" *nicht* übersehen und vernachlässigt, sondern ausdrücklich aufgegriffen und beantwortet werden, selbst dann, wenn sich diese Zeichen nicht mehr verbal, sondern nur noch nonverbal –

mimisch, gestisch – ausdrücken. Ein Beispiel für diesen nonverbalen Ausdruck ist die lebendige Mimik bei emotional sensibler Ansprache und Berührung, bei der Präsentation von Düften und Klängen, bei dem Vernehmen einer vertrauten Stimme. Ein Beispiel für den verbalen Ausdruck sind eine kräftigere, modulationsfähige Stimme, verbunden mit einer größeren Lebendigkeit der Erzählung wie auch einer größeren Variabilität der mitgeteilten Inhalte und der mit diesen einhergehenden Emotionen und Affekte.

1.1 Ordnung des Lebens – Ordnung des Todes: Inwieweit werden diese Ordnungen integriert?

Diese Zeichen einer „Ordnung des Lebens" lassen sich auf eine grundlegende Tendenz des Psychischen zurückführen, die uns in diesem Beitrag beschäftigen wird: auf die *Aktualgenese*, das heißt auf den Ausdruck, die Mitteilung, die Differenzierung des Psychischen im Falle der gezielten und motivierenden Ansprache, im Falle der Aktivation und Stimulation (Kruse, 2012a). Nicht erst im hohen und höchsten Alter, sondern in allen Lebensphasen (sogar schon in der pränatalen Entwicklungsphase) beobachten wir eine Verschränkung der beiden Ordnungen: der Ordnung des Lebens und jener des Todes. Denn in *allen* Lebensphasen können wir Differenzierungen und damit Gewinne – nämlich in den verschiedensten körperlichen, kognitiven, emotionalen, empfindungsbezogenen und sozialkommunikativen Funktionen – wie auch Verluste – nämlich in körperlichen und neuronalen Zellverbänden, mit zunehmendem Lebensalter auch mehr und mehr in einzelnen der genannten Funktionen – beobachten. Ein Beispiel für die schon zu Lebensbeginn erkennbare Ordnung des Todes ist die Apoptose, der genetisch kontrollierte Zelltod, der eine Bedingung für die Ausbildung von Organen aus einem noch undifferenzierten Zellhaufen darstellt. – Doch wandeln sich in den einzelnen Lebensaltern die Mischungsverhältnisse dieser beiden Ordnungen, und im hohen und höchsten Lebensalter tritt die Ordnung des Todes, treten die körperlichen, zum Teil die kognitiven, übrigens auch die sozialen Verluste immer deutlicher in den Vordergrund – was aber eben *nicht* heißt, und dies ist für eine Reflexion zentraler Merkmale eines fachlich wie ethisch guten Pflegeheimes wichtig, dass damit die Ordnung des Lebens nicht mehr existierte. Sie existiert, wie uns Verhaltensbeobachtungen zeigen, die auf hochdifferenzierten Analyseeinheiten gründen und damit die Variabilität in Mimik und Gestik abzubilden vermögen, wie uns aber auch Interviews zeigen, die sich in maximaler Weise dem Erleben, den Lebensthemen, der Alltags-

238

und Lebensgestaltung von Bewohnerinnen und Bewohnern widmen. Diese hochdifferenzierten Analysen führen uns immer wieder vor Augen, wie lebendig die Psyche auch in Lebensphasen ist, in denen die Ordnung des Todes die Existenz immer stärker zu dominieren scheint (siehe dazu auch die Beiträge in Brandenburg & Adam-Paffrath, 2013), führen uns immer wieder vor Augen, wie Menschen auch im Erleben großer Verletzlichkeit und Fragilität bewusst, interessiert, offen und aufmerksam am Leben teilhaben und sich für dieses engagieren können (Kruse, 2012b). Hier nur ein Beispiel: in einer Untersuchung an 400 Frauen und Männern in der Altersspanne von 85 bis 98 Jahren, die auf sehr differenzierten Interviews gründete, konnten wir zeigen, dass auch unter stark ausgeprägter körperlicher Verletzlichkeit und Fragilität der Wunsch, das Bedürfnis dominierte, sich um andere Menschen (bevorzugt nachfolgender Generationen) zu sorgen, für andere Menschen zu sorgen. Dieses „Sorgemotiv" war im Durchschnitt noch deutlich stärker ausgeprägt als das Autonomie- bzw. Selbstbestimmungsmotiv. Teil einer Gemeinschaft zu sein, sich für diese engagieren zu können und in diesem Engagement Teilhabe zu erfahren: dies war das dominante Motiv (ausführlich Kruse et al., 2014; Kruse & Schmitt, 2014). Dies ist ein bemerkenswertes Beispiel für die Ordnung des Lebens bei einer immer stärker manifest werdenden Ordnung des Todes. – Auf Pflegeheime übertragen heißt dies: Inwieweit unterstützen diese Bewohnerinnen und Bewohner, ihre körperliche (zum Teil auch kognitive und emotionale) Verletzlichkeit anzunehmen und diese in Teilen zu kompensieren, inwieweit motivieren sie diese, die bestehenden körperlichen, kognitiven, emotionalen und sozialkommunikativen Ressourcen zu erkennen und – im Austausch mit anderen Menschen – zu verwirklichen?

1.2 Selbstkritische Reflexion des eigenen Menschen- und Altersbildes

In diesem Kontext ist eine Aussage des Philosophen Baruch de Spinoza (1632-1677) von Bedeutung, der in der 1665 begonnenen und 1677 posthum veröffentlichten Schrift „Tractatus politicus" (Politischer Traktat") schreibt: „Sedulo curavi, humanas actiones non ridere, non lugere, neque detestari, sed intellegere", übersetzt: „Ich habe mich sorgsam bemüht, menschliche Tätigkeiten nicht zu verlachen, nicht zu beklagen und auch nicht zu verdammen, sondern zu begreifen." (Spinoza, 1677/1994: 10f.). Mit dieser Aussage wird auf die Notwendigkeit hingewiesen, sich bei der – wissenschaftlichen wie auch praktischen – Beschäftigung mit dem Erleben, Verhalten und Handeln eines Menschen der *eigenen* Gefühle und Empfindungen wie auch der Einstellung diesem Menschen gegenüber bewusst zu sein, um somit Erleben, Verhalten und Handeln dieses Menschen möglichst vorurteilsfrei wahrzunehmen und zu verstehen. Wenn dieser Akt der Wahrnehmung und des Verstehens stattgefunden hat, dann können wir uns auch wieder stärker von unseren Gefühlen und Empfindungen leiten lassen, so diese das Potenzial des Erkennens in sich tragen. Diese Aussage ist für das fachlich und ethisch korrekte Handeln in einem Pflegeheim essenziell: denn sie regt dazu an, sich selbst, seine Gefühle, Empfindungen und Einstellungen gegenüber den Bewohnerinnen und Bewohnern, gegenüber den Grenzsituationen des menschlichen Lebens, überhaupt gegenüber Altern, Alter, älteren Menschen kritisch zu reflektieren, um sich damit selbst für mögliche Abwertungs- und Ausgrenzungstendenzen zu sensibilisieren.

2. Der fundierte Umgang mit der Verletzlichkeit und den Entwicklungspotentialen im hohen Alter

In der Charakterisierung des hohen Alters – oder des vierten Lebensalters – dominiert heute der Verlustdiskurs: im Vordergrund stehen die körperlichen und kognitiven Verluste, die drei Begriffe: Multimorbidität, Pflegebedürftigkeit und Demenz konstituieren diesen Verlustdiskurs. Bei aller Anerkennung der Tatsache, dass die Wahrscheinlichkeit des Auftretens von Multimorbidität, von Pflegebedürftigkeit und von Demenz im hohen Alter erkennbar ansteigt, ist doch die Dominanz des Verlustdiskurses in unserer Gesellschaft als problematisch einzustufen: hier wird allein in Termini von Krankheiten und Funktionseinbußen argumentiert, vor allem wird übersehen, dass in der inneren (seelisch-geistigen) und äußeren (verhaltensbezogenen) Auseinandersetzung mit Verlusten durchaus seelisch-geistige und verhaltensbezogene Stärken beobachtet werden können, die bei der Dominanz des Verlustdiskurses übersehen werden (ausführlich in Kruse & Wahl, 2010). Daraus erwachsen bereits erste Folgerungen für die Charakterisierung einer „guten Institution" Pflegeheim: diese lässt sich von einer Anthropologie und von empirischen Befunden leiten, die in der seelisch-geistigen und verhaltensbezogenen Verarbeitung von Einbußen und Verlusten den Ausdruck psychischer und körperlicher Ressourcen erkennt und die die Bewohnerin bzw. den Bewohner darin unterstützt, diese Ressourcen einzusetzen. Eine derartige Unterstützung kann auf die Verhaltensebene zielen (siehe Baltes, 1996), indem durch aktivierende Pflege verlorengegangene Funktionen in Teilen wiederhergestellt oder zumindest kompensiert werden und dadurch ein bedeutender Beitrag zur Wiedererlangung und

Erhaltung von Selbstständigkeit geleistet wird. Eine derartige Unterstützung kann auf die seelische und geistige Ebene zielen, indem durch eine psychologisch fundierte Pflege – wie sich diese in der emotionalen und kognitiven Aktivierung, in der Tagesstrukturierung, in der systematischen Ansprache künstlerisch-kreativer Potentiale zeigt – die Verbindung zu den schöpferischen Impulsen der Person wiederhergestellt wird. Damit werden Prozesse der Selbstaktualisierung angestoßen, die ihrerseits die Grundlage für eine bewusste Auseinandersetzung mit der eingetretenen Situation, mithin für die Selbstgestaltung (Autopoiesis) darstellen.

Wenn man den schöpferischen Umgang des Menschen mit möglichen Einbußen und Verlusten verstehen und differenziert umschreiben möchte, dann sollte der einseitige Verlustdiskurs durch einen *Verletzlichkeitsdiskurs* abgelöst werden. Mit dem Begriff der Verletzlichkeit ist gemeint, dass Menschen zeit ihres Lebens, also nicht nur im hohen Alter, fragil, verletzbar, endlich sind – mit dem in der Theologie verwendeten Begriff des „Lebens als Fragment" (Luther, 1992) wird dieser Aspekt treffend ausgedrückt. Mit zunehmendem Alter wächst diese Fragilität und Verletzbarkeit, mit zunehmendem Alter gewinnen Fragen der Endlichkeit und Vergänglichkeit mehr und mehr an Gewicht. Die (mögliche) Fülle von Körpersymptomen, nicht selten begleitet von kognitiven Symptomen, gibt dem Individuum nicht nur immer wieder neue Rätsel auf, sondern vermittelt auch die grundlegende Erfahrung, noch verletzlicher als früher zu sein. Aber diese Erfahrung kann, wie vor allem von dem Ehepaar Joan und Erik H. Erikson in späteren Werken hervorgehoben wurde (Erikson et al., 1986), auch den Impuls zu neuer Entwicklung geben, die – in Anlehnung an Lars Tornstam (1989) – mit dem Begriff der *Gerotranszendenz* umschrieben wird. In diesem Prozess müssen nicht nur grundlegende Entwicklungsschritte, wie diese in früheren Phasen des Lebenslaufs vollzogen werden, noch einmal vollzogen werden (so zum Beispiel das Neu-Finden von Vertrauen zu sich selbst und zur Welt), sondern es können auch grenzüberschreitende Schritte gewagt werden, die auf ein Über-Sich-Hinaus-Sein zielen: dieses kann kosmischer, spiritueller, religiöser Natur sein, dieses kann aber auch auf das Fortleben in nachfolgenden Generationen gerichtet sein (symbolische Immortalität) (ausführlich in Kruse & Schmitt, 2012). Hier nun ergibt sich eine zweite Folgerung mit Blick auf die Charakterisierung eines guten Pflegeheimes: dieses hält die personellen Ressourcen wie auch die Expertise vor, derartige Formen der Selbstaktualisierung und Selbstgestaltung zu erkennen und gezielt zu unterstützen. Wenn dies in einem Pflegeheim gelingt, dann hat es Großes an dem Menschen getan.

2.1 Ein literarisches Beispiel

Kontextualisieren wir diese Überlegungen mit einem literarischen Beispiel für den Umgang des Menschen mit der Verletzlichkeit, der Endlichkeit des Lebens; dabei wählen wir dieses Beispiel aus der Lyrik der Barockzeit. Warum gehen wir dabei bis in die Barockzeit zurück? Die Verletzlichkeit, die Endlichkeit, die Hinfälligkeit des Lebens wurden – auch vor dem Hintergrund der Verwüstungen im Dreißigjährigen Krieg (1618-1648) – von Dichtern der Barockzeit besonders deutlich thematisiert, sie bilden geradezu den *cantus firmus* der Lyrik aus dieser Zeit. Das Ziel der Dichtung lag dem Selbstverständnis der Schriftsteller zufolge in „vberredung und vnterricht auch ergetzung der Leute", wie es Martin Opitz 1617 in einem Aufruf zur Schaffung einer volkssprachlichen Dichtung von europäischem Rang und 1624 in seinem bahnbrechenden „Buch von der Deutschen Poeterey" ausgedrückt hat.

Ulrich Maché und Volker Meid (2005) charakterisieren im Nachwort zu der von ihnen herausgegebenen Anthologie „Gedichte des Barock" die Dichtung im 17. Jahrhundert wie folgt: Diese „sucht rhetorisch auf den Leser und Zuhörer einzuwirken" (S. 360). Die von den beiden Herausgebern vorgenommene Charakterisierung des Werkes von Andreas Gryphius, einem der führenden Schriftsteller der Barockzeit, deutet auf das große Thema der „Verletzlichkeit, Endlichkeit und Hinfälligkeit" menschlichen Lebens hin, wie uns dieses auch bei einem pflegebedürftigen oder demenzkranken Menschen mehr und mehr entgegentritt: „Bei Gryphius wird die Hinfälligkeit alles Irdischen, aktualisiert durch die Gräuel des Dreißigjährigen Krieges, zum Zentralthema der Dichtung. ... [Er] wirkt als Dichter der Angst, des Leidens und des religiösen Ringens in Zeiten der Glaubensspaltung und des Gewissenszwangs weit über seine Epoche hinaus." (S. 353).

Gehen wir nun auf zwei Gedichte des Schriftstellers Andreas Gryphius (1616-1664) ein; das erste Gedicht („Thraenen in schwerer Krankheit") betont das Erleben der Verletzlichkeit, der Hinfälligkeit, der Endlichkeit des Lebens, das zweite („Betrachtung der Zeit") die Fähigkeit des Menschen, in allen Situationen seines Lebens – somit auch in den Grenzsituationen des Lebens – schöpferisch zu sein, eine Fähigkeit, deren differenzierte Wahrnehmung auch für das in der sozialen Umwelt sich ausbildende, tiefere Verständnis des Erlebens und

Verhaltens schwerkranker Menschen entscheidend ist. Gerade in dieser Verbindung des Erlebens von Grenzen mit dem Erleben des schöpferischen Moments in einer Situation liegt eine wesentliche Botschaft der Barock-Dichtung, die helfen kann, sich der Situation eines schwerkranken Menschen mit ausreichender Sensibilität anzunähern – einer Sensibilität, die nicht nur die Grenzen, sondern auch die Ressourcen dieses Menschen wahrnimmt.

2.2 Thraenen in schwerer Krankheit

Ich bin nicht der ich war / die Kraeffte sind verschwunden /
Die Glider sind verdorr't / als ein durchbrandter Grauß:
Mir schaut der schwartze Tod zu beyden Augen aus /
Ich werde von mir selbst nicht mehr in mir gefunden.
...
So bin ich auch benetzt mit Thraenen-tau ankommen:
So sterb ich vor der Zeit. O Erden gute Nacht!
Mein Stuendlein laufft zum End / itzt hab ich außgewacht
Und werde von dem Schlaff des Todes eingenommen.
(Aus: Maché & Meid, 2005, S. 115.)

In diesem Gedicht mündet das Erlebnis der Verletzlichkeit und Hinfälligkeit in die Auseinandersetzung mit der eigenen Endlichkeit: Die Ordnung des Lebens und die Ordnung des Todes verschränken sich auch im persönlichen Erleben des Menschen immer mehr, bis allmählich die Ordnung des Todes das Erleben dominiert. Besondere Bedeutung für die psychische Situation des verletzlichen Menschen erlangt dabei die Aussage „Ich werde von mir selbst nicht mehr in mir gefunden", mit der angedeutet wird, dass das Individuum zunehmend von der Angst bestimmt ist, sich mehr und mehr in sich selbst zu verlieren. Dieses Gedicht steht nun im Kontrast zu einem anderen Gedicht des Schriftstellers Andreas Gryphius („Betrachtung der Zeit"), das – ganz ähnlich wie „Thraenen in schwerer Krankheit" – vor dem biografischen Hintergrund des Dreißigjährigen Krieges entstanden ist.

2.3 Betrachtung der Zeit

Mein sind die Jahre nicht die mir die Zeit genommen /
Mein sind die Jahre nicht / die etwa moechten kommen
Der Augenblick ist mein / und nehm' ich den in acht
So ist der mein / der Jahr und Ewigkeit gemacht.
(Aus: Maché & Meid, 2005: 112.)

2.4 Das Potenzial zur Selbstaktualisierung erkennen und dessen Verwirklichung fördern

Die Betonung des Augenblicks – in dem Menschen schöpferisch tätig werden können – erinnert an das psychologische Konstrukt der *Aktualgenese*. Mit diesem Konstrukt wird zum Ausdruck gebracht, dass sich unter förderlichen Bedingungen neue seelisch-geistige Qualitäten einstellen können, so zum Beispiel die Entwicklung neuer kognitiver Strategien im Kontext lernförderlicher Rahmenbedingungen, die auch als Ausdruck von Plastizität gedeutet wird (siehe zum Beispiel schon Kliegl et al., 1989). Noch näher kommt der Betonung des Augenblicks das psychologische Konstrukt der *Selbstaktualisierung*, die – wie bereits angedeutet – definiert werden soll als grundlegende Tendenz des Psychischen, sich auszudrücken, sich mitzuteilen, sich zu differenzieren – wobei sich diese Tendenz in der kognitiven, der emotionalen, der empfindungsbezogenen, der sozialkommunikativen, der alltagspraktischen und der körperlichen Dimension der Person zeigen kann (Kruse, 2010). Mit dem Konstrukt der Selbstaktualisierung, die von Kurt Goldstein als zentrales Motiv menschlichen Erlebens und Verhaltens gedeutet wurde (Goldstein, 1939), kommen wir dem Schöpferischen des Menschen in seiner *basalen* psychischen Qualität noch näher als mit jenem der Aktualgenese. Während letztere das Schöpferische im Sinne einer *Leistung* beschreibt, die als Folge einer tiefgreifenden kognitiv-emotionalen Auseinandersetzung mit neuartigen Anforderungen oder einer kontinuierlichen Stimulation und eines intensiven Trainings gezeigt wird (hier sind vor allem Ergebnisse der Intelligenz-, der Kreativitäts- und der Stressforschung wichtig), betont erstere den *Ausdruck* psychischer Prozesse – wobei hier alle Dimensionen der Person angesprochen sind. Der Ausdruck psychischer Prozesse kann dabei auf verschiedenartigen Niveaus erfolgen, die vom basalen Ausdruck bis hin zu hoher Kunstfertigkeit reichen. Entscheidend ist unserer Annahme zufolge, dass dem Erleben und Verhalten ein zentrales Motiv zugrundeliegt, sich auszudrücken und mitzuteilen, sich – wenn es die gegebene Situation zulässt – in einzelnen psychischen Qualitäten weiter zu differenzieren. Diese Annahme baut auf Arbeiten von Williams James (1890, 1908) und Kurt Goldstein (1939) zur Selbstaktualisierung auf, die an späterer Stelle ausführlich gewürdigt werden sollen. An dieser Stelle ist zum einen entscheidend, dass die Möglichkeit zur Selbstaktualisierung in allen Situationen besteht, in denen sich Menschen motiviert fühlen, bestimmte psychische Qualitäten zum Ausdruck zu bringen. Zum anderen ist entscheidend, dass von der Möglichkeit zur Selbstaktualisierung auch bei Menschen ausgegangen wird, bei denen eine ausgeprägte Verletzlichkeit besteht. Dieses Selbstaktualisierungspotential in allen Situationen – übrigens auch in der Situation fortgeschrittener Demenz – zu erkennen und dessen Verwirklichung zu fördern, bildet in unserem Verständnis ein zentrales, wenn nicht sogar *das* zentrale Merkmal einer „guten Institution" Pflegeheim.

3. Merkmale der „guten Institution" Pflegeheim

Wenn von einer „guten Institution" gesprochen wird, dann steht mit Blick auf das Pflegeheim zunächst eine fachlich wie ethisch anspruchsvolle medizinisch-pflegerische Betreuung im Zentrum. Doch über die medizinisch-pflegerischen Aspekte hinaus sind weitere Aspekte von Bedeutung, da diese in gleichem Maße ein gutes Pflegeheim konstituieren: die Wohnumwelt, die soziale Umwelt, die Anregungen zur Tagesgestaltung, das gesamte Spektrum der in einer Einrichtung erbrachten Dienstleistungen, die Atmosphäre, in der sich vor allem die Qualität der zwischenmenschlichen Kommunikation widerspiegelt, schließlich die Bedeutung, die eine Pflegeeinrichtung der kontinuierlichen Erfassung von Lebensqualität der Bewohnerinnen und Bewohner sowie den Möglichkeiten ihrer Förderung und Erhaltung beimisst. Zudem gehören zu den Merkmalen einer guten Pflegeeinrichtung infrastrukturelle Rahmenbedingungen, unter denen die Mitarbeiterinnen und Mitarbeiter tätig sind: Personalschlüssel, Pflegemanagement, Kooperation zwischen den Mitarbeiterinnen und Mitarbeitern wie auch zwischen den verschiedenen Verantwortungsebenen, Transparenz von Entscheidungsabläufen, -findung und -umsetzung, Leitbilddefinition, -diskussion und -kodifizierung, (lebenszyklusorientierte) Mitarbeiterförderung (Lohnniveau und Lohnentwicklung über die gesamte Berufstätigkeit, berufsbegleitende Bildung, Gesundheitsförderung, Zeitmanagement zur Integration beruflicher und familiärer Aufgaben), Kooperation mit ehrenamtlich Tätigen, Öffnung des Hauses mit dem Ziel, den öffentlichen Raum noch einmal gezielt zu erweitern, bilden zentrale infrastrukturelle Merkmale. Diese lassen sich noch einmal erweitern um solche Aspekte wie Lage (zentral vs. peripher), Qualität des Quartiers (durchschnittliches Einkommensniveau im Quartier, Dienstleistungsstruktur, Partizipationsmöglichkeiten), Bausubstanz und Innengestaltung der Pflegeeinrichtung, Ausstattung mit technischen Hilfsmitteln.
In zahlreichen Untersuchungen des Instituts für Gerontologie der Universität Heidelberg in Einrichtungen der stationären Altenhilfe –

zu deren ersten eine Studie zu Konflikten im Heim (Kruse et al., 1994) zählt, zu deren jüngeren mehrere Studien zur Lebensqualität demenzkranker Bewohnerinnen und Bewohner (Bär, 2010; Becker et al., 2010) gehören, zu deren jüngsten eine gerade begonnene Studie zur gezielten Integration von Rehabilitationsleistungen in die Pflege schwer- und schwerpflegebedürftiger Menschen (Kruse et al., 2014) zu rechnen ist – wurde immer auch die Frage nach jenen Aspekten gestellt, die aus der Perspektive der Bewohnerinnen und Bewohner wie auch der Mitarbeiterinnen und Mitarbeiter eine „gute Institution" konstituieren.

Fasst man die Aussagen zusammen, die von ca. 2.400 *Bewohnerinnen und Bewohnern* im Kontext dieser Untersuchungen wie auch weiterer vom Institut für Gerontologie der Universität Heidelberg durchgeführten Befragungen getroffen wurden, dann konstituieren vor allem folgende Aspekte eine „gute Institution": Die Wohnqualität des Zimmers, die Ausstattung des Zimmers mit Hilfsmitteln, eine ansprechende Außenanlage, eine hohe Qualität der Speisen (diese sollen geschmackvoll und zugleich ansprechend angerichtet sein), die Qualität des Speisesaals (wobei hier ein ausgeglichenes Verhältnis von Dichte [Kommunikationsmöglichkeiten] und Privatheit als wichtig angesehen wird), Hygiene, wohltuende Gerüche in Zimmern und öffentlichen Räumen. Hinzu treten Freundlichkeit der Mitarbeiter und Kontinuität der Mitarbeiterschaft, Zuwendung, Zeit und Achtung der Privatsphäre in der Pflege. Schließlich werden Dienstleistungsangebote (dabei auch die Qualität der Wäscheversorgung) und Transportangebote genannt.

Lassen wir nun die ca. 2.600 *Mitarbeiterinnen und Mitarbeiter* zu Wort kommen, die im Kontext unserer Untersuchungen um ihre Einschätzungen gebeten wurden, und fragen wir, welche Merkmale aus deren Sicht eine „gute Institution" konstituieren. Folgende Merkmale werden hier genannt: Definition, Weiterentwicklung, Kommunikation und Umsetzung eines Leitbildes, Achtung der Individualität der Bewohnerin bzw. der Bewohners, enge Kooperation der Bereiche (Pflege, Medizin, Hauswirtschaft, Küche), verbunden mit einem optimalen Informationsfluss, Transparenz der wichtigsten betriebswirtschaftlichen Parameter, verbunden mit Transparenz der verschiedenen Kostenbereiche, eine gerechte, zuverlässige und transparente Dienstplangestaltung, eine ausreichend entwickelte Anerkennungs-, Mitgestaltungs-, Beschwerdekultur, Ausstattung mit (technischen) Hilfsmitteln, Gewährleistung der sozialkulturellen Tagesbegleitung und -strukturierung, verbunden mit einer ausreichenden Anzahl und einer hohen Qualität von Aktivierungsangeboten, schließlich die Vermeidung einer ausschließlichen Orientierung der Pflege- und Betreuungskonzepte an den Bedarfen Demenzkranker.

Die hier angeführten Aspekte einer „guten Institution" sowohl aus Bewohner- als auch aus Mitarbeiterperspektive machen deutlich, wie umfassend das Konzept zur Errichtung und Erhaltung eines guten Pflegeheims angelegt sein muss. Für die Bewohnerinnen und Bewohner gewinnen die Aspekte des Sich-Zuhause-Fühlens sowie einer guten Beziehung zu den Mitarbeiterinnen und Mitarbeitern besondere Bedeutung – die Akzentuierung dieser guten Beziehung, verbunden mit hohen Erwartungen an Freundlichkeit, Zuverlässigkeit, Kontinuität, zeigt auf, wie wichtig *psychologische Prozesse* in Betreuung und Pflege sind. Zudem werden die an die Pflege gerichteten Erwartungen präzise und prägnant formuliert – den wichtigsten Aspekt einer „guten Pflege" bildet die Wahrung der Privat- und Intimsphäre im Pflegeprozess. Angesichts der Tatsache, dass gerade im hohen und sehr hohen Alter die körperliche Verletzlichkeit, nicht selten auch die kognitive und emotionale Verletzlichkeit stärker oder stark ausgeprägt sind, angesichts der Tatsache, dass die meisten Bewohnerinnen und Bewohner verwitwet sind – somit bedeutende frühere *Stabilisatoren* (Plessner) der Identität und der persönlichen Lebenssituation nicht mehr existieren – sind die hohen Erwartungen an die Wahrung der Privat- und Intimsphäre, verbunden mit ebensolchen Erwartungen an Freundlichkeit, Zuverlässigkeit und Kontinuität sehr gut nachvollziehbar. Diese Erwartungen zeigen aber auch, welchen psychologischen und psychosozialen Anforderungen sich Pflegefachkräfte und Pflegehelfer ausgesetzt sehen.

Damit ist auch ein bedeutendes Element der beruflichen Zufriedenheit *vs.* Unzufriedenheit von Pflegefachkräften angesprochen, das bei einer Reflexion über die zentralen Merkmale eines „guten Pflegeheims" – oder weiter gefasst: einer „guten Pflege" – ebenfalls zu bedenken ist: Berufliche Zufriedenheit *vs.* Unzufriedenheit sind in hohem Maße davon beeinflusst, inwieweit Pflegefachkräfte die Möglichkeit haben, gezielt psychologische und psychosoziale, gegebenenfalls auch spirituelle und religiöse Themen in die Pflege einfließen zu lassen und zur Verwirklichung einer Kommunikation beizutragen, die sich nicht nur von Empathie, sondern auch und vor allem von *Mitgefühl* leiten lässt. Die Tatsache, dass in der heutigen Zeit Pflegefachkräfte fast ausschließlich für die grundpflegerische Versorgung und hochgradig spezifische Pflegeakte zuständig sind, der weite Bereich der psychologischen, psychosozialen, spirituellen und religiösen

Begleitung aber zumeist in den Händen anderer Menschen liegt, vor allem der Pflegehelfer, der Seelsorger, der freiwillig Engagierten, wird vom Großteil der Pflegefachkräfte als eine Einschränkung praktizierter beruflicher Kompetenz und damit als Beeinträchtigung der beruflichen Zufriedenheit gedeutet (grundlegend dazu Remmers & Walter, 2012); unter den Motiven, den Pflegeberuf wieder zu verlassen, spielt diese subjektiv perzipierte Einschränkung praktizierter beruflicher Kompetenz eine sehr wichtige Rolle (Ensink, 2014).

Die von Mitarbeiterinnen und Mitarbeitern genannten Aspekte eines „guten Pflegeheims" sprechen für deren hohe Identifikation mit dem Heim und mit ihrem Beruf. Sie erwarten, dass sie ihre Vorstellungen von „guter Pflege" umsetzen können, dass in dem Heim in jeglicher Hinsicht Transparenz und Fairness bestehen. Die Kooperation mit den verschiedensten Berufsgruppen und Bereichen wird als eine Rahmenbedingung erfolgreicher Arbeit definiert. Und schließlich wird explizit auf die Bedeutung einer Anerkennungskultur für die berufliche Zufriedenheit und Motivation hingewiesen.

In den Diskussionen, die wir mit Mitarbeiterinnen und Mitarbeitern von Pflegeheimen im Verlauf unserer Untersuchungen geführt haben, kristallisierte sich die Rechtmäßigkeit *dreier Forderungen* heraus, die aus der Mitte des Instituts für Gerontologie der Universität Heidelberg – wie auch anderer wissenschaftlicher Einrichtungen – an pflegerische Versorgungseinrichtungen, vor allem an die Kostenträger gerichtet wurden: (I) In Pflegeheimen müssen vermehrt Angebote einer *rehabilitativen Pflege* unterbreitet werden, deren Ziel die Förderung und Erhaltung von Selbstständigkeit, Selbstverantwortung und einer subjektiv als erfüllend erlebten Mitverantwortung ist. Mit rehabilitativer Pflege ist zum einen die körperliche, kognitive, emotionale, sozialkommunikative und alltagspraktische Aktivierung gemeint, zum anderen die Integration physiotherapeutischer, ergotherapeutischer und logopädischer Elemente in die Pflege. Der ungeprüfte, unhinterfragte Ausschluss von Rehabilitationsleistungen ist dabei unbedingt zu vermeiden – er würde eine Form von altersbezogener Diskriminierung bilden (Kommission, 2010). (II) In Pflegeheimen müssen psychotherapeutische Angebote vorgehalten werden, die vor allem auf eine Stärkung des Selbstwertgefühls, der Selbstwirksamkeit und der Bewältigungs- bzw. Verarbeitungskompetenz zielen; diese psychotherapeutischen Angebote sollten nicht *trotz*, sondern gerade *wegen* der Grenzerfahrungen im hohen und sehr hohen Alter unterbreitet werden (Kessler, 2014). Dabei ist zu bedenken, dass das Bewältigungs- und Verarbeitungspotenzial im Falle einer – in diesem Lebensalter oftmals gegebenen – Kumulation von Beeinträchtigungen, Einschränkungen und Belastungen begrenzt ist (Kessler et al., 2014), woraus sich die Notwendigkeit der psychotherapeutischen Versorgung ergibt (siehe schon Heuft et al., 2006). (III) Es muss sich in Pflegeheimen eine palliative Kultur verwirklichen können – die nicht das Wohn-, Betreuungs- und Versorgungskonzept der Einrichtung dominiert, die jedoch eine bedeutende Komponente dieses Konzepts bildet; damit verbunden sind *strukturelle* (Vorhaltung spezifischer palliativer und hospizlicher Versorgungselemente auch für jene Menschen, die in das Heim kommen, um dort zu sterben), *professionelle* (gezielte Fortbildung auf dem Gebiet der *End-of-life-care*, enge Kooperation mit medizinischen Disziplinen wie auch mit freiwillig Tätigen) und *ökonomische* Anforderungen (gezielte Bereitstellung von Ressourcen für medizinische und pflegerische Leistungen am Ende des Lebens) (Remmers & Kruse, 2014). Die gezielte Einbindung von Angehörigen bildet dabei eine sehr wichtige Komponente (Oster et al., 2010).

4. Die gute Institution Pflegeheim mit Blick auf die fachlich und ethisch fundierte Begleitung demenzkranker Menschen

Eine besondere Herausforderung für Pflegeheime bilden Begleitung, Betreuung und Versorgung demenzkranker Menschen. Wie bereits angedeutet, ergibt sich diese Herausforderung aus qualitativer und quantitativer Sicht: die Pflege demenzkranker Menschen stellt hohe Anforderungen an die Pflegenden, wobei hier auch die besonderen Kenntnisse in Psychologie und Psychopathologie hervorzuheben sind (qualitativer Aspekt); die Wahrnehmung dieser pflegerischen Aufgaben wird noch dadurch erschwert, dass in Pflegeheimen viele demenzkranke Menschen leben, ja, die Demenzerkrankung die „Leiterkrankung" in einem Pflegeheim darstellt: In den Heimen sind durchschnittlich 70% der Bewohnerinnen und Bewohner an einer Demenz (unterschiedlicher Ätiopathogenese) erkrankt (quantitativer Aspekt). Aufgrund der Tatsache, dass die Demenzerkrankung die „Leiterkrankung" in einem Pflegeheim darstellt, erscheint es als angemessen, die Frage nach zentralen Merkmalen einer „guten Institution" Pflegeheim gerade mit Blick auf die Begleitung, Betreuung und Versorgung demenzkranker Menschen zu stellen. Da als zentrales Konstituens eines guten Pflegeheimes die fachlich und ethisch anspruchsvolle Pflege beschrieben wurde, soll nun der Blick auf die Verwirklichung, auf das „Sich-Leben-Können" der Menschenwürde demenzkranker Menschen in einem Pflegeheim gerichtet werden. Es sei hier angemerkt: Die Menschenwürde ist intangibel, doch genügt diese Aussage nicht, um ein fachlich wie ethisch überzeugendes Konzept zu fundieren. Die Menschenwürde muss „sich" vielmehr auch „leben", sie muss sich verwirklichen können. Dies nun erfordert nicht nur eine wahrhaftige, von Respekt, aber auch von Mitgefühl bestimmte Kommunikation (Empathie wäre hier zu wenig, das Mitgefühl ist entscheidend), sondern auch das ständige Bemühen, den demenzkranken Menschen in seinem Selbst, oder besser: *in den Inseln seines Selbst zu erreichen.* Wenn dies gelingt – und dies gelingt selbstverständlich nur auf dem Wege der oben genannten Kommunikation –, dann darf noch einmal die Aussage getroffen werden: hier wurde Großes am Menschen getan.

Wenden wir uns also den Inseln des Selbst, der Selbstverantwortung in ihrer basalen Form sowie der Selbstaktualisierung zu – psychischen Prozessen also, die Pflegende besonders herausfordern, deren umfassende Berücksichtigung im Pflegekonzept von besonderer fachlicher und ethischer Qualität der Pflege und des Pflegeheimes spricht.

4.1 Das Erkennen und Ansprechen der Inseln des Selbst

Es ist vor dem Hintergrund einer Konzeption des Selbst, die dieses nicht allein in seiner kognitiven Qualität, sondern auch in seinen anderen Qualitäten – dies heißt in seiner emotionalen, sozialen, kommunikativen, alltagspraktischen, empfindungsbezogenen und körperlichen Qualität – begreift, davon auszugehen, dass dieses auch bei einer fortgeschrittenen Demenz in einzelnen seiner Qualitäten fortbesteht, selbst wenn diese Qualitäten nur noch in Ansätzen ansprechbar und erkennbar sind. Hier kann durchaus ein Vergleich zur psychischen Situation eines in seinem Bewusstsein deutlich getrübten sterbenden Menschen vorgenommen werden, der auch nicht mehr alle Qualitäten seines (früheren) Selbst zeigt, bei dem aber einzelne Qualitäten – wenn auch nur in *Ansätzen* oder *Resten* – erkennbar, vernehmbar oder spürbar sind. Dies zeigt sich zum Beispiel dann, wenn sterbende Menschen auf Musik, auf Texte, auf Gebete, aber auch auf Berührung, Geschmacks- und Geruchsempfindungen reagieren.

Es erscheint uns nun im begrifflichen wie auch im fachlichen Kontext als zentral, bei einer fortgeschrittenen Demenz ausdrücklich von *Inseln des Selbst* zu sprechen. Das Selbst ist als ein kohärentes, dynamisches Gebilde zu verstehen, das sich aus zahlreichen Aspekten (multiplen Selbsten) bildet, die miteinander verbunden sind (Kohärenz) und die sich unter dem Eindruck neuer Eindrücke, Erlebnisse und Erfahrungen kontinuierlich verändern (Dynamik). Bei einer fortgeschrittenen Demenz büßt das Selbst mehr und mehr seine Kohärenz sowie seine Dynamik ein: Teile des Selbst gehen verloren, die bestehenden Selbste sind in deutlich geringerem Maße miteinander verbunden, die produktive Anpassung des Selbst im Falle neuer Eindrücke, Erlebnisse und Erfahrungen ist nicht mehr gegeben, wobei sich auch die Möglichkeit, neue Eindrücke, Erlebnisse und Erfahrungen zu gewinnen, mit zunehmendem Schweregrad der Demenz verringert. Doch heißt dies nicht, dass das Selbst nicht mehr existent wäre: In fachlichen (wissenschaftlichen wie praktischen) Kontexten, in denen eine möglichst differenzierte Annäherung an das Erleben und Verhalten eines demenzkranken Menschen versucht wird (siehe die Beiträge in Kruse, 2010b), wird ausdrücklich hervorgehoben, dass Inseln des Selbst auch bei fortgeschrittener Demenz deutlich erkennbar sind. Für jeden demenzkranken Menschen – auch wenn die Demenzerkrankung weit fortgeschritten ist – lassen sich Situationen identifizieren, in denen er (relativ) konstant mit positivem Affekt reagiert, sei dies der Kontakt mit Menschen, die eine ganz spezifische Ausstrahlung und Haltung zeigen, sei dies das Hören von bestimmten Musikstücken, sei dies das Aufnehmen von bestimmten Düften, Farben und Tönen, oder sei dies die Ausführung bestimmter Aktivitäten. Die Tatsache, dass in spezifischen Situationen (relativ) konstant mit positiven Affekten reagiert wird, weist darauf hin, dass diese Situationen wiedererkannt werden, dass sie damit also auf einen fruchtbaren *biografischen Boden* fallen: dies lässt sich auch in der Weise ausdrücken, dass mit diesen Situationen Inseln des Selbst berührt, angesprochen werden.

Die Identifikation solcher Situationen, die an positiv bewerteten biografischen Erlebnissen und Erfahrungen anknüpfen und aus diesem Grunde positive Affekte und Emotionen hervorrufen können, erweist sich als eine bedeutende Komponente innerhalb des Konzepts der *Biografie- und Lebenswelt-orientierten Intervention*. Gerade im Kontext der Annahme, dass bis weit in die Demenz hinein Inseln des Selbst fortbestehen, erscheint dieser individualisierende, Biografie- und Lebenswelt-orientierte Rehabilitations- und Aktivierungsansatz als besonders sinnvoll, dessen Kern von Hartmut Remmers (2010) mit dem Begriff der *Mäeutik* (im Sinne des in der altgriechischen Philosophie verwendeten Begriffs der Hebammenkunst) umschrieben wird. Es werden biografisch gewachsene Präferenzen, Neigungen, Vorlieben – die sich in Inseln des Selbst ausdrücken – gehoben. Diese weisen zwar nicht mehr jene Kohärenz, Prägnanz und Dynamik auf, wie dies vor der Erkrankung der Fall gewesen war, doch sind sie wenigstens in Ansätzen erkennbar. Aus diesem Grunde wird hier ausdrücklich von *Inseln des Selbst* gesprochen.

4.2 Ein verändertes Verständnis von Selbstverantwortung

Wenden wir in Kürze die hier getroffenen Aussagen zu den Inseln oder Resten des Selbst auf die Selbstverantwortung des Menschen mit einer fortgeschrittenen Demenzerkrankung an. Wenn im thematischen Kontext der Demenz von Selbstverantwortung gesprochen wird, so ist von einem umfassenden Verständnis dieses Konstrukts auszugehen. Es geht nun weniger um die Frage, inwieweit diese Menschen in der Lage zu *selbstbestimmten* Entscheidungen und Handlungen sind – etwa in dem Sinne, wie in der Öffentlichkeit über Selbstbestimmung am Lebensende gesprochen wird. Vielmehr stellt sich die Frage, inwieweit auch in den späten Phasen der Demenz einzelne Qualitäten des Selbst, und zwar in Ansätzen, in Resten, erkennbar sind und dazu beitragen, dass sich auch die Selbstverantwortung in ihrer *basalen* Form ausdrücken kann.

Dabei ist zu berücksichtigen: Die Selbstverantwortung zeigt sich bei fortgeschrittener Demenz bei weitem nicht mehr in jener Prägnanz, in der sie vor der Erkrankung oder auch noch in ihren frühen Krankheitsstadien erkennbar gewesen ist. Doch kann auf der Grundlage differenzierter Beobachtungen des verbalen und nonverbalen Verhaltens wie auch des affektiven und emotionalen Ausdrucks (ausführlich dazu Lawton, 1994) die Annahme getroffen werden: Der demenzkranke Mensch spürt (hat eine entsprechende Anmutung), dass *er* es ist, der auf einen Reiz in seiner Umwelt reagiert oder der sich spontan verhält, dass *er* es ist, von dem gerade eine bestimmte Aktivitätsform ausgeht, und eben nicht ein anderer Mensch, zum Beispiel sein Gegenüber. In dieser *basalen Form der Selbstverantwortung* kommt ein zentrales menschliches Motiv zum Ausdruck, nämlich Verantwortlicher für das eigene Handeln zu sein (siehe schon Schulz & Heckhausen, 1998). Und auch bei einer fortgeschrittenen Demenz streben Menschen nach Erhaltung der Selbstverantwortung, wenn sich diese Selbstverantwortung auch nicht mehr in der früheren Differenziertheit, sondern nun in einer sehr grundlegenden Form zeigt.

4.3 Selbstaktualisierung

Die Selbstaktualisierung wurde bereits als grundlegende Tendenz des Menschen beschrieben, sich auszudrücken und mitzuteilen; zudem wurde dargelegt, dass sich Ausdruck und Mitteilung über sehr verschiedenartige psychische Qualitäten vollziehen – diese wurden in kognitive, emotionale, empfindungsbezogene, sozialkommunikative, alltagspraktische und körperliche Qualitäten differenziert. Vor dem Hintergrund der Annahme, dass die Selbstaktualisierungstendenz eine grundlegende Tendenz des Psychischen darstellt, nach Kurt Goldstein (1939)[1] sogar das zentrale Motiv menschlichen Erlebens und Verhaltens, ergibt sich die weitere Annahme, dass auch im Falle einer fortgeschrittenen Demenz eine Selbstaktualisierungstendenz deutlich erkennbar ist. In Arbeiten zur Lebensqualität demenzkranker Menschen (siehe zum Beispiel Beiträge in Kruse, 2010b) konnte nun gezeigt werden, dass auch bei fortgeschrittener Demenz Selbstaktualisierungstendenzen erkennbar sind, wenn die situativen Bedingungen den demenzkranken Menschen zu stimulieren, aktivieren und motivieren vermögen, wenn sich also in bestimmten Situationen das Erleben der *Stimmigkeit* (siehe zu diesem Begriff Thomae, 1968) einstellen kann – was vor allem in jenen Situationen der Fall ist, die biografische Bezüge aufweisen und (damit) Reste des Selbst berühren.

Die Selbstaktualisierungstendenz bildet unserer Annahme zufolge sogar die *zentrale* motivationale Grundlage für die Verwirklichung jener Ressourcen, über die der demenzkranke Mensch auch bei einer weit fortgeschrittenen Demenz verfügt. Es lässt sich beobachten, dass bei demenzkranken Menschen die emotionalen, empfindungsbezogenen, sozial-kommunikativen, alltagspraktischen und körperlichen Ressourcen deutlich länger fortbestehen als die kognitiven Ressourcen. Eine theoretisch-konzeptionelle oder anwendungsbezogen-praktische Annäherung, die den Menschen – und damit auch den demenzkranken Menschen – primär oder sogar ausschließlich von dessen kognitiven Ressourcen her begreift, unterliegt der Gefahr, die zahlreichen weiteren Ressourcen der Person zu übersehen. Und damit begrenzt sie von vornherein die thematische Breite des Stimulations-, Aktivations- und Motivationsansatzes und schmälert deren möglichen Erfolg.

Dabei zeigen Arbeiten aus der *Interventionsforschung*, dass emotionale, empfindungsbezogene, sozialkommunikative, alltagspraktische und körperliche Ressourcen unter angemessenen Stimulations-, Aktivations- und Motivationsbedingungen zum Teil *bis weit in die Krankheit hinein* verwirklicht werden können und auf diesem Wege zum Wohlbefinden des Menschen beitragen (Überblick über die Beiträge in

---

[1] "We can say, an organism is governed by the tendency to actualize, as much as possible, its individual capacity, its nature in the world" (a.a.O., S. 196). ..."Its basic drive, the only drive by which the life of the organism is determined, is the tendency to actualize its nature, to actualize itself" (a.a.O., S. 198).

Kruse, 2010b). Bei der Verwirklichung dieser Ressourcen werden zudem immer wieder Bezüge zur Biografie – zu den in der Biografie ausgebildeten Werten, Neigungen, Vorlieben, Interessen, Kompetenzen – offenbar, die den Schluss erlauben, dass auch in den späten Phasen der Erkrankung Inseln des Selbst erkennbar sind (ausführlich dazu Kitwood, 2002; siehe auch Berendonk, 2014). Diese Inseln des Selbst verweisen ausdrücklich auf die Person, sie geben Zeugnis von dieser (siehe schon Kitwood & Bredin, 1992). Wenn hier von Inseln des Selbst gesprochen wird, so ist damit nicht gemeint, dass „ein Teil" der Person verloren gegangen wäre: Personalität ist diesem Verständnis zufolge nicht an bestimmte Fähigkeiten gebunden (siehe dazu auch Wetzstein, 2010). Vielmehr vertreten wir die Auffassung, dass sich die Personalität des Menschen nun *in einer anderen Weise ausdrückt* (siehe auch Spaemann, 1998). Die „Spurensuche" mit dem Ziel, die Person – auch in ihren biografischen Bezügen (grundlegend dazu Lehr, 1995) – wahrzunehmen, zu erkennen, ist bei demenzkranken Menschen eine besonders anspruchsvolle Aufgabe. Die mit dieser Aufgabe verbundenen Herausforderungen dürfen nicht dazu verleiten, dem demenzkranken Menschen Personalität abzusprechen.

In diesem Kontext sind zwei Aspekte der Stimulation, Aktivation und Motivation demenzkranker Menschen hervorzuheben: Das Präsentisch-Werden der individuellen Vergangenheit sowie die Erfahrung der Bezogenheit.

4.4 Präsentisch-Werden der individuellen Vergangenheit

Für die Begleitung und Betreuung demenzkranker Menschen ist die Erkenntnis zentral, dass das Lebendig-Werden der Biografie in der Gegenwart eine zentrale Grundlage für das Wohlbefinden dieser Menschen bildet. Aktuelle Situationen, die mit den in der Biografie ausgebildeten Präferenzen und Neigungen korrespondieren und an den biografisch gewachsenen Daseinsthemen – zu verstehen als fundamentale Anliegen des Menschen (Thomae, 1966) – anknüpfen, bergen ein hohes Potenzial zur Selbstaktualisierung und damit zur Evokation positiver Affekte und Emotionen. Das Präsentisch-Werden der individuellen Vergangenheit wird sehr anschaulich in der Schrift „Haben oder Sein" des Sozialpsychologen und Psychoanalytikers Erich Fromm ausgedrückt: „Man kann eine Situation der Vergangenheit mit der gleichen Frische erleben, als geschehe sie im Hier und Jetzt; das heißt, man kann die Vergangenheit wiedererschaffen, ins Leben zurückrufen (die Toten auferstehen lassen, symbolisch gesprochen). Soweit einem dies gelingt, hört die Vergangenheit auf, vergangen zu sein, sie ist das Hier und Jetzt" (Fromm, 2004: 125).

4.5 Menschsein in Beziehungen

Für die Stimulation, Aktivation und Motivation des demenzkranken Menschen ist die offene, konzentrierte, wahrhaftige Zuwendung und Kommunikation zentral. Wie Kitwood (2002) hervorhebt, zeichnet sich diese Kommunikation auf Seiten des Kommunikationspartners dadurch aus, dass dieser den demenzkranken Menschen nicht auf dessen „Pathologie" reduziert, ihn auch nicht *primär* von dessen Pathologie aus zu verstehen sucht, sondern dass er in allen Phasen der Kommunikation, auch unter den verschiedensten Ausdrucksformen, nach dessen „eigentlichem Wesen", nach dessen Personalität sucht. Nur unter diesen Bedingungen wird sich beim demenzkranken Menschen das Erleben einstellen, weiterhin in Beziehungen zu stehen, Teil einer Gemeinschaft zu sein, nicht von der Kommunikation mit anderen Menschen ausgeschlossen zu sein. In Arbeiten zur Interventionsforschung, die sich dem demenzkranken Menschen aus einer biografischen und einer daseinsthematischen Perspektive zu nähern versuchten, wurde eindrucksvoll belegt, dass gerade unter dem Eindruck einer wahrhaftigen Kommunikation Prozesse der Selbstaktualisierung erkennbar sind, die dazu führen, dass subjektiv bedeutsame Stationen, Ereignisse und Erlebnisse der Biografie wieder präsentisch und dabei von positiven Affekten und Emotionen begleitet werden (Ehret, 2010) – in diesem Zusammenhang wird auch von einem psychischen Potenzial des demenzkranken Menschen gesprochen, das sich gerade in der Kommunikation verwirklicht. Zudem konnte in Arbeiten zur Interventionsforschung gezeigt werden, dass die *konzentrierte, offene Zuwendung* eine Form der Intervention bildet, die bei der Betreuung und Begleitung demenzkranker Menschen besonders häufig positive Affekte und Emotionen evoziert.

5. Abschluss: Pflegefreundliche Kultur

Welche Merkmale konstituieren eine „pflegefreundliche Kultur"? Diese Frage wird abschließend gestellt, da sie von Bedeutung für die Verwirklichung der Merkmale einer „guten Institution" Pflegeheim ist. Ein gutes Pflegeheim zeichnet sich dadurch aus, dass in ihm eine fachlich wie ethisch anspruchsvolle Pflege verwirklicht wird. Inwieweit dies möglich ist, hängt sowohl von der fachlichen und persönlichen Qualität der Mitarbeiterinnen und Mitarbeiter wie auch von den gesellschaftlichen und kulturellen Rahmenbedingungen ab, in denen sich Pflege vollzieht.

(I) Eine pflegefreundliche Kultur lässt sich zunächst von dem Grundsatz leiten, dass Menschen auch in ihrer größten Verletzlichkeit von ihrer Freiheit und ihrer Würde her verstanden und in dieser angesprochen werden müssen. Dies heißt, dass alles dafür zu tun ist, die Selbstverantwortung des Menschen – auch dann, wenn diese nur noch in ihren Resten erkennbar ist („Inseln des Selbst") – anzuerkennen und dieser zur Verwirklichung zu verhelfen. Dies heißt weiterhin, dass man neben einer grundlegenden Anerkennung der Würde des Menschen alles dafür tut, dass sich diese verwirklichen, dass diese „leben" kann, was eine konzentrierte, empathische und kontinuierliche Zuwendung erfordert.

(II) Damit dieser Grundsatz mit Leben erfüllt wird, müssen die infrastrukturellen Rahmenbedingungen für eine gute Pflege geschaffen werden, zu denen gehören: Eine ausreichende Besoldung der Pflegefachpersonen, ansprechende Fort- und Weiterbildungsangebote, ein Personalschlüssel, der ein ausreichendes Maß an Fachlichkeit sicherstellt, in stationären Kontexten Wohnbedingungen für Bewohnerinnen und Bewohner, die sich vom Prinzip des Wohnens – mit seinen Komponenten: Heimatgefühl, Teilhabe, Zugehörigkeitsgefühl, Intimität, sensorische, emotionale, kognitive und soziale Stimulation – leiten lassen, schließlich eine enge Kooperation der Pflege mit den verschiedenen medizinischen Disziplinen, mit Sozialarbeit, Psychologie und Seelsorge. Zudem ist das Angebot an stationären Einrichtungen durch Wohngruppen im Quartier zu ergänzen, um auf diese Weise einen Beitrag zur Aufrechterhaltung von Teilhabe im vertrauten Quartier und in vertrauten sozialräumlichen Kontexten zu schaffen.

(III) Diese infrastrukturellen Rahmenbedingungen sind anspruchsvoll. Und doch darf nicht übersehen werden, dass gerade in Phasen hoher oder höchster Verletzlichkeit das Angewiesen sein des Menschen auf eine fachlich wie ethisch anspruchsvolle Pflege, auf ansprechende Wohnbedingungen, auf eine ansprechende Kommunikation deutlich größer ist als in einer Zeit weitgehend erhaltener Kompetenz und Selbstständigkeit. Zudem muss berücksichtigt werden, dass auch am Ende des Lebens eine Entwicklungsnotwendigkeit gegeben ist und Entwicklungspotenziale bestehen: Die Entwicklungsnotwendigkeit ergibt sich im Hinblick auf die Akzeptanz eigener Verletzlichkeit und Endlichkeit als Voraussetzung dafür, dass die letzte Lebensphase gestaltet werden kann. Von Entwicklungspotenzialen ist insofern auszugehen, als es Menschen auch in dieser Grenzsituation gelingen kann, ihr Leben zu einer Rundung zu bringen. Vielfach ist man wegen der zahlreichen Krankheitssymptome und der funktionalen Einschränkungen, die am Lebensende dominieren, geneigt, die seelisch-geistige Dimension des Menschen aus den Augen zu verlieren – und mit dieser die Entwicklungsnotwendigkeit wie auch die Entwicklungspotenziale. Dabei sollte die Konzentration auf ebendiese Dimension als wichtige Aufgabe jeder Form der Begleitung schwerstkranker und sterbender Menschen verstanden werden.

(IV) Bei der Schaffung anspruchsvoller Rahmenbedingungen, die notwendigerweise mit höheren Investitionen verbunden sind, ist immer auch von einer Anthropologie auszugehen, die die Verletzlichkeit des Menschen wie auch dessen Entwicklungspotenziale selbst in Phasen hoher und höchster Verletzlichkeit erkennt und anerkennt. Solange man Pflegebedürftigkeit, Demenz und zum Tode führende Erkrankungen als „inferiore" Ausdrucksformen menschlichen Lebens und nicht als Widerspiegelung der – biologisch gegebenen – Verletzlichkeit der menschlichen Natur begreift, wird man die Schaffung anspruchsvoller Rahmenbedingungen nicht als notwendig ansehen. Erkennt man hingegen in diesen die mit unserer Existenz gegebene Begrenztheit, Verletzlichkeit und Endlichkeit und erkennt man an, dass sich Menschen auch in diesen Grenzsituationen seelisch-geistig weiterentwickeln können, dann wird man ein lebendiges Interesse daran haben, anspruchsvolle Rahmenbedingungen zu schaffen, unter denen eine fachlich wie ethisch hochstehende Pflege eher gelingt.

(V) Zu diesen Rahmenbedingungen gehört die Stärkung der rehabilitativen Pflege, das heißt die stärkere Integration physiotherapeutischer, krankengymnastischer, ergotherapeutischer sowie bewegungs- und sportbezogener Elemente in den Pflegeprozess. Dies gilt ausdrücklich auch für Menschen, die an einer Demenz erkrankt sind, sowie für Menschen, bei denen die Pflege mehr und mehr von palliativen Konzepten und Strategien bestimmt ist. Dabei ist zu bedenken: Auch in palliativen Kontexten kann sich das rehabilitative Element der Pflege als wertvoll erweisen, wenn es nämlich darum geht, Bedingungen zu schaffen, die den schwerstkranken oder sterbenden Menschen dabei unterstützen, die letzte Lebensphase *bewusst zu gestalten*. Auch in der Schaffung derartiger Bedingungen drückt sich der Respekt vor der Selbstverantwortung dieses Menschen aus – selbst wenn diese nur noch in ihrer basalen Form erkennbar ist.

(VI) Eine pflegefreundliche Kultur lässt sich von dem Gedanken leiten, das bürgerschaftliche Engagement dort, wo es möglich und sinnvoll ist, in den Pflegeprozess einzubeziehen. Pflegefachpersonen nehmen – neben ihrer pflegerischen Tätigkeit im engeren Sinne – auch Koordinierungsfunktionen wahr, um die Kooperation zwischen professioneller Pflege, familiärer Hilfe und bürgerschaftlichem Engagement zu ermöglichen. Hier gehen von den stationären und ambulanten Hospizdiensten wertvolle Impulse aus, die sich gleichfalls von diesem Kooperationsgedanken leiten lassen. Die Zusammenarbeit zwischen Pflegefachkräften, Familienangehörigen und bürgerschaftlich engagierten Personen lässt sich, wie bereits geschehen, treffend mit dem Begriff der „sorgenden Gemeinschaft" (caring community) umschreiben: einem Begriff, der – wie auch die dahinter stehende Idee der geteilten Verantwortung – vor allem auf Arbeiten von Thomas Klie (2014) zurückgeht.

(VII) Eine pflegefreundliche Kultur gründet auf der gesellschaftlichen Wertschätzung und Anerkennung pflegerischer Tätigkeit und der Pflegeberufe. Diese wird nur in dem Maße herbeizuführen sein, in dem in der Öffentlichkeit dargelegt wird, welche Aufgaben sich im Pflegeprozess stellen, welche Verantwortung Pflegefachkräfte übernehmen, welchen Beitrag eine fachlich wie ethisch anspruchsvolle Pflege für die Erhaltung oder Wiedererlangung von Lebensqualität und Wohlbefinden leistet.

(VIII) Dies heißt aber auch, dass unsere Gesellschaft – und somit jeder Einzelne – bereit ist, deutlich mehr in die Pflege zu investieren, als dies heute der Fall ist. „Was ist dem Menschen eine fachlich und ethisch anspruchsvolle Pflege wert" – diese Frage ist in einem umfassenderen gesellschaftlichen Diskurs zu erörtern, der dazu beitragen kann, dass in unserer Gesellschaft die Bereitschaft wächst, in deutlich höherem Maße in die Pflege zu investieren – übrigens auch in jene Orte, an denen Pflege stattfindet.

(IX) Dabei ist für soziale Ungleichheit zu sensibilisieren. Menschen mit ausreichenden finanziellen Ressourcen können sich eine Pflege leisten, die hohe fachliche und ethische Ansprüche erfüllt und die zudem an Orten geleistet wird, die einen hohen Wohnstandard und zudem die Aufrechterhaltung von Teilhabe sicherstellen. Bei Menschen mit geringen finanziellen Ressourcen kann nicht von solchen Bedingungen ausgegangen werden. Und doch müssen auch sie eine fachlich wie ethisch anspruchsvolle Pflege erhalten – zudem an einem Ort, an dem sie sich zu Hause fühlen können, an dem sie sich geschützt fühlen. Letztlich kann damit auch eine Entwicklung abgewendet werden, die zu einer „sozioökonomisch mitbedingten" Art des Sterbens führt. In der höchsten Verletzlichkeit des Menschen kann die soziale Ungleichheit besonders negative, fatale Folgen haben – diese zu vermeiden, muss erklärtes Ziel unserer Gesellschaft und damit ein einzuforderndes Gut sein.

Literatur

Bär, M. (2010). Sinn im Angesicht der Alzheimerdemenz. Ein phänomenologisch-existenzieller Zugang zum Verständnis demenzieller Erkrankung. In A. Kruse (Hg.), Lebensqualität bei Demenz? Zum gesellschaftlichen und individuellen Umgang mit einer Grenzsituation im Alter (249–259). Heidelberg: Heidelberg: Akademische Verlagsgesellschaft.

Baltes, M.M. (1996). The many faces of dependency. Cambridge: Cambridge University Press.

Becker, S., Kaspar, R., Kruse, A. (2010). H.I.L.DE. Heidelberger Instrument zur Erfassung der Lebensqualität demenzkranker Menschen. Bern: Huber.

Berendonk, C. (2014). Biografiearbeit mit Menschen mit Demenz in der stationären Langzeitpflege – interpretative Analyse der Konzeptverständnisse Pflegender. Phil. Diss., Universität Heidelberg.

Berendonk, C., Stanek, S. (2010). Positive Emotionen von Menschen mit Demenz fördern. In A. Kruse (Hg.), Lebensqualität bei Demenz? Zum gesellschaftlichen und individuellen Umgang mit einer Grenzsituation im Alter (157–176). Heidelberg: Akademische Verlagsgesellschaft.

Brandenburg, H., Adam-Paffrath, R. (Hg.) (2013). Pflegeoasen. Hannover: Schlütersche Verlagsanstalt.

Ehret, S. (2010a). Daseinsthemen und Daseinsthematische Begleitung bei Demenz. In A. Kruse (Hg.), Lebensqualität bei Demenz? Zum gesellschaftlichen und individuellen Umgang mit einer Grenzsituation im Alter (217–230). Heidelberg: Akademische Verlagsgesellschaft.

Ensink, G. (2014). „Und trotzdem möchte ich nichts Anderes tun". Die kognitive Repräsentation des Pflegeberufs bei Pflegefachkräften in der stationären Altenpflege. Phil. Diss., Universität Heidelberg.

Erikson, E. H., Erikson, J. M., Kivnick, H. Q. (1986). Vital involvement in old age. New York: Norton.

Fromm, E. (2004). Haben oder Sein. Frankfurt: dtv.

Goldstein, K. (1939). The organism. A holistic approach to biology derived from pathological data in man. New York: American Book Company.

Heuft, G., Kruse, A., Radebold, H. (2006). Gerontopsychosomatik. München: Reinhardt.

James, W. (1890). The hidden self. Scribner's Magazine, 7, 361–373.

James, W. (1908). The Energies of Men. New York: Moffat, Yard, and Co.

Kessler, E.M. (2014). Psychotherapie mit sehr alten Menschen. Überlegungen aus Sicht der Lebensspannenpsychologie. Psychotherapie im Alter, 11, 54–64.

Kessler, E.-M., Kruse, A., Wahl, H.-W. (2014). Clinical Geropsychology: A Lifespan Perspective. In: N.A. Pachana, K. Laidlaw (Eds), The Oxford Handbook of Clinical Geropsychology: International Perspectives (1–5). Oxford: Oxford University Press.

Kitwood, T. (2002). Demenz: Der Personen-zentrierte Umgang mit verwirrten Menschen. Bern: Huber.

Kitwood, T., Bredin, K. (1992). Towards a theory of dementia care: personhood and well-being. Ageing and Society, 12, 269–287.

Klie, T. (2014). Wen kümmern die Alten? Auf dem Weg in eine sorgende Gesellschaft. Freiburg: Patloch.

Kliegl, R., Smith, J., Baltes, P.B. (1989). Testing the limits and the study of age differences in cognitive plasticity and mnemonic skill. Developmental Psychology, 25, 247–256.

Kommission (2010). Altersbilder in der Gesellschaft. Sechster Altenbericht der Bundesregierung. Berlin: Drucksache 17/3815 des Deutschen Bundestags.

Kruse, A. (2010). Der Respekt vor der Würde des Menschen am Ende seines Lebens. In: Th. Fuchs, A. Kruse, G. Schwarzkopf (Hg.), Menschenwürde am Lebensende (18–39). Heidelberg: Universitätsverlag Winter.

Kruse, A. (Hg.) (2010b). Lebensqualität bei Demenz? Zur Bewältigung einer Grenzsituation menschlichen Lebens. Heidelberg: Akademische Verlagsgesellschaft.

Kruse, A. (2012a). Sterben bei Demenz. In: J. Anderheiden, W. Eckart (Hrsg.), Handbuch Menschenwürdig sterben, Band 3 (142–168). Berlin: de Gruyter.

Kruse, A. (2012b). Sterben und Tod – Gerontologie und Geriatrie. In: J. Anderheiden, W. Eckart (Hg.), Handbuch Menschenwürdig sterben, Band 1 (347–362). Berlin: de Gruyter.

Kruse, A., Kröhn, R., Langerhans, G. (1994). Konfliktsituationen und Belastungssituationen in stationären Einrichtungen der Altenhilfe und Möglichkeiten ihrer Bewältigung. Stuttgart: Kohlhammer.

Kruse, A., Schmitt, E. (2012). Generativity as a route to active ageing. Current Gerontology and Geriatrics Research, Article ID 647650, 9 pages, doi:10.1155/2012/647650.

Kruse, A., Schmitt E. (2014). Shared responsibility and civic engagement in very old age – A contribution to the understanding of the zoon politicon echon. Research in Human Development.

Kruse, A., Schmitt, E., Ehret, S. (2014). Generali Hochaltrigkeitsstudie. http://zukunftsfonds.generali-deutschland.de/online/portal

Kruse, A., Wahl, H.-W. (2010). Zukunft Altern – individuelle und gesellschaftliche Weichenstellungen. Heidelberg: Verlag Spektrum.

Lawton, M.P. (1994). Quality of Life in Alzheimer Disease. Alzheimer Disease and Associated Disorders, 8, 138–150.

Lehr, U. (1995). Zur Geschichte der Entwicklungspsychologie der Lebensspanne. In: A. Kruse, R. Schmitz-Scherzer (Hg.), Psychologie der Lebensalter (3–14). Darmstadt: Steinkopff.

Luther, H. (1992). Religion und Alltag. Bausteine zu einer Praktischen Theologie des Subjekts. Stuttgart: Radius.

Maché, U., Meid, V. (Hg.) (2005). Gedichte des Barock. Stuttgart: Reclam.

Maché, U., Meid, V. (2005). Nachwort. In: U. Maché, V. Meid (Hg.), Gedichte des Barock (351–360). Stuttgart: Reclam.

Oster, P., Schneider, N., Pfisterer, M. (2010). Palliative Perspektive in der Geriatrie. In: A. Kruse (Hg.), Leben im Alter - Eigen- und Mitverantwortlichkeit in Gesellschaft, Kultur und Politik (295–299). Heidelberg: Akademische Verlagsgesellschaft.

Remmers, H. (2010). Der Beitrag der Palliativpflege zur Lebensqualität demenzkranker Menschen. In. A. Kruse (Hg.), Lebensqualität bei Demenz? Zum gesellschaftlichen und individuellen Umgang mit einer Grenzsituation im Alter (117–133). Heidelberg: Akademische Verlagsgesellschaft.

Remmers, H., Kruse, A. (2014). Gestaltung des Lebensendes – End of Life Care. In: H.-W. Wahl, A. Kruse (Hg.), Lebensläufe im Wandel. Sichtweisen verschiedener Disziplinen (215–231). Stuttgart: Kohlhammer.

Remmers, H., Walter, U. (2012). Der Einfluss von Altersbildern auf Behandlung und Pflege. In: A. Kruse, T. Rentsch, H.-P. Zimmermann, H.-P. (Hg.), Gutes Leben im hohen Alter: Das Altern in seinen Entwicklungsmöglichkeiten und Entwicklungsgrenzen verstehen (205–230). Heidelberg: Akademische Verlagsgesellschaft.

Schulz, R., Heckhausen, J. (1998). Emotion and control: A life span perspective. In K.W. Schaie, M.P. Lawton (Eds.), Emphasis on emotion and adult development (185–205). New York: Springer.

Spaemann, R. (1998). Personen. Versuche über den Unterschied zwischen „etwas" und „jemand". Stuttgart: Klett-Cotta.

de Spinoza, B. (1677/1994). Tractatus politicus. Hamburg: Meiner Philosophische Bibliothek.

Thomae, H. (1966). Persönlichkeit – eine dynamische Interpretation. Bonn: Bouvier.

Thomae, H. (1968). Das Individuum und seine Welt. Göttingen: Hogrefe.

Tornstam, L. (1989). Gero-Transcendence: A meta-theoretical reformulation of the disengagement theory. Aging: Clinical and Experimental Research, 1, 55–63.

v. Weizsäcker, V. (2005). Pathosophie. Frankfurt: Suhrkamp.

Wetzstein, V. (2010). Kognition und Personalität: Perspektiven einer Ethik der Demenz. In: A. Kruse (Hg.), Lebensqualität bei Demenz? Zum gesellschaftlichen und individuellen Umgang mit einer Grenzsituation im Alter (51–70). Heidelberg: Akademische Verlagsgesellschaft.

Ingo Bode
Hermann Brandenburg
Burkhard Werner

Wege zu einer neuen Pflegeinfrastruktur

Eine Reformagenda für die Langzeitversorgung (Positionspapier)[1]

Die stationäre Altenhilfe steht heute vor erheblichen Herausforderungen. Ihre klassischen Träger, also die kommunalen Gebietskörperschaften und die Organisationen der sog. Freien Wohlfahrtspflege, arbeiten heute unter ganz anderen Voraussetzungen als noch in den 1980er Jahren (Schneiders 2010; Hämel 2012; Brandenburg, Bode & Werner 2014). Die Kommunen befinden sich – gerade in ihrer Eigenschaft als sozialer Dienstleister – seit langem in einer Finanzkrise, was im Hinblick auf die Wahrnehmung wohlfahrtsstaatlicher Aufgaben einschneidende Konsequenzen gehabt hat (Heintze 2013). Die meisten Städte und Landkreise haben schon vor geraumer Zeit begonnen, ihre eigenen Einrichtungen der sozialen Daseinsvorsorge in eigenständige Unternehmen zu transformieren oder gar an private Investoren zu verkaufen. Letzteres hat die Entstehung eines gewerblich orientierten Altenhilfesektors massiv befördert.

Was die freigemeinnützigen Träger betrifft, so ist der über Jahrzehnte gewachsene „Wohlfahrtskorporatismus" längst ins Wanken geraten (Dahme et al. 2005). Jene frei-gemeinnützigen Träger, die den deutschen Sozialsektor während der Nachkriegsjahrzehnte weitgehend dominiert haben, befinden sich seit Jahren in der Defensive. Die Einführung neuer Finanzierungsstrukturen in den 1990er Jahren und die zunehmende Säkularisierung der Gesellschaft stellen insbesondere die konfessionell orientierten Verbände vor die Herausforderung, ihren Leitbildern in veränderter Weise gerecht zu werden. Markterschließung, Ertragsorientierung und betriebswirtschaftliche Kalkulation sind wesentliche Bezugspunkte für die Organisationspolitik der Träger geworden. Die deutlich erstarkte private Konkurrenz schläft nicht – wobei ihre Verankerung im Börsengeschäft den eigentlichen Zweck organisierter Pflege grundsätzlicher in Frage stellt: nämlich die men-

---

[1] Dieser Text ist auf dem I. Vallendarer Kolloquium zum Gesundheits-, Pflege- und Sozialwesen am 30.-31. Januar 2014 vorgestellt worden. Er wurde 2014 in der „Zeitschrift für Pflege und Gesellschaft" 19, (3), 268–275 veröffentlicht. Wir danken dem Juventa-Verlag für die freundliche Abdruckgenehmigung.

schenwürdige und sozial integrative Versorgung gebrechlicher Menschen an deren Lebensabend. Dabei sind die gesellschaftlichen Erwartungen an den Altenpflegesektor – mehr denn je – eindeutig abgesteckt: Altenhilfe muss mehr sein als ein Wirtschafszweig mit dem Ziel der Überschusserzielung – Bedarfs- bzw. Sachziele haben absoluten Vorrang. Anders ausgedrückt: Der rein kommerzielle Betrieb von Einrichtungen für Menschen im höheren Lebensalter entspricht nicht dem Normenhaushalt des modernen Gemeinwesens. Wie sonst sollte man die Vielzahl von öffentlichen Verlautbarungen und Mediendiskursen interpretieren, die sich über die aktuellen Zustände in der Altenpflege empören (für viele: Fussek 2013).

Wollen die Träger der Altenhilfe Gewähr dafür bieten, dass dieser gesellschaftlichen Erwartung auch unter schwierigen Bedingungen entsprochen wird, muss sich das, was ihre aktuellen Leitbilder verheißen, in der gelebten Praxis so gut wie eben möglich widerspiegeln. Ansonsten drohen das Versprechen einer bedarfsorientierten Daseinsvorsorge und die Wertebekenntnisse dieser Trägerlandschaft zu einer leeren Hülle zu werden, die nur noch legitimatorische Funktion haben. Der Altenhilfesektor hört in diesem Falle auf, selbst eine „Reproduktionsquelle" für die oben genannten gesellschaftlichen Erwartungen zu sein: Er ist dann im Hinblick auf das Problem fragilen Alterns immer weniger eine Lösung und immer mehr Teil des Problems.

Der fragliche Sektor steht schon heute im Kreuzfeuer der öffentlichen Kritik, insbesondere mit Blick auf Verwerfungen des sozialwirtschaftlichen Arbeitsmarkts. Berichte über „Lohndumping" qua Ausgliederung und Leiharbeit in Verbindung mit eingeschränkten Möglichkeiten betrieblicher und überbetrieblicher Interessenvertretung (Streikrecht etc.) haben die Medien zuletzt intensiv beschäftigt (Sell 2009). Kritiker sprechen von „Hilfsindustrien" oder gar von einer „Sozial- und Pflegemafia", die noch dazu ihre Wachstumsdynamik nicht eigenen Leistungen, sondern öffentlichen Transfers verdankt.

Jenseits dieser pauschalen Skandalisierung gibt es eine bislang noch verhaltene, eher in Wissenschaftskreisen geführte Debatte über die zukünftige Ausrichtung des dienstleistenden Wohlfahrtsstaats. In den Sozial- und Wirtschaftswissenschaften dreht sich die Debatte um das, was gemeinhin als Ökonomisierung oder Vermarktlichung bezeichnet wird (Sesselmeier 2012; Bode 2013a; Brinkmann 2014); der philosophisch-ethische Diskurs diskutiert die Dilemmata von Autonomie und Fürsorge, z.B. im Hinblick auf die dementiell veränderten Heimbewohner (Coors und Kuhmlehn 2014). Hier wie da richtet sich der Blick auf Spannungen, die unter den Bedingungen einer zunehmend erwerbswirtschaftlichen Ausrichtung der sozialen Dienste im Hinblick auf das entstehen, was die Gesellschaft auch gegenwärtig von Einrichtungen der organisierten Altenhilfe eigentlich erwartet: nämlich den Primat des Sozialen vor dem Kommerz.

1. Wandel mit Schieflage

Es ist unübersehbar, dass Einrichtungen der Altenhilfe in den vergangenen zwei Jahrzehnten einen erheblichen Organisationswandel durchlaufen haben (für viele: Schneiders 2010). So hat sich die Zweckbestimmung der Heime gewandelt: Es reicht heute nicht mehr aus, ein gutes Angebot für alte und pflegebedürftige Menschen vorzuhalten. Neue Ziele sind hinzugekommen: Kunden- und Komfortorientierung, die Konzentration auf das Ziel der Kapazitätsauslastung und der Wettbewerbsfähigkeit, aber auch die formalisierte Qualitätssicherung (Brandenburg und Calero 2009). Das liegt zu großen Teilen an der heutigen Geschäftsgrundlage der stationären Altenhilfe: Die Refinanzierung der erbrachten Dienstleistungen erfolgt nicht mehr nach Maßgabe des real entstandenen Aufwands, sondern an Durchschnittswerten, die von den Kostenträgern ermittelt werden. Ein Heim kann leicht zu „teuer" werden, wenn andere gleiche oder ähnliche Leistungen finanziell günstiger anbieten.

Zwar sind die Träger nicht untätig geblieben: Viele haben auf Nebengeschäfte wie beispielsweise das „Service-Wohnen" gesetzt, um neue Finanzquellen zu erschließen. Offenbar reichen diese Geschäfte aber vielfach nicht aus, um betriebswirtschaftlich mitzuhalten; mancherorts bestehen sogar Insolvenzrisiken (Lennartz und Kersel 2011). Die Ressource „Ehrenamt" scheint weniger umstandslos verfügbar, da die Bedürfnisse des klassischen Ehrenamtsklientels sich verändert haben (Rauschenbach und Zimmer 2011). Verstärkt werden Freiwillige als geschmeidiger „Produktionsfaktor" begriffen, der sich strategisch in die Maschinerie des stationären Versorgungsprozesses einbauen lässt (allgemein: Pinl 2013). Auch die für die Freie Wohlfahrtspflege lange Zeit konstitutive ehrenamtliche Verwaltungsstruktur verliert an Bedeutung – hauptamtliche Geschäftsführer haben in den Einrichtungen längst die Regie übernommen.

Damit mag das Management der organisierten Altenhilfe im Hinblick auf Methoden der Betriebsführung insgesamt professioneller geworden sein – doch mit der zunehmend unternehmerisch-betriebswirtschaftlichen Fokussierung scheinen ideelle und fachliche Bezüge zunehmend in die Defensive zu geraten. Für die Mitarbeiter vor Ort sind die Bewegungsspielräume deutlich kleiner geworden. Die Arbeitsrealität wird zunehmend durch eine tayloristisch angelegte Verrichtungslogik – also die viel zitierte Minutenpflege – bestimmt (Theobald, Szebehely und Preuss 2013; Hielscher et al. 2013). Dabei spielen extern, z.b. durch den Medizinischen Dienst der Krankenkassen, vorgegebene Standards eine nicht zu unterschätzende Rolle. Die Arbeitsverdichtung ist derart vorangeschritten, dass für eine bewohnerintensive Zuwendungsarbeit nur noch sehr begrenzt Kapazitäten verfügbar sind. Die „unternehmerische Pflegekraft" (Newerla 2014: 338) bestimmt mehr und mehr das Geschehen. Entsprechend gerät nicht zuletzt das eigentlich am Sachzweck menschenwürdiger Hilfepraxis orientierte Organisationsmodell der Wohlfahrtspflege in eine problematische Schieflage.

Die Träger stehen – jeder für sich genommen – den neuen Rahmenbedingungen weitgehend passiv, in vielerlei Hinsicht auch machtlos gegenüber. Sie verfügen nicht mehr über jene Einflusskanäle, mit denen sie lange Zeit die für sie wesentlichen Umweltbedingungen maßgeblich beeinflussen konnten (Bode 2013b: 249–261). Zumindest fällt – mit der o.g. Schwächung des Wohlfahrtskorporatismus – die Unterstützung der Politik, etwa im Hinblick auf Gesetzgebung, Pflegesatzentscheidungen etc. weniger wohlwollend aus. Die einstigen Förderer (auch im kommunalen Bereich) haben den Zutritt privatgewerblicher Konkurrenten in der Branche befördert – und sich z.t. ganz aus der Verantwortung für den Pflege- und Gesundheitsbereich zurückgezogen.

Zwar laborieren die Einrichtungen der stationären Altenhilfe schon länger an einer neuen Organisationskultur: Man definiert sich heute verbreitet als normales Unternehmen mit ethischem Leitbild. Bei vielen Einrichtungen werden der Wertebezug bzw. die weltanschauliche Orientierung jedoch zur Fassade. In der Praxis orientiert man sich verbreitet an den Maximen des sog. Sozialmanagements – also einer Steuerungsphilosophie, der zu Folge betriebswirtschaftliche Rationalisierung und opportunistische Marktanpassung unerlässlich sind. Kurzum: Der Primat des Sozialen vor dem Kommerz wird zunehmend prekär.

2. Alternativen zum „Weiter so"

Soll die im Vorhergehenden beschriebene Diskrepanz zwischen den allgemeinen gesellschaftlichen Erwartungen einerseits und den beschriebenen Trends in der stationären Pflege andererseits überwunden werden, sind die Akteure der organisierten Altenpflege aufgerufen, die Initiative zu ergreifen – auch und nicht zuletzt in der Art und Weise, wie sie ihre Einrichtungen organisieren und managen. Das Mitschwimmen im Strom von Kommerzialisierung und Taylorisierung – also ein unreflektiertes „Weiter so" – führt in eine Zukunft, in der organisierte Altenhilfe aufhört, als öffentliche Institution mit ethischem Anspruch zu existieren. Gefragt ist gesellschaftspolitisches Engagement im Verbund und ein soziales Management vor Ort (Brandenburg, Bode und Werner 2014: 151–218).

Es kann heute nicht einfach darum gehen, die Heimwirklichkeit an die von außen gegebenen Bedingungen anzupassen. Notwendig ist vielmehr eine Vorstellung darüber, welches Heim (und grundsätzlicher: welche Pflege alter Menschen) wir eigentlich wollen und was getan werden kann, um dieser Vorstellung gerecht zu werden! Ohne substantielle – und gegen „billige Kritik" gewappnete – Konzepte zur Neugestaltung des Heimsektors kann dem Mainstream in Richtung zunehmende Ökonomisierung und Vermarktlichung nichts entgegengesetzt werden. Statt immer stärker einer weiteren betriebswirtschaftlichen Zurichtung der Heime das Wort zu reden, müssen die Stärken nicht-kommerzieller Organisationsformen genutzt und auf mehreren Ebenen eine konzeptionelle Neuausrichtung der Altenhilfe in Gang gesetzt werden.

Das bedeutet zunächst, – auch unter kurzfristig beschränkten Gestaltungsmöglichkeiten – an den fachlich-konzeptionellen Grundlagen des Einrichtungsmanagements zu arbeiten und letzteres so gut wie möglich offensiv an dem auszurichten, was das Gemeinwesen von den Heimen letztlich erwartet.

Es impliziert ferner, diese Grundlagen sowie weitergehende ordnungspolitische Fragen auf die Agenda der Verbände und Netzwerke zu setzen, also einen Selbstverständigungsprozess einzuleiten, der die derzeit (auch) in der Wohlfahrtspflege dominierende Konkurrenzorientierung bricht und Wege zu einer partnerschaftlichen Neuorientierung erschließt – auch im Umgang mit Kostenträgern.

Auf der Grundlage einer solchen Selbstverständigung kann und muss dann auch der Einstieg in eine radikalisierte gesellschaftspolitische Debatte erfolgen. Im Interesse der gemeinnützigen Träger müssen dabei einerseits Defizite aller Beteiligten zur Sprache kommen: Die Rolle von Staat und Gesellschaft beim Abdriften in die „Marktgläubigkeit", aber auch das eigene Mittun der Leistungsanbieter; die Probleme in den Heimen sollten also nicht aus falschem Stolz oder aus reinen Marketingmotiven heraus verschwiegen werden. Andererseits muss nachdrücklich danach gefragt werden, ob es selbst für stark unterstützungsbedürftige Menschen eine qualitativ gute und ethisch besser zu vertretende Pflegeinfrastruktur jenseits des Heimes geben kann und muss – also eine Betreuung und Versorgung in anderen strukturellen Kontexten (in Form von Quartiershäusern, Wohnpflegegemeinschaften u.ä.) als dem der Organisation Pflegeeinrichtung.

3. Eine umsichtige Reformagenda auf dem Weg zu einer sozialen, integrierten und partnerschaftlichen Pflegeinfrastruktur

Gute Pflege steht und fällt mit dem Unterhalt und der Förderung einer Infrastruktur, die die Daseinsvorsorge für das Alter in ebenso flexiblen wie sozial gesicherten Formen auf Dauer zu stellen vermag. Die wissenschaftliche und fachpolitische Debatte im Schnittfeld von Sozialgerontologie, Pflegewissenschaft und Organisationsentwicklung zeichnet dabei vieles von dem vor, was auf dem Weg zu einer solchen Infrastruktur zu beachten ist – wobei es stets um Modelle geht, die die Menschenwürde wahren und Pflegeabhängigen ein Höchstmaß an privater Lebenswelt belassen. In diesem Sinne muss die Pflegeinfrastruktur von morgen sozial, integriert und partnerschaftlich sein – wobei die Reformagenda auf dem Weg dorthin von drei Maximen geleitet sein sollte:

3.1 Profil zeigen und eine neue Sorgekultur entfalten

Die Altenpflege steht heute zunehmend unter dem prüfenden Blick der Medizin und sozialadministrativer Kontrollinstitutionen. Sie hat, v.a. wenn es um Qualität und die Bewertung pflegerischer Interventionen geht, (noch immer) kein eigenes Profil vorzuweisen. Jedenfalls wird in der Qualitätsdebatte Professionalität primär auf medizinisch-pflegerische Befähigungen (cure und nursing) beschränkt, die gesundheitsbezogenen und sozialen Unterstützungsleistungen (caring) bleiben eher randständig (auch im Hinblick auf ihre Refinanzierung). Gleichzeitig werden auch anspruchsvolle betreuende Tätigkeiten stärker an Laien oder hauswirtschaftliche Kräfte (z.B. Wohngemeinschaftskonzepte) delegiert. Hier muss der Schalter umgelegt werden: Es besteht dringender Bedarf, dass die Altenhilfe „Profil zeigt", indem sie die sorgenden Anteile der Pflege wieder stärker betont und neben einer im Hinblick auf körperliche Risiken „sicheren Pflege" die Beziehungsarbeit fokussiert. Dabei sollten die Themen: Lebensqualität, Selbstbestimmung, Alltagsnormalität in den Vordergrund rücken.

Hierzu muss eine verbindliche Sorgekultur entwickelt werden, die auf mehr abstellt als das bloße Abprüfen extern vorgegebener Standards. Diese Perspektive ist auf Verbandsebene zu diskutieren und gesellschaftspolitisch einzufordern.

Es geht dabei nicht zuletzt um eine Neujustierung im Verhältnis der in die Altenhilfe involvierten Professionen (Pflege, Soziale Arbeit, Medizin etc.) und den entsprechenden Pflegemix. In den Einrichtungen selbst kann an diesem Mix synergiefördernd gearbeitet werden. Aber es muss auch Impulse in Richtung des Gesetzgebers geben, denn wir brauchen Anreize, die Interdisziplinarität fördern sowie starre Sektorengrenzen aufweichen; damit werden durchlässigere Versorgungsstrukturen geschaffen, die für pflegebedürftige Menschen Kontinuität bewirken und nicht wie bisher Versorgungsbrüche befördern.

3.2 Die Qualitätsorientierung anders ausrichten und breiter aufstellen

Die einseitige Fokussierung auf die externe Normierung und Kontrolle von Pflegeprozessen führt in eine Sackgasse; sie bindet Kräfte und lenkt von der eigentlichen Herausforderung ab. Gefragt ist eine interne Qualitätsentwicklung, der auf die Ausbildung von „Pflegeprofessionalität" (nicht nur im medizinisch-pflegerischen Sinne!) zielt und diese in eine Gesamtkonzeption der Einrichtungen einbindet. Extern fixierte Qualitätsanforderungen werden dann nicht mehr apathisch „abgehakt", sondern intern angereichert und zu fachlichen Standards einer subjektorientierten Pflege. Auf der Ebene des Einrichtungsmanagements sind dabei drei Dinge vordringlich: Erstens geht es darum, vor Ort bestehende Wissensbestände zu identifizieren und jene Problemfelder herauszuarbeiten, die zur Veränderung der Pflegepraxis erforderlich sind. Zweitens muss ein Interventionskonzept ins Werk gesetzt werden, welches die Lebensqualität und nicht primär die Versorgung im Blick hat. Gefragt ist drittens ein permanenter Wissenstransfer: Vor Ort gewonnene Erkenntnisse müssen innerhalb der Pflegeinfrastruktur Verbreitung finden, um so Prozesse der Synchronisierung zwischen alt hergebrachten Praktiken und innovativen Konzepten anzustoßen.

Zusammenfassend kann daher gesagt werden: Hierfür bedarf es einer dauerhaften Lern- und Bildungsstrategie aber auch einer Problemkommunikation nach außen, welche Innovations- und Kommunikationsbarrieren, die ordnungspolitische Ursachen haben (z.B. ruinösen Trägerwettbewerb), offensiv anspricht. Nur mit einer solchen Doppelstrategie aus „vorgelebten" Veränderungsinitiativen und fachlich-politischer Bewusstseinsschaffung in der Öffentlichkeit können Gegenakzente zur derzeitigen Engführung der Qualitätsdebatte gesetzt werden.

Literatur

Bode, I. (2013a). Ökonomisierung in der Pflege – was ist das und was steckt dahinter? In: Jahrbuch Kritische Medizin und Gesundheitswissenschaften 48, 9–27.

Bode, I., (2013b). Die Infrastruktur des postindustriellen Wohlfahrtsstaats. Organisation – Wandel – Hintergründe. Wiesbaden: Springer VS.

Brandenburg, H./ Bode, I./ Werner, B. (2014). Soziales Management in der stationären Altenhilfe. Kontexte und Gestaltungsoptionen. Bern: Huber.

Brandenburg, H./ Calero, C. (2009). Qualität in Altenheimen. In: Stemmer, R. (Hg.): Qualität in der Pflege – trotz knapper Ressourcen. Hannover, Schlütersche Verlagsgesellschaft, 9–27.

Brinkmann, V. (Hg.) (2014). Sozialwirtschaft und Soziale Arbeit im Wohlfahrtsverband. Tradition, Ökonomisierung und Professionalisierung. Münster, Lit.

Coors M./ Kuhmlehn M. (Hg.) (2014). Lebensqualität im Alter. Gerontologische und ethische Perspektiven auf Alter und Demenz. Stuttgart: Kohlhammer.

Dahme, H.-J./ Kühnlein, G./ Wohlfahrt, N./ Burmeister, M. (2005). Zwischen Wettbewerb und Subsidiarität. Wohlfahrtsverbände unterwegs in die Sozialwirtschaft. Berlin, Sigma.

Dörner, K. (2012). Helfensbedürftig – Heimfrei ins Dienstleistungsjahrhundert. Neumünster: Paranus Verlag.

Fussek, C./ Schober, G. (2013). Es ist genug! Auch alte Menschen haben Rechte. München: Droemer Knaur.

Hämel, K. (2012). Öffnung und Engagement. Altenpflegeheime zwischen staatlicher Regulierung, Wettbewerb und zivilgesellschaftlicher Einbettung. Wiesbaden, VS.

Helmer-Denzel, A./ Schneiders, K. (2013). Intergenerationelle Gemeinschaften jenseits der Familie: Potenziale und Voraussetzungen. In: Bäcker, G./ Heinze, R.G. (Hg.): Soziale Gerontologie in gesellschaftlicher Verantwortung. Wiesbaden: Springer VS, 327–337.

Heintze, C. (2013). Die Straße des Erfolgs. Rahmenbedingungen, Umfang und Finanzierung kommunaler Dienste im deutsch-skandinavischen Vergleich. Marburg: Metropolis.

Hielscher, V./ Nock, L./ Kirchen-Peters, S./ Blass, K. (2013). Zwischen Kosten Zeit und Anspruch. Das alltägliche Dilemma sozialer Dienstleistungsarbeit. Berlin, Springer.

Nolan M./ Allan S./ McGeever P./ Reid I./ Szmaites, N. (2012). The aims and goals of care: a framework promoting partnerships between older people, family carers and nurses. In: Reed, J.C./ Clarke, C/ Macfarlane, A. (Eds.): Nursing Older Adults. Glasgow, Open University Press, 23–42.

Lennartz, P./ Kersel, H. (2011). Stationärer Pflegemarkt im Wandel. Gewinner und Verlierer 2020. Ernest & Young.

Newerla, A. (2014). Menschen mit Demenz im Spannungsfeld von Markt und Sorge, in: Bornewasser, M./ Kriegesmann, B./ Zülch, J. (Hg.): Dienstleistung im Gesundheitssektor. Produktivität, Arbeit und Management. Wiesbaden: Springer Gabler, 327–342.

Pinl, C. (2013). Freiwillig zu Diensten. Über die Ausbeutung von Ehrenamt und Gratisarbeit. Frankfurt: Nomen.

Rauschenbach, T./ Zimmer, A. (Hg.) (2011). Bürgerschaftliches Engagement unter Druck? Analysen und Befunde aus den Bereichen Soziales, Kultur und Sport. Opladen: Verlag Barbara Budrich.

Schneiders, K. (2010). Vom Altenheim zum Seniorenservice: Institutioneller Wandel und Akteurkonstellationen im sozialen Dienstleistungssektor. Baden-Baden: Nomos.

Sell, S. (2009). Das Kreuz mit der Pflege. Konfessionelle Träger von Pflegeheimen als Getriebene und Treiber in Zeiten einer fortschreitenden Ökonomisierung des Pflegesektors. Remagener Beiträge zur aktuellen Sozialpolitik 6, 1–22.

Sesselmeier, W. (2012). Widersprüche sozialer Integration in Zeiten der Ökonomisierung sozialer Sicherung. In: Sozialer Fortschritt 61(5), 104–110.

Theobald, H./ Szebehely, M./ Preuss, M. (2013). Arbeitsbedingungen in der Altenpflege. Die Kontinuität der Berufsverläufe im deutsch-schwedischen Vergleich. Berlin, Sigma.

Werner, B. (2008). Das Heim und die Angehörigen. Die Bedeutung des informellen sozialen Netzwerkes bei der Pflege und Versorgung demenzkranker Heimbewohner. In: Pflegewissenschaft 16(4), 235–247.

Claudia Gerstenmaier
Alfons Maurer

Altenpflege im Spannungsfeld zwischen Anspruch, Alltag und Auftrag

Eine Einschätzung aus Sicht konfessioneller Träger

1. Einleitung

Wer der Frage, was eine gute Pflege im Alter ausmacht, mit forscherischer Neugierde nachgeht, wird schnell feststellen, dass er es mit einer Vielzahl von Anspruchsgruppen zu tun bekommt, die noch dazu in einer hohen Komplexität miteinander verbunden sind. Das gilt nicht zuletzt auch für uns, die wir uns aus Trägersicht vielfältigen Erwartungen zu stellen haben. Zu nennen sind die eigenen Ansprüche an die Aufgabe, gut zu pflegen, die Forderungen, die der gesellschaftliche Auftrag mit sich bringt, und die Realität, die im Alltag durch mannigfache Vorgaben, Gesetze und Auflagen gekennzeichnet und reglementiert ist.[1] Wie in kaum einem anderen Berufsfeld vorzufinden, so ist die Pflege einer besonders hohen Dichte von prüfenden und beaufsichtigenden Instanzen unterworfen.[2] Für die Mitarbeitenden sind die damit einhergehenden Auflagen (wie z.b. für die Dokumentation) nicht nur enorm zeitbindend, sondern werden oft als Belastung erlebt, die von der eigentlichen Aufgabe, zu pflegen, wegführen.

Für die Marienhaus Stiftung und die Keppler-Stiftung gilt, dass sie den Menschen in den Mittelpunkt ihres Handelns stellen. Hieraus ergibt sich die herausfordernde Daueraufgabe, als konfessioneller Träger das verantwortungsvolle Mandat für den Menschen in eine glaubwürdige Unternehmenskultur umzusetzen, um so dabei mitzuwirken, dass Menschen die Botschaft Jesu Christi erfahren:

---

[1] Bemerkenswert ist hinsichtlich der Vorgaben, Auflagen und Rahmenbedingungen, denen sich die Altenhilfeeinrichtungen zu stellen haben, für die Autoren des vorliegenden Beitrags, trotz der Zugehörigkeit zu verschiedenen Bundesländern, in denen die Keppler-Stiftung (Baden-Württemberg) und die Marienhaus Stiftung (vor allem in Rheinland-Pfalz, Saarland und NRW) agieren, dass kaum ein Unterschied erkennbar ist, was die Enge des Handlungskorridors im Alltag betrifft.

[2] Für Altenhilfeeinrichtungen im Saarland unter dem Dach der Marienhaus Stiftung lassen sich neben den freiwilligen qualitätssichernden Maßnahmen wie z.B. Ethische Fallbesprechungen, Interne Audits, Zertifizierungen oder dem Qualitätskatalog für die katholischen Einrichtungen in der stationären Altenhilfe (QKA) mindestens zehn weitere externe Instanzen benennen: Medizinischer Dienst der Krankenkassen (MDK), Heimaufsicht, Brandschutzdienststelle, Berufsgenossenschaft, Bauaufsichtsbehörde, Untere Baubehörde, Gewerbeaufsichtsamt, Eichamt, Veterinäramt und Gesundheitsamt.

„Ich bin gekommen, damit sie das Leben haben und es in Fülle haben." (Joh 10,10). Dies gilt insbesondere für die uns anvertrauten Menschen und unsere Mitarbeitenden. Darüber hinaus haben wir an uns selbst als Träger Bedarfe und nicht zuletzt ist es auch unser Bestreben, dass durch unser Tun eine Wirkung in der Gesellschaft spürbar wird.[3] Den Menschen in seiner Ganzheit nicht aus dem Blick zu verlieren, ist angesichts des demographischen Wandels[4] unerlässlich. Für eine alternde Gesellschaft wird es deshalb mehr denn je nötig sein, zu fragen, wie wir gut miteinander alt werden können.[5] Folgerichtig ist auf der Basis bisheriger Formen von ambulanter und stationärer Pflege das Spektrum des Leistungsangebotes weiterzuentwickeln, um die große Anzahl an Pflegebedürftigen in der Zukunft in adäquater Weise versorgen zu können. Eine wichtige Voraussetzung für das Gelingen ist, aus den Unzulänglichkeiten der gegenwärtigen Situation zu lernen und für die nächsten Jahrzehnte die Weichen neu zu stellen. Es wird daher notwendig sein, sich von dem oft in den Medien gezeichneten Zerrbild[6] zu lösen und den Blick auf den tatsächlichen Status Quo der Probleme in der Altenhilfe zu richten. Hierzu möchten die Autoren mit ihren nachfolgenden Überlegungen einen Beitrag leisten.

---

[3] Auf gesellschaftspolitischer Ebene engagiert sich beispielsweise die Vorsitzende des Vorstandes der Marienhaus Stiftung, Schwester M. Basina Kloos, um als Vorsitzende der Gründungskonferenz zur Errichtung einer Pflegekammer in Rheinland-Pfalz der Pflege zu einer starken Stimme zu verhelfen.

[4] Der demographische Wandel wird so massive gesellschaftliche Veränderungen mit sich bringen, dass es vonseiten der Bundesregierung zu einem Schwerpunktthema erklärt wurde (vgl. z.B.: http://www.bundesregierung.de/Content/DE/Statische Seiten/Breg/ThemenAZ/DemografischerWandel/politikschwerpunkt-demographischer -wandel.html; http://www.demografie-portal.de/DE/Home/home_node.html, beide besucht am 18.07.2014.

[5] In der Marienhaus Stiftung wurde in der Projektgruppe Demographie ein Positionspapier entwickelt, das Stellung zu der Frage nimmt, wie ein gutes Altwerden für Menschen in den Einrichtungen unter dem Dach der Marienhaus Stiftung ermöglicht werden kann.

[6] Selten finden sich in den Medien auf bundesweiter Nachrichtenebene Berichte über Altenheime, die einen positiven Tenor aufweisen. Zumeist sind es die sogenannten skandalösen Zustände, die nicht wenige Mitmenschen dazu veranlassen, mit Sorge auf ihr Dasein in den letzten Phasen ihres Lebens im stationären Umfeld zu sehen (vgl. z.B.: http://www.rtl.de /cms/sendungen/real-life/team-wallraff/team-wallraff-undercover-im-sankt-josef-heim-der-muenchenstift-gmbh-3ae4b-c461-29-1895750.html, besucht am 18.07.2014).

2. Zunehmende Belastungen und Widersprüche in der Altenpflege

Die aktuelle Situation kann aus Sicht der Keppler-Stiftung (vgl. www.keppler-stiftung.de) so auf den Punkt gebracht werden: Der Aufwand wird immer größer, bevor man zum Eigentlichen kommt, also zur Pflege und Betreuung. Aus vielen Gesprächen mit Mitarbeitenden, aber auch mit Verantwortlichen auf der Leitungsebene wissen wir, dass Motivationsprobleme, Entfremdungen, Verlust der Freude an der Arbeit und Burn-out deutlich zunehmen, da die eigentliche Berufsaufgabe (oftmals auch Berufung) zu pflegen durch die Beachtung externer Auflagen (administrative Erfordernisse vom Brandschutz über Verordnungswesen sowie Dokumentationen bis zur Hygiene) und die hohe Standardisierung von Prozessen den Blick auf die zu Pflegenden immer mehr verstellt. Eine Mitarbeiterin beschreibt, was viele ihrer Kolleginnen erleben, so: „Für diesen Beruf in der Altenpflege habe ich mich entschieden, weil ich älteren und pflegebedürftigen Menschen helfen und Gutes zukommen lassen wollte. Heute ist es so, dass ich zuerst schaue, ob ich alles richtig mache und mir niemand einen Fehler nachweisen kann. Für den Blick auf das Wohl der Pflegenden bleibt nicht wirklich mehr Zeit." Die eigentlich sinnvollen Standards haben inzwischen die wirklich wichtigen Inhalte überlagert oder sogar verdrängt. Freilich versuchen viele der eingeführten Prozesse (z.B.: Experten- und Qualitätsstandards) wichtige Inhalte einer guten Pflege zu sichern und umzusetzen. Die eigentliche Tragik in der Altenpflege liegt darin, dass Pflegekräfte sich nicht nur zeitlich sehr überlastet fühlen, sondern sich auch von ihrem eigentlichen inneren Auftrag entfremdet erleben. Einerseits gilt es die fachliche und ethische Beschreibung einer Pflegebeziehung als menschliches und soziales Gebilde zu beachten, in der sich etwas ereignet. Andererseits sind Pflegekräfte heute durch die Kontextbedingungen so funktionalisiert, dass sie viel eher als extern gesteuerte Vollzieher eines Systems von Gesetzen und behördlichen Aufgaben denn als autonom handelnde Personen wahrgenommen werden.

Dass die Sorgen und Nöte ihrer Mitarbeitenden den Verantwortlichen beider Träger nicht unbekannt sind, zeigen verschiedene Aktivitäten, mit denen der Entwicklung entgegengewirkt wird. Weiterbildung, ethische Fallbesprechungen, Neuorganisation der Arbeitsabläufe im Pflegealltag, Schaffung unterstützender Schnittstellen verschiedener Berufsgruppen oder die Gespräche im Rahmen der Personalentwicklung sind nur einige Beispiele, mit denen beide Träger ihre Mitarbeiter zu stärken versuchen. Darüber hinaus hat die Marienhaus Stiftung (vgl. www.marienhaus-stiftung.de) vor zwei Jahren ein Institut für Beratung, Seelsorge und Coaching (vgl. http://www.institut-beratung-seelsorge-coaching.de) gegründet, dessen Gesprächsangebot anonym und kostenlos von allen Mitarbeitenden genutzt werden kann. Dass alle diese Maßnahmen für den einzelnen Mitarbeitenden förderlich sind, ist selbstredend. Dennoch kann das nicht darüber hinweg täuschen, dass solche einzelnen Aktivitäten auf individueller Ebene die Probleme der strukturellen Rahmenbedingungen auf kollektiver Ebene nicht lösen.

Die derzeitige Situation aus Sicht der Mitarbeitenden kann allerdings nicht losgelöst von der des Bewohners und seiner Angehörigen gesehen werden. In den vergangenen Jahren sind die Ansprüche der Angehörigen enorm gewachsen. Ob diese sich mit den Wünschen und Vorstellungen des Bewohners decken oder diese zum Wohle des Bewohners sind, ist oftmals von den Mitarbeitenden zu moderieren. Das gilt insbesondere für Menschen mit demenzieller Veränderung. Die prognostizierte immens wachsende Anzahl an Demenzerkrankungen im Hinblick auf die nächsten 10 bis 20 Jahre lockt neuerdings private, teilweise branchenfremde Investoren auf den scheinbar lukrativen Markt und trägt zu einem exponentiellen Zuwachs an neuen Wohnformen und Betreuungsangeboten bei. Obgleich auch wir als nicht gewinnorientierte, konfessionelle Anbieter ökonomisch arbeiten müssen, beschäftigt uns hier weniger der möglicherweise lokal entstehende Wettbewerb, als vielmehr die Sorge um jeden einzelnen Bewohner, der in solch einer massenhaften Fließbandversorgung von gewinnmaximierenden Dienstleistern womöglich untergeht.

Die derzeitigen Entwicklungstrends werfen grundsätzliche Fragen auf, etwa die, wie im Zusammenspiel zwischen den Hierarchien, dem Markt und der Zivilgesellschaft ein gerechteres Gefüge entstehen kann. Es ist naheliegend, sich dabei von Elementen der christlichen Soziallehre leiten zu lassen. Die Keppler-Stiftung hat in ihrer Geschäftsfeldstrategie für die Altenhilfe drei relevante Umweltbereiche identifiziert.

3. Exkurs: Die drei relevanten Umweltbereiche aus Sicht der Keppler-Stiftung

Die Keppler-Stiftung geht von drei relevanten Umweltbereichen ihrer Geschäftsfelder in der Altenhilfe aus: Hierarchie (Gesetzgebung, Aufsicht etc.), Markt (Marktentwicklung und Wettbewerb; Grundordnung des Marktes, Marktordnung) und Zivilgesellschaft (Ressourcen des privaten Sektors, der Familien, der Haushalte; Bürgergesellschaft, Partizipation etc.).

Die Hierarchie (Staat, Kirche) geht nach wie vor von einem sehr hohen Regelungsbedarf in der Altenhilfe aus; sie erlässt nicht nur eine Rahmenordnung, sondern bringt eine zunehmende Fülle von Einzelvorschriften zum Schutz der Betroffenen hervor (bzw. hat solche hervorgebracht). Widersprüchlich bleibt einerseits die Einführung von Markt, andererseits das hohe Regelungsbedürfnis.

Der Markt ist geprägt von einem Wettbewerb auf der Anbieterseite und einer Wahlmöglichkeit auf der Kundenseite. Der Preis spielt eine große Rolle (wohl noch mehr als das Preis-Leistungs-Verhältnis). Die professionelle Pflege mit ihren verbindlichen Leistungs- und Qualitätsstandards erhält Konkurrenz durch sogenannte legale, halblegale oder illegale hauswirtschaftliche Kräfte, die auch (Grund-)Pflege übernehmen.

Die Zivilgesellschaft wird einerseits gefordert, durch entsprechende Netzwerkbildungen ein Altern in Würde und im Sozialraum zu ermöglichen (vgl. die Position Klaus Dörners in: „Leben und Sterben, wo ich hingehöre. Dritter Sozialraum und neues Hilfesystem, Neumünster 2007), andererseits bekommt sie selbst ein Ressourcenproblem (veränderte Familienstrukturen, Zunahme von Singlehaushalten, Rückgang von informellem Pflegepotenzial in den Familien; bisher kein Rückgang des Potenzials an bürgerschaftlichem Engagement etc.). Die gegenwärtige Zivilgesellschaft will einerseits in allen Bereichen (insbesondere im überschaubaren Sozialraum) beteiligt werden und mitgestalten, ist andererseits aber auch anfällig für populistische Aktionen und Manipulationen. Zivilgesellschaftliche Aufbrüche finden vor allem auf kommunaler Ebene und in überschaubaren Sozialräumen statt. Dabei ist die Umsetzung von Inklusion leitend, wie sie von der 2008 in Kraft getretenen UN-Konvention beschrieben und gefordert wird.

Die unterschiedlichen Anforderungen und Widersprüche, die sich aus den drei System- und Anspruchskreisen Staat bzw. Hierarchie (Gesetzesregelungen etc.), Markt (Wettbewerb und Konkurrenz und Preiskampf), Zivilgesellschaft (Bürgerbeteiligung, Sozialraumorientierung) ergeben, haben in den letzten Jahren sehr zugenommen. Dies wirkt sich insbesondere dadurch aus, dass der Druck in den Pflegeeinrichtungen so groß geworden ist, dass er zur dauerhaften Belastung der Mitarbeitenden wird. Der Druck resultiert zum einen aus der Marktsituation, wonach nur noch voll belegte Einrichtungen überhaupt eine Chance haben, sich ökonomisch einigermaßen über Wasser zu halten, zum anderen aus den vielfältigen Qualitätsansprüchen, die aus Transparenzberichten, MDK-Gutachten und heimaufsichtlichen sowie anderen behördlichen Begehungen etc. resultieren. Gleichzeitig steigen auch die Erwartungen der Angehörigen und der Betreuer an die Gestaltung von Pflege und Betreuung. Schließlich gibt es da auch noch die eigentlich Betroffenen, die Bewohner, die bestmöglich fachlich und menschlich begleitet und unterstützt werden sollen. Es ist nicht abzusehen, wohin diese Entwicklung führen wird, wenn es nicht bald zu einer tiefgreifenden Reform der Altenpflege und damit des Pflegeversicherungsgesetzes kommen wird. Diagnostisch betrachtet befindet sich das System Altenpflege in einer großen Erschöpfung.

4. Neudefinition von Altenpflege und die Rückgewinnung der eigentlichen Aufgaben

In Zeiten großer Veränderungen, wie sie für die Entwicklung des Pflegemarktes unabdingbar sind, führt für uns Träger in der Ausrichtung unseres Handelns der Weg zu unseren Wurzeln zurück, genauer zum Stiftungszweck, der in den jeweiligen Satzungen verankert ist.[7] Unser beider Stiftungsauftrag ist es, aus dem Selbstverständnis und der Zielsetzung der Caritas als Wesensäußerung der katholischen Kirche Dienstleistungen zum Wohl der Menschen und auf der Basis christlicher Orientierung zu erbringen. Unsere eigentliche Aufgabe ist die Förderung der Werke christlicher Nächstenliebe.

Aus der Perspektive christlicher und konfessionell gebundener Träger ergeben sich damit vier leitende Gesichtspunkte für die Gestaltung der Arbeit und der Dienstleistungen in der Altenpflege:

(1) Uns geht es vornehmlich um das Wohl der Menschen, die unsere Dienstleistungen in Anspruch nehmen. Im Rahmen der Marktlogik werden diese Kunden genannt. Sie (oder ihre Angehörigen und Betreuer) schließen einen Vertrag mit dem Anbieter. Ihr Wohl und die

---

[7] In den strategischen Zielen unterscheidet die Keppler-Stiftung zwischen formaler und substantieller Rationalität bei der Umsetzung der Aufgaben. Die formale Rationalität meint dabei alle prozessualen und betriebswirtschaftlichen Verfahren und Instrumente, die zur Zielerreichung eingesetzt werden, damit Dienstleistungen wirksam und ressourcenschonend zugleich erbracht werden können. Die formale Rationalität inklusive aller ökonomischen und betriebswirtschaftlichen Methoden bleibt auf den Satzungsauftrag ausgerichtet. Der Auftrag, der sich aus der Satzung ergibt, Dienstleistungen zum Wohl der Menschen und auf der Basis christlicher Orientierung zu erbringen, wird substantielle Rationalität genannt. Und dies ist die eigentliche Aufgabe.

Berücksichtigung und Anerkennung ihrer Person und ihrer Überzeugungen und Vorstellungen sind die Basis für die Erbringung aller Dienstleistungen. Daraus ergibt sich für einen kirchlichen Träger die konsequente Orientierung an der Lebensqualität der Menschen.

(2) Nach dem christlichen Verständnis von Arbeit geht es um zwei Aspekte: Erstens sollen durch die Arbeit „Früchte" hervorgebracht werden und zweitens soll in der Arbeit der Arbeitende „mehr Mensch werden" (Johannes Paul II) können. Damit sind Mitarbeitende in der Altenpflege nicht nur die bedeutsamsten Faktoren, um gute Dienstleistungen (Früchte) anbieten zu können, sondern es geht zugleich darum, Mitarbeitenden in der Arbeit auch die Erfahrung und Entfaltung ihres persönlichen Menschseins zu ermöglichen (Sinngebung). Damit ist deutlich mehr gemeint als Lohngerechtigkeit. Themen und Angebote wie förderliche Unternehmenskultur, Mitarbeiterbegleitung und Mitarbeiterseelsorge, Gesundheitsförderung, etc. gehören dazu.

(3) Aus christlichem Verständnis ist jede unternehmerische Aktivität, und hierzu zählt auch das Angebot von Dienstleistungen in der Altenpflege durch einen kirchlichen Träger, dazu verpflichtet, einen Beitrag zum Gemeinwohl zu bieten. Daraus resultiert eine konsequente Gemeinwesen- und Sozialraumorientierung aller Aktivitäten und die Förderung und Umsetzung von Inklusion.

(4) Die katholische Soziallehre kennt das Recht eines Unternehmens auf eigene Existenzsicherung. Dies gilt gerade auch für den Dienstleistungssektor und in besonderer Weise für uns kirchliche Träger, die auch eine wirksame und nachhaltige Ressourcensteuerung nicht außer Acht lassen dürfen: Wer seine eigene Basis (ideell und ökonomisch) nicht erhält, der wird möglicherweise bei unwirtschaftlichem Verhalten gar keine Dienstleistungen mehr am Markt anbieten können; umgekehrt wird ein kirchlicher Träger sich nicht an Renditevorstellungen oder Gewinnmaximierung orientieren und er wird auch – reflektiert und in vertretbarem Rahmen – Angebote aufrechterhalten, die nicht komplett refinanziert sind (wie z.B. Hospize).

Diese vier leitenden Gesichtspunkte für die Gestaltung der Arbeit und der Dienstleistungen in der Altenpflege spiegeln gleichermaßen die vier zentralen Anspruchsgruppen wider, in deren komplexen Beziehungsgeflecht die Träger zu agieren haben. Für die Träger gilt es, die Bewohner/Angehörigen, die Mitarbeitenden, die Trägerinteressen auf die Trägerentwicklung sowie die Anforderungen der Gesellschaft in einer guten Balance zu halten. Die vorherrschenden Rahmenbedingungen lassen eine solche Balance nur schwer zu.

5. Schlussfolgerungen

Um der eigentlichen Zielsetzung in der Altenpflege, die Sorge um den Menschen, besser entsprechen zu können, bedarf es einer grundlegenden Reform, so wie es beispielsweise im Thesenpapier von Bode, Brandenburg und Werner (vgl. Wege zu einer neuen Pflegeinfrastruktur: Reformperspektiven für die Langzeitversorgung, 2013 ebenfalls in diesem Band) postuliert wird. Eine Korrektur in der politischen und gesellschaftlichen Ausrichtung der Altenpflege ist dringend nötig. Die verschiedenen und einander widersprechenden Systemkreise von Hierarchie, Markt und Zivilgesellschaft sind durch die Einführung der Perspektive, wie Menschen gut alt werden können, aufeinander abzustimmen. Ohne den Anspruch auf Vollständigkeit erheben zu wollen, sind in einer Reform der Altenpflege konkret folgende Punkte zu klären:

● Erhöhung des Korridors bei der Festlegung von Personalschlüsseln in den Bereichen Pflege, Hauswirtschaft und Verwaltung, um eine bessere Personalausstattung zu erreichen.

● Förderung, Erweiterung und Weiterentwicklung von Gesundheitsberufen, insbesondere in den Bereichen der Altenpflege.

● Stärkung und Verbesserung des bestehenden Images der Pflege, mit dem Ziel die gesellschaftspolitische Wertschätzung und Akzeptanz zu erhöhen.

● Stärkung der Nutzer und Empfänger von Dienstleistungen in der Altenpflege durch deutliche Anhebungen der Pflegeversicherungsleistungen (aufgrund des hohen Eigenanteils in der Pflege nimmt der Anteil der Sozialhilfeempfänger sehr zu; Pflegebedürftigkeit ist zum Armutsrisiko geworden).

● Refinanzierung der Dienstleistungen ist zu verbessern. Die Selbstverwaltung verhindert notwendige Refinanzierungen in vielen Bereichen (z.B. auch bei Tagespflegen).

- Abschaffung von (Über-)Reglementierungen und Schaffung von Schutzräumen. Dies betrifft Haftungsfragen und die Überregulierung von pflegerischen Handlungen. Wenn Pflege ein Beziehungsgeschehen ist, braucht es andere Steuerungsmechanismen.

- Korrektur von Strukturfehlern im SGB XI. Die Trennung der Bereiche in ambulante, teilstationäre und stationäre Pflege ist aufzuheben. Die Pflegeversicherungsleistungen haben sich ausschließlich auf den Bereich „Pflege und Betreuung" zu beziehen. Und der Anspruch auf Dienstleistungen ist bei Pflegebedürftigkeit immer gleich zu definieren, unabhängig von der bestehenden Wohn- und Lebensform. Die Behandlungspflege gehört raus aus der stationären Pflege.

- Die Kommunen sind mehr in die Pflicht und Verantwortung für eine sozialräumliche Angebotsstruktur in der Altenhilfe zu nehmen. Die ist namentlich vor dem Hintergrund des demographischen Wandels einzufordern, da die Kommunen zur Daseinsfürsorge verpflichtet sind.

Zusammenfassend ist festzuhalten, dass das, was wir im Kern benötigen, eine Reform ist, die wieder einen unverstellten Blick auf das eigentliche Anliegen von guter Pflege und Betreuung ermöglicht und eine Umsetzung dieses ursprünglichen Auftrags zulässt und entsprechende Anreize hierfür schafft. Vor allem aber zeigt unsere dargelegte Sichtweise auch auf, dass der Mensch wieder stärker in den Mittelpunkt des gesellschaftlichen Bewusstseins zu stellen ist. „Alles wirkliche Leben ist Begegnung", so schreibt es der jüdische Religionsphilosoph Martin Buber (vgl. 1984, Werke I. Schriften zur Philosophie, 85 u. „Das Dialogische Prinzip. Ich und Du", 15, 5. Aufl., Heidelberg). Dabei ist die Zeit, genauer: wie wir die Lebenszeit verbringen (Sinngebung), ob z.B. mit der Dokumentation oder mit einem Bewohnergespräch, eine der entscheidenden Determinanten. Dies gilt grundsätzlich zwar für jede menschliche Begegnung, die Zeit und die Freiräume Zeit zu gestalten ist jedoch für die Menschen (sowohl Mitarbeitende wie Bewohner oder Angehörige) in der Altenhilfe besonders zu betonen. Vergessen wir nicht: Der Mensch kann für Menschen durch nichts ersetzt werden.

Hermann Brandenburg
Frank Schulz-Nieswandt

Auf dem Weg zu einer neuen Kultur der stationären Altenhilfe

Im Hinblick auf die Pflegeheime lassen sich (mindestens) zwei Perspektiven unterscheiden. Die eine lässt sich als radikal-kritische Variante beschreiben, die letztlich Heime als mehr oder weniger unveränderbare „totale Institutionen" auffasst, die im Grunde abzuschaffen sind. Diese Auffassung stammt aus einer soziologisch orientierten Institutionalisierungskritik, die vor allem mit dem Namen Erving Goffman (1977) verbunden war und ist. Er hatte in den 1960er Jahren die Situation in der US-amerikanischen Psychiatrie untersucht, seine Ergebnisse sind auch auf andere Langzeitpflegeeinrichtungen übertragen worden (bezogen auf Deutschland: Heinzelmann 2004, Koch-Straube 1997, vgl. im Überblick: Amrhein 2005). Kritisiert werden Pflegeheime als ‚totale Institutionen', die als „entfremdete, seelenlose bürokratisch organisierte Verwahreinrichtungen und Zwangsanstalten, verursacht durch strukturelle Mängel in der Pflege, in den Blick genommen werden müssen" (Roth 2007: 78). Dabei wird jedoch häufig pauschal geurteilt, Unterschiede (auch zwischen den Institutionen) in der Regel nicht thematisiert, substantielle Veränderungen im Unterschied zu Inszenierungen unterschätzt. Darüber hinaus hat die Grundsatzkritik letztlich wenig Einfluss auf die Praxis gehabt, die Reformdebatte in den Heimen nicht wirklich ernsthaft nach vorne gebracht. Nach wie vor existieren Heime (in unterschiedlicher Form), nimmt die Zahl der dort versorgten Bewohner zu, wird für die Zukunft ein noch stärkerer Ausbau dieser Versorgungsform erwartet – und zwar weltweit.

Eine zweite Auffassung kann als reformorientierte Variante skizziert werden, bei denen man durch konzeptionelle Innovationen sowie durch Neu- und Umbauten ein z.T. völlig neues institutionelles Gefüge geschaffen hat. Dies gilt insbesondere für die Projekte des Netzwerks „Soziales neu gestalten" (SONG), die wissenschaftlich begleitet wurden (Bode et al. 2014; Netzwerk: Soziales neu gestalten 2008, 2009; Netzwerk soziales neu gestalten, CS & ZEW, zze 2010; Schulz-Nieswandt 2012). Es ist gelungen, die rigiden organisatorischen Abläufe zu verändern, Wahlfreiheit, Selbstbestimmung und Mitwirkung der Bewohner zu erhöhen und die Tagesgestaltung z.T. deutlich zu verändern. Der Professionsmix spielt eine wichtige Rolle. Aber auch hier wird deutlich, dass nur „mit Wasser gekocht wird", die Eigenlogik professioneller Akteure und ihrer Routinen nur schwer zu durchbrechen ist, die langfristigen Effekte für Lebens- und Pflegequalität und einer echten Demokratisierung der stationären Altenpflegekultur nicht absehbar sind. Bislang auch kaum berücksichtigt wurden die Grenzen eines Kulturwandels der stationären Altenhilfe, z.B. hinsichtlich gesamtgesellschaftlicher Problemlagen sozialer Ungleichheit. So weist nicht zuletzt der Blick in die Historie eine lange, nahezu ungebrochene Tradition der stationären Altenhilfe auf, alte und pflegebedürftige Menschen am Rande der Gesellschaft – sei es in Folge mangelnder familialer und/oder finanzieller Ressourcen – versorgend aufzufangen. Ob und inwieweit es jedoch tatsächlich gelungen ist, einen echten Wandel zu bewirken und nicht nur an der Oberfläche zu kratzen und einfach neue „Geschäftsmodelle" aufzulegen, ist in der Forschung umstritten.

Zu klären ist daher, welche Merkmale einen Kulturwandel der Heime inhaltlich charakterisieren, von welchen Haltungen (Schulz-Nieswandt 2013c) und Strukturen dies abhängig ist und welche Konsequenzen dies für die deutsche Situation haben kann. Genau diese Fragen stehen im Zentrum dieses Beitrags. Er knüpft an empirische Befunde der Heimforschung an, die unter dem Titel stehen „Transforming Nursing Home Culture". Dabei wird die These vertreten, dass Heime veränderbar und reformierbar sind. Aber damit diese Änderungen nicht nur an der Oberfläche bleiben, sondern eine „Tiefenbohrung" aufweisen, plädieren die Autoren für eine konzeptionelle Grundlage. Es macht wenig Sinn, nur an einzelnen Stellschrauben (Personal, Qualifikation, Führungskultur etc.) isoliert zu drehen. Wenn man ernsthaft an einer echten Veränderung der Heime interessiert ist, dann müssen konzeptionelle, personelle, bauliche und organisatorische Veränderungen in einen Transformationsansatz – eben den Kulturwandel – überführt werden. Dabei sind wir völlig illusionslos und verkennen keinesfalls, dass ‚Widerstand' in vielfältiger Weise gegen diese Strategie angesagt sein wird: Die Heime (auch die Träger und ihre Verbände) haben vielfach ein Interesse daran, dass die Dinge so bleiben, wie sie sind (weniger an grundlegenden Änderungen). Die Prüfbehörden sind eher an einem weiteren Ausbau ihrer Kontrollstrukturen interessiert (als an deren Abbau). Und die Politik hat sich z.T. bereits von einer innovativen Heimpolitik „verabschiedet", setzt immer mehr auf „ambulant statt stationär" (statt zugleich aktiv die Lebenssituation der BewohnerInnen zu verbessern). Trotzdem – das Ziel einer (weitgehenden) De-Institutionalisierung der Heime (Schulz-Nieswandt 2013d) ist keine phantastische Idee, die auf den

„Sankt-Nimmerleins-Tag" verschoben werden muss (Schulz-Nieswandt 2012a; 2013; 2013b). Diese Idee beschreibt das Engagement vieler Praktiker vor Ort, innovativer Heimträger (mit Neuausrichtung der Pflege- und Betreuungskonzeption) sowie von Politikern, die nach wie vor an einer Altenhilfe festhalten wollen, die nicht allein dem Kommerz überantwortet wird (Schulz-Nieswandt 2013a). Die Förderung der Pflege, Betreuungs- und Lebensqualität der Bewohner ist darüber hinaus das Anliegen der Gerontologischen Pflege und einer kritischen Sozialpolitikwissenschaft, dem sich die beiden Autoren verpflichtet fühlen. Sie haben das Interesse an „vernünftigen Zuständen" (Horkheimer 1937) nicht aufgegeben, was ihnen vor über 30 Jahren in ihrem Studium vermittelt wurde.

1. Stand der Forschung zum Kulturwandel der Heime

„Culture Change" begann als Grasswurzelbewegung in den späten 1980er Jahren in den USA. Als offizieller Beginn kann das erste Treffen des sog. Pioneer Networks 1997 angesehen werden. Es handelte sich hier um den Zusammenschluss von engagierten Pflegeheimdirektoren mit staatlicher Unterstützung. Klar war, dass es nicht nur um ein „Lippenbekenntnis" gehen sollte, sondern ein Prozess in Gang gesetzt werden sollte, "that goes beyond superficial changes to an inevitable reexamination of attitudes and behavior, and a slow and comprehensive set of fundamental reforms" (Rahmann & Schnelle 2008, 142). Bereits schnell gab es Klarheit über die zentralen Ziele: "A nursing home that implements culture change aims to: individualize care; create home-like living environments; promote close relationships between staff, residents, families, and communities; empower staff to respond to resident needs and work collaboratively with management to make decisions regarding care; and improve quality of care and quality of life" (Grabowski et al. 2014b, 66; vgl. auch Koren 2010). Drei innovative Reformmodelle sind wichtig geworden: Das Wellspring Model setzte vor allem auf gegenseitige Zusammenarbeit, Lernprozesse und Trainings für die Mitarbeiter. Die Ergebnisse wurden dokumentiert (vgl. Stone et al. 2002). Für die Eden Alternative standen architektonische Veränderungen, ebenso wie die Schaffung eines „human habitat" (Kontakt zu Kindern, Tieren, Pflanzen) im Vordergrund, auch hier liegen wissenschaftliche Evaluationen vor (vgl. Coleman et a. 2002). Schließlich ist das Green House model – neben baulichen Veränderungen – vor allem auf die Etablierung von kleinen Wohn- und Pflegeeinrichtungen ausgerichtet, bei denen der Tagesablauf durch eigenständig arbeitende Teams (auch mit Unterstützung von sog. Alltagsbegleitern) verantwortet wird (vgl. Zimmerman & Cohen 2010). Die genannten Entwicklungen sind in mancher Hinsicht vergleichbar mit bundesdeutschen Innovationen. Genannt wurde bereits die SONG-Initiative, bei der die Stiftung Liebenau mit dem Ansatz „Lebensräume für Jung und Alt", das Ev. Johanneswerk in Bielefeld mit dem „Projekt Heinrichstraße", die Caritas-Betriebsführungs- und Trägergesellschaft Köln mit einem Mehrgenerationenhaus sowie die Bremer Heimstiftung mit dem „Haus im Viertel" beteiligt sind. Der Abbau rigider Heimabläufe, die stärkere Ausrichtung an Interessen und Bedarfen der Bewohner, das „Gesundheitsmanagement" für die MitarbeiterInnen, der systematische Einbezug von Angehörigen und Ehrenamtlichen sowie die „Öffnung" der Heime ins Quartier (Schulz-Nieswandt/Köstler 2012) – all dies kann heute als „Standard" für eine gute Heimversorgung gelten. Für die zukünftige Entwicklung werden u.a. folgende Punkte betont: Weitere Vernetzung, z.B. im Rahmen von lokalen Qualitätsverbünden, bessere Abstimmung von Rehabilitation und Pflege, stärkere Beachtung der Anliegen und Interessen der Betroffenen (Verbraucherschutz), die Nutzung von Technik (im Sinne von ambient assisted living) sowie der Aufbau eines multiprofessionellen Hilfe- und Pflegemix. Konsequenz: An innovativen „Ideen" und „Projekten" mangelt es nicht. Aber welche empirischen Ergebnisse liegen dazu vor? Werfen wir zunächst einen Blick auf die Situation der US-Forschung zum Kulturwandel in Heimen (dort liegen die meisten Befunde vor), dann auf die deutsche stationäre Altenhilfe.

Interessanterweise ist die Befundlage gemischt (vgl. die Reviews von Colorado et al. 2006; Hill et al. 2011; Shier et al. 2014). Zusammenhänge zwischen dem Kulturwandel und „harten" klinischen Qualitätsindikatoren (z.B. Anzahl der Decubiti, Sturzprävalenz, freiheitsentziehende Maßnahmen oder Gewichtsverlust) sind nicht oder nur schwach dokumentiert (Grabowski et al. 2014a), eher zu psychosozialen Outcomes (Wohlbefinden und Lebensqualität) (Hill et al. 2011). Die zentrale Rolle von Organisationsfaktoren (insbesondere bezogen auf die Führung) wird immer wieder betont (Grant et al. 2008), auch die Notwendigkeit der Veränderung des „medical model" (Zimmerman & Cohen 2010). Hier muss man allerdings berücksichtigen, dass die US-Heime noch viel stärker medikal ausgerichtet sind als die Einrichtungen hierzulande. Man geht davon aus, dass in einem Drittel der Heime in den USA ein Kulturwandel eingeführt wurde (Doty et al. 2008). Der Anteil der Pflegeheime jedoch, die sich nahezu vollständig nach den Kernmerkmalen ausrichten, liegt bei 13% (Miller et al. 2013). Dies sind vor allem konfessionell geführte (größere) Einrichtungen, die über ausreichend finanzielle und personelle Ressourcen verfügen und gut in den Sozialraum integriert sind. Überraschenderweise ist die Anzahl der Pflegefachkräfte (z.B. registered nurses [RN]) nicht entscheidend (vgl. zu diesen Befunden: Grabowski al. 2014b). Wichtiger als die bloße Anzahl scheint die Teamentwicklung zu sein, vor allem bezüglich der Zusammenarbeit zwischen der Fachpflege und Alltagsbegleitern (vgl. hierzu: Bowers & Kimberly 2014). Dabei sind Aufgaben- und Kompetenzprofile von multiprofessionellen Teams wichtig. Für Deutschland konnte jüngst (auch durch eine ergänzende Analyse der SONG-Projekte) gezeigt werden, dass der Kulturwandel in den Heimen (auch) eine Haltungsfrage ist. Dies bedeutet, dass Denken und Handeln in den Kategorien einer „totalen Institution" nicht allein durch bauliche, organisatorische und rechtliche (Rahmen)-Bedingungen erklärt werden kann, sondern wesentlich auch mit „mentalen Modellen" der Akteure und ihrer habituellen Verortung (Schulz-Nieswandt 2013a; 2013c) zu tun hat (Schulz-Nieswandt et al. 2012; Schulz-Nieswandt & Brandenburg 2015). Insgesamt muss man feststellen, dass Studien zum Kulturwandel in den Heimen noch rar sind, detaillierte Einblick in den Prozess des Kulturwandels fehlen und in der Regel auf ein oder zwei Merkmale (z.B. Qualitätsverbesserung oder Mitarbeiterempowerment) fokussieren.

2. Lehren und Konsequenzen für die deutsche Situation

Gefragt ist auch in Deutschland eine Vorstellung davon, welches Heim wir haben wollen und wie ein ‚gutes' Leben im Heim ermöglicht werden kann. Diesbezüglich lässt sich einiges aus der Kulturwandeldebatte lernen. Statt immer stärker einer weiteren betriebswirtschaftlichen Zurichtung der Heime das Wort zu reden, muss auf mehreren Ebenen eine fachlich-konzeptionelle Neuausrichtung der Altenhilfe in Gang gesetzt werden. Dabei können die Stärken freigemeinnütziger Organisationsformen (als Teil des Dritten Sektors: vgl. in Schulz-Nieswandt/Köstler 2011) genutzt werden, die insbesondere in Deutschland (im Unterschied zu den USA) noch eine starke Position haben. Die Konkurrenz zum „Profitsektor" muss – so unsere Überzeugung – über eine intensivierte Fach- und Qualitätsdebatte laufen (vgl. umfassend hierzu: Brandenburg et al. 2014):
Das bedeutet zunächst, – auch unter kurzfristig beschränkten Gestaltungsmöglichkeiten – an den inhaltlich-fachlichen Grundlagen des Einrichtungsmanagements zu arbeiten und letzteres so gut wie möglich offensiv an dem auszurichten, was das Gemeinwesen von den

Heimen letztlich erwartet. Heime können dann eine Zukunft haben, wenn sie sich als lokale „Kompetenzzentren" (Klie 2014) aufstellen. Es impliziert ferner, diese Grundlagen sowie ordnungspolitische Fragen auf die Agenda der Verbände und Netzwerke zu setzen – also einen Selbstverständigungsprozess einzuleiten, der die derzeit (auch) in der Wohlfahrtspflege alles dominierende Konkurrenzorientierung bricht und Wege zu einer partnerschaftlichen Neuorientierung, auch im Umgang mit Kostenträgern erschließt.

Auf der Grundlage einer solchen Selbstverständigung kann und muss dann auch der Einstieg in eine radikalisierte gesellschaftspolitische Debatte erfolgen. Im Interesse der Wohlfahrtspflege sollte diese Debatte einerseits Defizite aller Beteiligten aufgreifen: So sollten die Absurditäten der gegenwärtigen Qualitätssicherung (verbunden mit einer wissenschaftlich und fachlich nicht haltbaren Notengebung) offen thematisiert – und dagegen opponiert werden. Protest allein reicht aber nicht, es sind Alternativen zu entwickeln, die politisch anschlussfähig sind. Schließlich muss auch – trotz der unbestrittenen Notwendigkeit der stationären Altenhilfe – immer auch im Lichte der radikalen Rechtsphilosophie der Inklusion danach gefragt werden, ob es für stark unterstützungsbedürftige Menschen eine qualitativ gute und ethisch besser zu vertretende Pflegeinfrastruktur jenseits des Heimes geben kann und muss, also eine Betreuung und Versorgung in anderen strukturellen Kontexten als dem der Organisation Pflegeeinrichtung, etwa in Form von Quartiershäusern, Wohnpflegegemeinschaften u.ä. (Schulz-Nieswandt 2013; 2013b).

Wenn man die wissenschaftliche und fachpolitische Debatte im Schnittfeld von Sozialgerontologie, Pflegewissenschaft und Organisationsforschung überblickt, dann zeichnet sich vieles von dem vor, was auf dem Weg zu einer integrierten, sozialen und partnerschaftlichen Pflegeinfrastruktur sowie einer Form der organisierten Altenhilfe, die die Menschenwürde wahrt und Pflegeabhängigen ein Höchstmaß an privater Lebenswelt belässt, an Maximen zu beachten ist. Drei dieser Maximen möchten wir abschließend hervorheben.[1]

3. Die stationäre Langzeitpflege muss ein eigenes Profil entwickeln und eine neue Sorgekultur entfalten

Die Altenpflege steht heute zunehmend unter dem prüfenden Blick der Medizin und sozialadministrativer Kontrollinstitutionen (Twen-

---

[1] Die folgenden Ausführungen dieses Teils sind dem Beitrag von Bode et al. (2014) entnommen. Der Text wurde geringfügig modifiziert, aktualisiert und ergänzt.

höfel 2011). Sie hat, v.a. wenn es um Qualität und die Bewertung pflegerischer Interventionen geht, (noch immer) kein eigenes Profil vorzuweisen. Jedenfalls wird in der Qualitätsdebatte Professionalität primär auf medizinisch-pflegerische Befähigungen (nursing und cure) beschränkt, die sozialen Unterstützungsleistungen (caring) bleiben eher randständig (auch im Hinblick auf ihre Refinanzierung). Gleichzeitig werden anspruchsvolle betreuende Tätigkeiten stärker an Laien oder hauswirtschaftliche Kräfte delegiert (z.B. im Rahmen von Wohngemeinschaftskonzepten). Hier muss der Schalter umgelegt werden: Es besteht dringender Bedarf, die sorgenden Anteile der Pflege wieder stärker zu betonen und neben einer „sicheren Pflege"[2] im Hinblick auf körperliche Risiken die Beziehungsarbeit zu fokussieren, einer Medikalisierung des Alterns[3] muss Einhalt geboten werden. Dabei sollten die Themen: Alltagsnormalität, Selbstbestimmung und Lebensqualität in den Vordergrund gerückt werden. Hierzu muss eine verbindliche „Sorgekultur" (Schulz-Nieswandt 2014) entwickelt werden, die auf mehr abstellt als das bloße Abprüfen extern vorgegebener Standards. Diese Perspektive ist auf Verbandsebene zu diskutieren und gesellschaftspolitisch einzufordern. Es geht dabei auch um eine Neujustierung im Verhältnis der in die Altenhilfe involvierten Professionen (Pflege, Medizin, Soziale Arbeit etc.). Der richtige „Pflegemix" steht und fällt mit der Art und Weise ihrer Zusammenarbeit. In den Einrichtungen selbst kann an dieser Kooperation synergiefördernd gearbeitet werden. Aber es muss auch Impulse in Richtung des Gesetzgebers geben. Zu denken ist an Anreize für mehr Interdisziplinarität sowie zur Aufweichung starrer Sektorengrenzen. Ziel muss es sein, durchlässigere Versorgungsstrukturen zu schaffen, die für pflegebedürftige Menschen Kontinuität bewirken und nicht wie bisher Versorgungsbrüche befördern.

Einrichtungen sollten die interne Qualitätsentwicklung neu forcieren, um sich von der externen Normierung durch Prüfinstanzen zu lösen und Gegenakzente zu setzen

Die einseitige Fokussierung auf die externe Normierung und Kontrolle von Pflegeprozessen hilft nicht weiter. Gefragt ist stattdessen eine interne Qualitätsentwicklung, die auf die Ausbildung von „Pfle-

---

[2] Die Betonung von Sicherheit, Hygiene etc. (auch in der pflegerischen Versorgung) muss im Rahmen sog. Sicherheitsdispositive analysiert und diskutiert werden, wie sie in den Arbeiten des französischen Sozialphilosophen Michel Foucault dargelegt wurden.

[3] Auf die Anti-Aging-Debatte gehe ich an dieser Stelle nicht ein, vgl. hierzu Maio (2012) und Schicktanz & Schweda (2012).

geprofessionalität" (nicht nur im medizinisch-pflegerischen Sinne!) zielt und diese in eine Gesamtkonzeption der Einrichtungen einbindet. Das geht nicht ohne die Bereitschaft, mehr akademisch ausgebildete Pflegepersonen (Pflegewissenschaftler) in die Praxis einzubinden. Dies gilt sowohl für die inhaltlich-konzeptionelle Arbeit wie auch für die auf das Individuum bezogene Pflegegestaltung – nicht als „Manager" – sondern eben als Pflegende mit akademischem Know-How, die die Pflege (Care!) „am Bett" (mit)gestalten. Extern fixierte Qualitätsanforderungen dürfen nicht einfach „abgehakt" werden, sondern müssen intern angereichert und als fachliche Standards einer subjektorientierten Pflege interpretiert werden. Auf der Ebene des Einrichtungsmanagements sind dabei drei Dinge vordringlich: Erstens geht es darum, bestehendes Wissen zu identifizieren und jene Problemfelder herauszuarbeiten, die zur Veränderung der Pflegepraxis erforderlich sind. Zweitens muss ein Interventionskonzept erstellt und ins Werk gesetzt werden, welches auf die Lebensqualität (und nicht primär die Versorgung) fokussiert. Und drittens sind ein permanenter Wissenstransfer bzw. die Dissemination von vor Ort gewonnenen Erkenntnissen unabdingbar. Angesichts der Fülle solcher Erkenntnisse ist es eine zentrale Aufgabe der Verantwortlichen, „Prozesse der Synchronisierung" zwischen alt hergebrachten Praktiken und innovativen Konzepten zu realisieren. Hierfür bedarf es einer dauerhaften Lern- und Bildungsstrategie – aber auch einer Problemkommunikation nach außen, welche Innovationsbarrieren, die politische bzw. gesellschaftliche Ursachen haben, offensiv anspricht. Nur mit einer solchen Doppelstrategie aus „vorgelebten" Veränderungsinitiativen und fachlich-politischer Bewusstseinsschaffung in der Öffentlichkeit können Gegenakzente zur derzeitigen Engführung der Qualitätsdebatte gesetzt werden.

4. Öffnung der Heime auf die Agenda setzen

Die moderne Gesellschaft tendiert dazu, Heime zu Orten einer möglichst geräuschlosen und Störungen vermeidenden Versorgung von behinderten, pflegebedürftigen und sterbenden alten Menschen zu machen. Gegen die Exklusion dieses Personenkreises aus der Gesellschaft muss opponiert werden – auch seitens der Heime selbst! Die Öffnung der Heime bietet dazu eine Möglichkeit. Einiges ist bereits auf den Weg gebracht worden, vieles mehr ist möglich. Stichworte hierzu sind: Ambulantisierung der Pflege, Platzierung von Service-Angeboten in der Nachbarschaft der Häuser (und nicht hinter deren Mauern), Schaffung von Angeboten für das Wohnumfeld. Die letzte

Generation des Altenpflegeheimbaus (Quartiershäuser des Kuratoriums Deutsche Altershilfe [KDA]) hat Vorbildcharakter. Hier wird versucht, die Integration von Einrichtungen der stationären Altenhilfe ins Quartier voranzutreiben. Zu nennen sind überdies Projekte für demenzfreundliche Kommunen, die von der ‚Aktion Demenz' unterstützt werden. Konzeptionell und politisch können die Träger der Altenhilfe an solchen Entwicklungen mitwirken; gelingt die Konversion bestehender Strukturen, dann gibt es für die Träger keine existenziellen Verwerfungen; gleichzeitig profilieren sie sich als innovationsorientierte und an der Sache (und nicht am puren wirtschaftlichen Überleben) ausgerichtete Agenten sozialer Modernisierung!

Insgesamt ist es notwendig, den Blick in alle Richtungen zu lenken: Das bedeutet einerseits, jederzeit zu prüfen, was realistisch ist. Es impliziert aber auch andererseits, utopisch zu denken und radikale Alternativen nicht aus den Augen zu verlieren. Eine solchermaßen „panoptische" Perspektive auf die bestehenden Herausforderungen bei der kulturellen Erneuerung der stationären Altenhilfe kann an drei Beispielen illustriert werden:

4.1 Organisierte Altenhilfe muss und darf keine Solo-Veranstaltung bleiben

Vielmehr sind heute intergenerationelle Betreuungsangebote möglich und „angesagt". Auch die Hinwendung zum Sozialraum, zur Kommune, ist zwingend. Es setzt sich die Einsicht durch, dass eine „Monokultur" der Betreuung und Versorgung (alte Menschen, pflegebedürftige Menschen, Menschen mit Demenz) nicht zielführend ist. Orientierend sind hier Initiativen wie das Netzwerk „Soziales Neu gestalten" – ein Zusammenschluss verschiedener Träger der Wohlfahrtspflege, die innovative Wohnprojekte unter dem Motto: „Lebensräume für jung und alt"[4] auf den Weg gebracht haben.

Allerdings: Bezüglich der Möglichkeiten, einen intergenerationellen Ansatz in die Regelversorgung zu überführen, gibt es große Hindernisse. Der Intensivierung von (heute schon verbreitet praktizierten) Aktivitäten wie etwa Besuche von Kindergärten oder Gesangsgruppen in Heimen steht zwar nichts im Wege. Spezialprojekte wie Mehrgenerationenhäuser konnten aber meist nur im Rahmen von Modellprojekten mit gesonderter Finanzierung überleben – oder aber sie kamen in den Genuss von Sonderressourcen (mitunter auch aus sek-

---

[4] Vgl. die Aktivitäten der Stiftung Liebenau an verschiedenen Standorten in Deutschland (URL: http://www.bertelsmann-stiftung.de/cps/rde/xbcr/SID-E1FA6122-45363C72/bst/01_NWP_Liebenau.pdf, Abruf am 29.05.2014).

tenförmigen Organisationskontexten). Echte Reformprojekte, die mehr sind als nur Kosmetik, können innerhalb der Grenzen des SGB XI kaum realisiert werden. Problematisch erscheint beispielsweise die fehlende Durchlässigkeit zwischen stationärem und ambulantem Sektor; auch die externen Überprüfungen durch den MDK und die damit verbundenen Zwänge schränken das Handlungspotenzial vor Ort erheblich ein. Reformprojekte brauchen einen entsprechenden rechtlich-institutionellen Rahmen. Und: Es muss mehr Geld „ins System" – wobei dies eine notwendige, aber keinesfalls hinreichende Bedingung für Innovation darstellt.

4.2 Im Hinblick auf die Beteiligung der Betroffenen sind Fortschritte möglich und wünschenswert

Im Altenhilfesektor wird viel von oben geplant, eine wirkliche Partizipation der Betroffenen findet nur begrenzt statt. Von zentraler Bedeutung sind hier die Angehörigen sowie informelle Netzwerke. Gleichzeitig ist die Verantwortung des öffentlichen Raums (und hierzu gehört neben der politischen auch die religiöse Gemeinde) einzufordern. Die Sensibilität und Bereitschaft zum Engagement ist im Umfeld der Heime vielfach gegeben; Vernetzungen zwischen Heimen und Akteuren der Zivilgesellschaft sind hilfreich, auch um die Verantwortlichen in der Kommune (Schulz-Nieswandt/Köstler 2012) zu eigenen Anstrengungen zur Ermöglichung eines „guten Alterns" zu ermutigen. ,Partnership Care' (Nolan) ist die Vision der Zukunft. Diese schließt alle Akteure in der Langzeitpflege (Pflegebedürftige, Pflegende, Angehörige) als gleichermaßen zu berücksichtigende und gleichwertige Protagonisten einer bedürfnisorientierten Pflegegestaltung ein. Wesentliches Element einer kooperativen Langzeitpflege ist die Ausrichtung an einer für alle sinnhaften Pflege. Dies setzt Strukturen voraus, die ein prozesshaftes und faires Aushandeln von Pflegekultur ermöglichen.

Allerdings: Die Vorzeichen für einen solchen Ansatz sind unter den gegenwärtigen Bedingungen ungünstig: Die Belastung der Mitarbeiter in der Altenhilfe ist erheblich! Sie ist zudem eine der Ursachen für den eklatanten Personalmangel. Engagiertes und qualifiziertes Personal erweist sich als eine wesentliche Voraussetzung für gute Arbeit überhaupt. Partizipative Pflege und die Beteiligung Dritter sind nur möglich, wenn es zeitlichen Raum dafür gibt. Was die Beteiligung Dritter betrifft, so dürfen überdies gesellschaftliche Entwicklungstendenzen, die dieser im Wege stehen, nicht übersehen werden. Die wachsende räumliche Mobilität von Teilen der Bevölkerung, die Unstetigkeit privater Bindungen sowie die ungebrochene Orientierung v.a. ressourcenstarker Individuen auf persönliche Selbstverwirklichung und permanente Lebensflexibilität lassen es als eher unwahrscheinlich erscheinen, dass sich zukünftig in der Lebensumwelt von Pflegebedürftigen auf breiter Front stabile Netze entwickeln, in denen sich Angehörige, Freunde oder freiwillig Engagierte der Gemeinschaft im Heim widmen. Es besteht die Gefahr, dass dem Mangel an tatsächlichem Beteiligungspotenzial mit einem sozialpolitischen „Aktivierungszwang" begegnet wird, aus dem sich Wohlhabende freikaufen, während andere Bevölkerungsschichten mit permanenten und kraftraubenden Betreuungsprovisorien leben müssen.

Man kann die Zukunft der Pflege auch ganz anders denken. Anders heißt in diesem Zusammenhang: die „Vollinklusion"[5] von Menschen mit multi-chronischen Erkrankungen, Pflegebedürftigkeit oder Behinderungen in die Gesellschaft umzusetzen.

Ein entsprechendes Szenario ist von Klaus Dörner in seiner Veröffentlichung: „Helfensbedürftig – Heimfrei ins Dienstleistungsjahrhundert" konkret ausformuliert worden: Ressourcen im Gemeinwesen (im „dritten Sozialraum"), die auf nachbarschaftliche Hilfen, nicht-familiäre Lebensgemeinschaften, mobile Versorgungsinfrastrukturen und allgemein ein in reziproke Unterstützungszirkel eingebundenes freiwilliges Engagement können dabei helfen, ein Leben im gewohnten Umfeld auch dann zu ermöglichen, wenn schwerwiegende Beeinträchtigungen der Selbstständigkeit vorliegen und familiäre Unterstützung knapp ist bzw. wird. In dem Maße, in dem sich die BürgerInnen für solche Organisationsformen des Zusammenlebens sensibilisieren und sozialisieren lassen (dies sieht Dörner als wesentliche Herausforderung), kann ein Leben im Alter ohne Heim zur Normalität werden. Kleine Wohnformen stehen im Zentrum eines solchen Ansatzes. Gegebenenfalls lassen sich Unterstützungsbedürftige auch in generationenübergreifende Selbsthilfeprojekte einbinden, die eigenständig Ressourcen mobilisieren (u.a. durch gewerbliche Aktivitäten).

Allerdings: Eine solche Form der Altenhilfe setzt weitreichende gesetzliche Änderungen voraus. Mehr noch: Was im Hinblick auf De-Institutionalisierung flächendeckend möglich ist, muss illusionslos vor dem Hintergrund sozial- und organisationswissenschaftlicher Er-

---

5 Der Begriff wird hier in Anführungszeichen gesetzt, weil eine Vollinklusion streng genommen nicht möglich ist. Wir sind immer in bestimmte Teilsysteme inkludiert – und damit notwendigerweise aus anderen exkludiert, vgl. zu dieser Problematik im Detail: Stichweh & Windolf (2009). Vgl. auch Schulz-Nieswandt 2013b.

kenntnisse analysiert werden (Schulz-Nieswandt 2013a; 2013d). Es sollte zunächst das Ziel sein, den Rahmen einer „klassischen" Altenhilfeeinrichtung zu erweitern und aus den vorhandenen Erfahrungen zu den Möglichkeiten und Grenzen von De-Institutionalisierung in der Langzeitpflege zu lernen. Dafür sind konzeptionelle, fachliche und edukative Ressourcen erforderlich, und diese stehen oft nicht zur Verfügung (s.o.). Es darf auch nicht vergessen werden, dass unter Gegenwartsbedingungen die Versorgung von Pflegebedürftigen zu Hause mitunter hohe „Humankosten" erzeugt, auch für die Betroffenen selbst. Misshandlungen unter Stress, fehlende Aktivierung und Unterversorgung sowie eine unzureichende Qualitätsorientierung sind beileibe nicht nur ein Probleme der stationären Versorgung. Das Einfordern von De-Institutionalisierung führt allzu leicht dazu, dass die Versorgung und Betreuung von Pflegebedürftigen letztlich dem privaten Raum und – was die tatsächliche Beteiligung weiterer informeller Helfer betrifft – dem Zufall überlassen bleibt (s.o.). Insofern ist De-Institutionalisierung ohne umfassende und verlässliche institutionelle Alternativen eine Mogelpackung.

5. Abschluss – Notwendigkeit der Unterstützung durch die Politik

Deutlich wurde, dass zunächst – auf die Heime bezogen – „eigene" Hausaufgaben zu erledigen sind. Dazu gehört vor allem eine Intensivierung der fachlichen Debatten: Worum geht es eigentlich? Was ist das Ziel der Altenpflege (und der Versorgung alter Menschen im Heim)? Welche konzeptionellen Grundlagen für die Alltagsarbeit halten einer wissenschaftlich-fachlichen Kritik wirklich Stand? Welche Ressourcen sind für eine gute Arbeit unverzichtbar? Verbunden mit dem Abarbeiten dieser Agenda ist der Ruf nach besserer finanzieller, baulicher und personeller Ausstattung richtig, kann aber kein Argument fürs Abwarten sein. Ebenfalls ist es wenig hilfreich, globale Entwicklungen (z.B. Ökonomisierung) allgemein und pauschal für alles verantwortlich zu machen – statt vor der eigenen Haustüre zu kehren und initiativ zu werden. Trotzdem – Altenhilfe bewegt sich nicht in einem luftleeren Raum, sie ist von rechtlichen und gesellschaftlichen Kontexten abhängig. Der Staat – und das beobachten wir seit geraumer Zeit – zieht sich immer mehr von der Verantwortung für einzelne Dienste (z.B. die Heime) zurück. Gleichzeitig ist der Staat aber nicht nur passiv, sondern wird heute als „aktivierender Sozialstaat" (der „Gewährleistung": Schulz-Nieswandt 2012b) charakterisiert (vgl. z.B. Lessenich 2012). Insofern kann ihm nicht gleichgültig sein, was mit den über 750 000 BewohnerInnen in den Heimen geschieht. Die öffentliche Hand – so unser Schlussplädoyer – muss auch initiativ werden. Wie kann sie dies tun? Sie kann einen Transfer- und Disseminationsprozess des Kulturwandels anstoßen und dafür eine – durchaus an den Vorbildern in über 30 Staaten der USA – orientierte „Coalition of Nursing Home Excellence" ins Leben rufen. Verbände, Heimträger, Aufsichtsbehörden, Kostenträger sowie die Betroffenen müssen beteiligt werden, entsprechende „Pflegegesellschaften" sind bereits in den Ländern existent. Die Sozialministerien können hier federführend aktiv werden. Für eine Orientierung bezüglich des konkreten Vorgehens ist der Vorschlag von Florin et al. (1993; vgl. insgesamt Beck et al. 2014) sinnvoll, der insbesondere die Bildung einer organisatorischen Struktur, eines Aktions- und Handlungsplans sowie die Evaluation der Ergebnisse vorsieht. Diese Entwicklung muss durch Lern- und Qualifizierungsprozesse begleitet werden, die an Regionalveranstaltungen angebunden werden können. Im Rahmen von ein- und mehrtägigen Inhouse-Schulungen sollten folgende Themen des „Culture Change" in den Vordergrund gerückt werden:

Was ist personenzentrierte Pflege? Hier ist grundlegende Orientierung an den Vorgaben des britischen Sozialpsychologen Tom Kitwood (und der entsprechenden Tradition) hilfreich. Für die konkrete Praxis vor Ort kann darüber hinaus ein international validiertes und erprobtes Schulungsprogramm zum Thema „Bathing without a battle" (Barrik et al. 2008) genutzt werden.

Wie kann man multidisziplinäre Fallbesprechungen organisieren? Hier geht es um die Entwicklung eines Konzepts und dessen Umsetzung in der Praxis (Vorbereitung, Durchführung, Auswertung v. Fallbesprechungen, vgl. Borutta et al. 2004).

Welche Möglichkeiten (und Grenzen) einer nachhaltigen „Öffnung" von Heimen und ihrer Einbindung in den Sozialraum gibt es? Diesbezüglich sollten die Heim- und Pflegedienstleitungen gezielt über ausgewählte Best Practice Modelle informiert werden; in einem Workshop können Wege zur De-Institutionalisierung mit Verantwortlichen abgestimmt werden.

Wie kann man die räumlich-dingliche Umwelt der Heime verbessern, und zwar ohne großen finanziellen Aufwand? Hierzu liegen Ergebnisse der ökogerontologischen Forschung vor; konkret haben Cutler & Kane (2004) – zwei prominent in die Culture Change Debatte involvierte US-Forscher - das Manual „Practical Strategies to Transform Nursing Home Environments" erfolgreich eingesetzt.

In diesem Sinne – und zwar im Sinne eines von allen Akteuren getragenen Veränderungsprozess – kann es gelingen, die in der Alltagsarbeit fast vergessene Frage zentral auf die Agenda zu rücken: Was bedeutet ein gutes Leben für alte Menschen im Heim?

Literatur

Amrhein, L. (2005). Pflege in konflikt- und austauschtheoretischer Perspektive. In: Schroeter, K.R.; Rosenthal, T. (Hg.). Soziologie der Pflege. Grundlagen, Wissensbestände und Perspektiven. Weinheim, München: Juventa, 107–124.

Barrik, A.L.; Rader, J.; Hoeffer, B.; Sloane, P.D.; Biddle, S. (2008). Bathing Without a Battle. Person-Directed Care of Individuals with Dementia, Second Edition. New York: Springer Publishing Company.

Beck, C.; Gately, K.J.; Lubin, S.; Moody, P. Beverly, C. (2014). Building a State Coalition for Nursing Home Excellence. Gerontologist 54 (S1 Supplement), 87–97.

Bode, I.; Brandenburg, H.; Werner, B. (2014). Wege zu einer neuen Pflegeinfrastruktur: Reformperspektiven für die Langzeitversorgung (Positionspapier). Dieser Text wurde im Rahmen des 1. Vallendarer Kolloquiums zum Gesundheits-, Pflege- und Sozialwesen am 30./31. Januar 2014 an der Philosophisch-Theologischen Hochschule vorgestellt, eine Veröffentlichung erfolgt in der Zeitschrift „Pflege und Gesellschaft".

Borutta, M.; Lennefer, J.; Palm, G. (2004). Menschen mit Demenz. Arbeitsschritt zu leistungsgerechten Pflegesätzen. Hannover: Vincentz.

Bowers, B. J.; Nolet, K. (2014). Developing the Green House Nursing Care Team: Variations on Development and Implementation. In: Gerontologist 54 (S1 Supplement), 53–64.

Brandenburg, H., Bode, I., Werner, B. (2014). Soziales Management in der stationären Altenhilfe. Kontexte und Gestaltungsspielräume. Bern: Huber.

Coleman, M.T.; Looney, S.; O'Brien; Ziegler, C.; Pastorino, C.A.; Turner, C. (2002). The Eden Alternative: Findings after 1 year of implementation. In: Journal of Gerontologie: Medical Sciences 57, 422–427.

Cutler, L.J.; Kane, R.A. (2004). Practical Strategies to Transform Nursing Home Environments. Towads Better Quality of Life. Manual (ULR: http://http://www.pioneernetwork.net/Data/Documents/ Practical_Strate gies_ to_Transform_ Nursing_Home_Environments_manual.pdf, Abruf am 25. Mai 2014).

Doty, M.M.; Koren, M.J.; Sturla, E.I. (2008). Culture Change in Nursing Homes: How far have we come? Findings from the Commonwealth Fund 2007 National Survey of Nursing Homes. The Commonwealth Fund 91, I-XII (ULR: http://www.commonwealthfund.org/~/media/Files/Publica tions/Fund%20Report/2008/May/Culture%20Change%20in%20Nursing% 20Homes%20%20How%20Far%20Have%20We%20Come%20%20Finding s%20From%20The%20Commonwealth%20Fund%202007%20Nati/Doty_ culturechangenursinghomes_1131%20pdf.pdf, letzter Abruf am 20. April 2014).

Florin, P.; Mitchell, R.; Stevenson, J. (1993). Identifying training and technical assistance needs in community coalitions: A developmental approach. In: Health Education Research 8, 417–432.

Goffman, E. (1977, zuerst 1961). Asyle. Über die soziale Situation psychiatrischer Patienten und anderer Insassen. Frankfurt: Suhrkamp.

Grabowski, D.C.; Elliot, A.; Leitzell, B.; Cohen, L.W.; Zimmerman, S. (2014b). Who are the Innovators? Nursing Homes Implementing Culture Change. In: Gerontologist 54 (S1 Supplement), 65–75.

Grabowski, D.C.; O'Mailley, A.J.; Afendulis, C.C.; Caudry, D.I.; Elliot, A.; Zimmerman, S. (2014a). Culture Change and Nursing Home Quality of Care. In: Gerontologist 54 (S1 Supplement), 35–45.

Grant, L.A. (2008). Culture Change in a for-profit nursing home chain: An evaluation (ULR: http://mobile.commonwealthfund.org/~/media/Files /Publications/Fund%20Report/2008/Feb/Culture%20Change%20in%20a %20For%20Profit%20Nursing%20Home%20Chain%20%20An%20Evalua tion/Grant_culturechangefor%20profitnursinghome_1099%20pdf.pdf, letzter Abruf am 12. Juni 2014).

Harris, Y.; Poulsen, R.; Vlangas, G. (2006). Measuring culture change: Literature review (Colorado Foundation for Medical Care (Ed.). Englewood, CO (URL: https://www.cfmc.org/files/nh/MCC%20Lit%20Review.pdf, letzter Abruf am 15. Juni 2014).

Heinzelmann, M. (2004). Das Altenheim – immer noch eine „Totale Institution"? Eine Untersuchung des Binnenlebens zweier Altenheime. Dissertation, sozialwissenschaftliche Fakultät der Universität Göttingen, Göttingen.

Hill, N.L.; Kolanowski, A.M.; Milone-Nuzzo, P.; Yevchak, A. (2011). Culture change models and resident health outcomes in long-term care. In: Journal of Nursing Scholarship: An Official Publication of Sigma Theta Tau International Honor Society of Nursing /Sigma Theta Tau 43, 30–40.

Horkheimer, M. (1937). Traditionelle und kritische Theorie (ULR: http://lesekreis.blogsport.de/images/MaxHorkheimer TraditionelleundkritischeTheorie.pdf, Abruf am 14. Juni 2014).

Klie, T. (2014). Wen kümmern die Alten? Auf dem Weg in einer sorgende Gesellschaft. München: Pattloch.

Koch-Straube, U. (1997). Fremde Welt Pflegeheim. Eine ethnologische Studie. Bern: Huber.

Koren, M. (2010). Person-centered care for nursing home residents: The culture change movement. Health Affairs 29, 312.

Lessenich, S. (2012). Theorien des Sozialstaats. Hamburg: Junius.

Maio, G. (2012). Altwerden ohne alt zu sein. Ethische Grenzen der Anti-Aging-Medizin. München: Karl Alber.

Miller, S.C.; Looze, J.; Shield, R., Clark, M.A.; Lepore, M., Tyler, D.; Mor, V. et al. (2013). Culture change practice in U.S. nursing homes: Prevalence and variation by state Medicaid reimbursement policies. The Gerontologist. Advance online publication. Doi: 10.1093/geront/gnt020.

Netzwerk: Soziales Neu gestalten (SONG) (Hg.)(2008). Zukunft Quartier - Lebensräume zum Älterwerden. Bd. 1: Eine Potenzialanalyse ausgewählter Wohnprojekte. Gütersloh: Bertelsmann Stiftung.

Netzwerk: Soziales neu gestalten (SONG) (Hg.)(2009). Zukunft Quartier - Lebensräume zum Älterwerden, B. 2: Eine neue Architektur des Sozialen - Sechs Fallstudien zum Welfare Mix. 3. Auflage. Gütersloh: Bertelsmann Stiftung.

Netzwerk: Soziales neu gestalten, CS & ZEW, zze (Hg.)(2010). Zukunft Quartier – Lebensräume zum Älterwerden. Bd. 3: Soziale Wirkung und „Social Return" (2. Aufl.). Gütersloh: Bertelsmann Stiftung.

Rahmann, A.N.; Schnelle, J.F. (2008). The nursing home culture-change movement. Recent past, present, and future directions for research, In: The Gerontologist 48, 142–148.

Roth, G. (2007). Qualitätsprobleme in der Altenpflege: Versuch einer soziologischen Aufklärung. In: PrinterNet, 9 (1), 42–51.

Schicktanz, S.; Schweda, M. (Hg.) (2012). Pro-Age oder Anti-Aging? Altern im Fokus der modernen Medizin. Frankfurt: Campus.

Schulz-Nieswandt, F. (2012). Der homo patiens als Outsider der Gemeinde. Zur kulturellen und seelischen Grammatik der Ausgrenzung des Dämonischen. In: Zeitschrift für Gerontologie und Geriatrie 45 (7), 593–602.

Schulz-Nieswandt, F. (2012a). Gemeinschaftliches Wohnen im Alter in der Kommune. Das Problem der kommunalen Gastfreundschaftskultur gegenüber dem homo patiens. Berlin: Duncker & Humblot.

Schulz-Nieswandt, F. (2012b). „Europäisierung" der Sozialpolitik und der sozialen Daseinsvorsorge? Eine kultursoziologische Analyse der Genese einer solidarischen Rechtsgenossenschaft. Berlin: Duncker & Humblot.

Schulz-Nieswandt, F. (2013). Der leidende Mensch in der Gemeinde als Hilfe- und Rechtsgenossenschaft. Berlin: Duncker & Humblot.

Schulz-Nieswandt, F. (2013a). Zur Implementation von innovativen Pilotprojekten in der Versorgungs- und Wohnlandschaft älterer Menschen: kulturelle Grammatik und systemische Choreographie. In: Karl, F. (Hg.): Transnational und translational – Aktuelle Themen der Alternswissenschaften, Reihe Soziale Gerontologie Bd. 3, Berlin: LIT, 97–118.

Schulz-Nieswandt, F. (2013b). Der inklusive Sozialraum. Psychodynamik und kulturelle Grammatik eines sozialen Lernprozesses. Baden-Baden: Nomos.

Schulz-Nieswandt, F. (2013c). Transsektorale Integrationsversorgung als Problem des Gestaltwandels der Kultur professioneller Handlungsskripte – eine Mehr-Ebenen-Analyse. In: Haller, M.; Meyer-Wolters, H.; Schulz-Nieswandt, F. (Hg.). Alterswelt und institutionelle Strukturen. Würzburg: Königshausen & Neumann, 153–168.

Schulz-Nieswandt, F. (2013d). Wohnen im Alter in der Gemeinde – zwingende Gründe und kulturelle Barrieren der De-Institutionalisierung. In: informationsdienst altersfragen 40 (4), 9–15.

Schulz-Nieswandt, F. (2013e). Das Privatisierungs-Dispositiv der EU-Kommission. Das ontologische Existenzial der Daseinsvorsorge, die sakrale Doxa des Binnenmarktes und die „kafkaistischen" Epiphanien der Regulationskultur. Berlin: Duncker & Humblot.

Schulz-Nieswandt, F. (2014). Onto-Theologie der Gabe und das genossenschaftliche Formprinzip. Baden-Baden: Nomos.

Schulz-Nieswandt, F.; Brandenburg, H. (2015). Barrieren und Möglichkeiten der Kommune als vernetzter Sozialraum. Verdichtung einschlägiger Forschungserfahrungen in psychodynamischer Perspektive. Sozialer Fortschritt 64 (3).

Schulz-Nieswandt, F.; Köstler, U. (2011). Bürgerschaftliches Engagement im Alter. Stuttgart: Kohlhammer.

Schulz-Nieswandt, F.; Köstler, U. (2012). Das institutionelle und funktionale Gefüge von kommunaler Daseinsvorsorge und bürgerschaftlichem Engagement. Ein anthropologischer Zugang zu einem sozialmorphologisch komplexen Feld in sozialpolitischer Absicht. In: Zeitschrift für öffentliche und gemeinwirtschaftliche Unternehmen 35 (4), 465–478.

Schulz-Nieswandt, F.; Köstler, U.; Langenhorst, F.; Marks, H. (2012). Neue Wohnformen im Alter. Wohngemeinschaften und Mehrgenerationenhäuser. Stuttgart: Kohlhammer.

Shier, V.; Khodyakov, D.; Cohen, L.W.; Zimmerman, S.; Saliba, D. (2014). What Does the Evidence Really Say About Culture Change in Nursing Homes? In: Gerontologist 54 (S1 Supplement), 6–16.

Stichweh, R.; Windolf, P. (2009). Inklusion und Exklusion: Analysen zur Sozialstruktur und sozialen Ungleichheit. Wiesbaden: VS Verlag für Sozialwissenschaften.

Stone, R.I.; Reinhard, S.C.; Bowers, B.; Zimmerman, D.; Philips, C.D.; Hawes, C. et al. (2002). Evaluation of the Wellspring model for improving nursing home quality. The Commonwealth Fund (URL: http://www.globalaging.org/health/us/evaluation.pdf, letzter Abruf am 09. Mai 2014).

Twenhöfel, R. (2011). Die Altenpflege in Deutschland am Scheideweg. Medizinalisierung oder Neuordnung der Pflegeberufe? Baden-Baden: Nomos.

Zimmerman, S.; Cohen, L.W. (2010). Evidence behind the Green House and similar models of nursing home care. Aging and Health 6, 717–737.

Heribert Niederschlag

Gute Pflege im Alter
Epilog

Sr. Basina erinnert gern an ein Wort von Gioconda Belli, das ihr viel
bedeutet und in dem sich das Verständnis ihres eigenen Lebens und
Wirkens widerspiegelt:

> „Man sucht sich die Zeit nicht aus, in der man die Welt betritt, aber man muss
> Spuren in seiner Zeit hinterlassen. Seiner Verantwortung kann sich niemand ent-
> ziehen. Niemand kann seine Augen verschließen, nicht seine Ohren, stumm
> werden und sich die Hände abschneiden. Es ist die Pflicht von allen zu lieben,
> ein Leben zu leben, ein Ziel zu erreichen. Wir suchen den Zeitpunkt nicht aus,
> zu dem wir die Welt betreten, aber gestalten können wir diese Welt, worin das
> Samenkorn wächst, das wir in uns tragen."

Sr. Basina hat in den vielfältigen Aufgabenfeldern, die sie sich nicht
selbst ausgesucht hat, zu gestalten versucht und ihr „Samenkorn" zu
einem mächtigen Baum heranwachsen lassen. Die ihr gestellten Aufgaben haben sich im Verlauf ihres Lebens ergeben. Sr. Basina ist
noch keine 18 Jahre alt, als sie in die Ordensgemeinschaft der Franziskanerinnen von Waldbreitbach eintritt. Schon im Noviziat kommt
ein Priester auf sie zu und sagt zu ihr: „Sie werden einmal General-
oberin." Dieses prophetische Wort hat sich zweimal erfüllt, das erste
Mal in den Jahren von 1988 bis 1994 und das zweite Mal im Jahr der
Jahrtausendwende bis 2012. Nach ihrer ersten Amtszeit als General-
oberin hat sie eine Aufgabe übernommen, die sie in der deutschen
Ordenswelt und darüber hinaus bekannt gemacht hat. Sie wurde 1995
für drei Jahre zur Generalsekretärin der Vereinigung der Ordensobe-
rinnen Deutschlands (VOD) berufen. In dieser Zeit ist sie auf die
Philosophisch-Theologische Hochschule zugegangen. Sie hat mit
Vertretern des Kollegiums der Theologischen Fakultät ein Projekt
initiiert, das mit dazu beigetragen hat, die nur wenige Jahre nach der
Jahrtausendwende aufgebrochene Krise der Hochschule zu meistern.
Im Jahr 2003 teilte der Träger der Hochschule die erschütternde
Nachricht mit, dass die finanziellen Mittel für den Erhalt der Hoch-
schule nicht mehr aufzubringen seien und die Hochschule zum 31.
Juli 2005 geschlossen werden müsse. Sr. Basina erfuhr davon. Ihre
spontane Reaktion war knapp und bestimmt: „Das darf nicht gesche-
hen! Die Hochschule muss erhalten bleiben!" Inzwischen war das
Projekt eines zweijährigen spirituellen, ethischen und theologischen
Studienganges für Führungskräfte in kirchlichen Einrichtungen er-

folgreich gestartet. Diese Erfahrung weckte ihr Vertrauen in die Hochschule. Es gelang ihr, im Zusammenwirken mit ihrem Generalrat, mit den Führungsgremien der damaligen Marienhaus GmbH und mit der Leitung der zuständigen Pallottinerprovinz die Hochschule nicht nur aus der kritischen Situation herauszuführen, sondern sie auf eine solide finanzielle Basis zu stellen und um die Gründung des Ethik-Instituts und der Pflegewissenschaftlichen Fakultät zu erweitern und zu stärken. Parallel zur Überwindung der Krise der Hochschule lief die Rettungsaktion der cusanus trägergesellschaft trier (ctt, früher: caritas trägergesellschaft trier), die ein hohes Maß an Risikobereitschaft, an Führungskompetenz und an kommunikativer Kunst erforderte. Dem außergewöhnlichen Engagement von Sr. Basina und ihrer unternehmerischen Weitsicht ist es geglückt, dass die ctt ein „hochseetüchtiges Schiff" geblieben ist. Ohne Mut und Entschlossenheit allen Widerständen zum Trotz wäre das Schiff untergegangen. Darum wundert es nicht, dass Sr. Basina mit Preisen und Orden ausgezeichnet wurde:

2005: Johanna-Loewenherz-Ehrenpreis

2009: Peter-Wust-Preis

2011: Bundesverdienstkreuz 1. Klasse

2012: Saarländischer Verdienstorden

Bei alledem bleibt Sr. Basina bescheiden. Als Christin und Ordensfrau will sie nicht mehr und auch nicht weniger als ihre Pflicht tun und dabei die Werte, die ihr und der Gesellschaft wichtig und wesentlich sind, von neuem in Erinnerung rufen. Ihr Leben steht für das Wagnis, was kaum möglich erscheint, beherzt anzugehen und in all ihrem Engagement die Daseinsnot der Menschen und ihre Würde zu schützen. In den letzten Jahren bewegte sie die Frage nach der Wahrheit des Menschen, seiner Freiheit und Würde vor dem Hintergrund eines zunehmenden Marktdenkens. Die dazu erforderliche Risikobereitschaft erfordert den Diskurs mit vielen Verantwortlichen und das klare und eindeutige Bekenntnis zu christlichen Grundwerten, die sich nicht immer rechnen und dann auch keiner wirtschaftlichen Bilanz Gewinn bringen. Nicht alles, was notwendig ist und was wirklich zählt, bringt für die Bilanz Gewinn.

Darum tritt sie entschieden ein für eine Ethik, die sich mit der Spiritualität verbindet und über das individuelle und gesellschaftliche Leben hinaus auf den Größten weist, auf Gott. Von der Verknüpfung der Ethik mit Spiritualität und Theologie erhofft sie sich einen Impuls für eine Kultur, die von humanen Werten geprägt bleibt, von Vertrauen, Transparenz, intellektueller Redlichkeit und auch von Gelas senheit. Der Dienst im Gesundheits- und Sozialwesen, der Jugendhilfe, im Bereich der Bildung, wird immer wieder konfrontiert mit den Grenzerfahrungen menschlichen Lebens. In ihrer Dankesrede anlässlich der Verleihung des Peter-Wust-Preises zitiert sie das Abschiedswort dieses hochgeschätzten Philosophen an seine Studenten, nur wenige Monate vor seinem Tod. In diesem Wort drückt sich in besonderer Weise aus, was Sr. Basina in all ihren Jahren prägt und trägt: „Und wenn Sie mich nun noch fragen sollten, bevor ich jetzt gehe und endgültig gehe, ob ich nicht einen Zauberschlüssel kenne, der einem das letzte Tor zur Weisheit des Lebens erschließen könne, dann würde ich Ihnen antworten: ‚Jawohl'. Und zwar ist dieser Zauberschlüssel nicht die Reflexion, wie sie es von einem Philosophen vielleicht erwarten möchten, sondern das ‚Gebet'. Das Gebet als letzte Hingabe gefasst, macht still, macht kindlich, macht objektiv. Die großen Dinge des Daseins werden nur den betenden Geistern geschenkt."

Autorenverzeichnis

Antfang, Peter
Dipl. Soz. Wiss., Stabsstelle Lebensqualität und Sozialraum der Paul Wilhelm von Keppler-Stiftung, Sindelfingen.

Baranzke, Heike
Dr. theol., Lehrbeauftragte für theologische Ethik an der Bergischen Universität Wuppertal.

Becker, Stefanie
Dr. phil., Psychologin und Gerontologin, Leiterin des Instituts Alter der Berner Fachhochschule.

Bettig, Uwe
Dr. PH, Professor für Management und Betriebswirtschaft in gesundheitlichen und sozialen Einrichtungen an der Alice Salomon Hochschule Berlin.

Bode, Ingo
Dr. rer pol., Professor für Sozialpolitik mit Schwerpunkt organisationale und gesellschaftliche Grundlagen an der Universität Kassel.

Brandenburg, Hermann
Dr. phil., Professor für Gerontologische Pflege an der Philosophisch-Theologischen Hochschule Vallendar (PTHV), Prodekan der Pflegewissenschaftlichen Fakultät.

Brünett, Matthias
MScN, Altenpfleger. Wissenschaftlicher Mitarbeiter am Lehrstuhl für Pflegewissenschaft, Philosophisch-Theologische Hochschule Vallendar (PTHV).

Dreyer, Malu
Ministerpräsidentin von Rheinland-Pfalz.

Gabriel, Karl
Dr. Dr. Dr. h.c., Prof. em. für Christliche Sozialwissenschaften,

Senior Professor am Exzellenzcluster Religion und Politik an der Westfälischen Wilhelms Universität Münster.

Gerstenmaier, Claudia
Dr. rer. pol., Leiterin der Stabsstelle für Kommunikation und Öffentlichkeitsarbeit der Marienhaus Stiftung, Bendorf.

Göppert, Theresa
Stud. Mitarbeiterin, Studiengang Gesundheits- und Pflegemanagement Alice Salomon Hochschule, Berlin.

Güther, Helen
Dipl.-Heilpäd., MPH. Wissenschaftliche Mitarbeiterin am Lehrstuhl für Gerontologische Pflege an der Philosophisch-Theologischen Hochschule Vallendar (PTHV).

Heil, Hanno
Dipl. Theologe, Vorsitzender des Verbandes Katholischer Altenhilfe in Deutschland (VKAD) Freiburg.

Herrenbrück, Sinje
Dipl.-Pflegewirtin (FH), Heim- und Pflegedienstleitung Altenzentrum und Wohnheim St. Katharina MARIENBORN gGmbH, Köln.

Heusel, Christof
Dipl. Sozialpädagoge/Sozialwirt, Leitung Grundsatzfragen, Strategie und Entwicklung bei der Keppler-Stiftung, Sindelfingen; Geschäftsführer des Entwicklungszentrums Gut altwerden GmbH, Sindelfingen.

Hülsken-Giesler, Manfred
Dr. phil., Professor für „Gemeindenahe Pflege" an der Philosophisch-Theologischen Hochschule Vallendar (PTHV).

Kohlen, Helen
Dr. phil., Professorin für Care Policy und Ethik, Pflegewissenschaftliche Fakultät der Philosophisch-Theologischen Hochschule in Vallendar (PTHV).

Kruse, Andreas
Dr. Dr. h.c., Professor für Gerontologie, Direktor des Instituts für Gerontologie an der Ruprecht-Karls Universität Heidelberg.

Maurer, Alfons
Dr. theol., Dipl. psych., Vorstand der Keppler-Stiftung, Altenhilfeträgerin in Baden-Württemberg, Sindelfingen.

Meyer, Marianne
Franziskanerin, Mitglied des Vorstandes der Marienhaus Stiftung, Bendorf.

Niederschlag, Heribert
Pallottiner, Dr. theol., Prof. em. für Moraltheologie an der Philosophisch-theologischen Hochschule Vallendar; Direktor des Ethik-Instituts Vallendar (PTHV).

Oswald, Frank
Dr. phil., Professor für Interdisziplinäre Alternswissenschaft am Fachbereich Erziehungswissenschaften der Goethe-Universität Frankfurt am Main.

Proft, Ingo
Dr. theol., Lehrbeauftragter für Moraltheologie und Ethik an der Philosophisch-Theologischen Hochschule Vallendar (PTHV) und der Katholischen Hochschule Mainz.

Rheinbay, Paul
Pallottiner, Dr. theol., Professor für Alte Kirchengeschichte, Rektor der Philosophisch-Theologischen Hochschule Vallendar (PTHV).

Schneiders, Katrin
Dr. rer. soc., Professorin für Wissenschaft der Sozialen Arbeit mit Schwerpunkt Sozialwirtschaft am Fachbereich Sozialwissenschaften der Hochschule Koblenz.

Schulz-Nieswandt, Frank
Dr. rer. soc. Univ.-Prof. für Sozialpolitik und Methoden der qualitativen Sozialforschung, Direktor des Seminars für Genossenschaftswesen an der Universität zu Köln, Honorarprofessor an der Philosophisch-Theologischen Hochschule Vallendar (PTHV).

Theobald, Hildegard
Dr. phil., Professorin für Organisationelle Gerontologie, Institut für Gerontologie, Universität Vechta.

Wahl, Hans-Werner
Dr. phil., Professor für Psychologische Alternsforschung. Psychologisches Institut der Universität Heidelberg.

Werner, Burkhard
Dr. public health, Professor für die Organisation des Pflegedienstes im Gesundheitswesen an der Kath. Hochschule Freiburg.

Will, Karl-Heinz
Dipl.-Gerontologe, Abteilungsleiter der Stiftung der Cellitinnen e.V., Köln.

Institut für wissenschaftliche Weiterbildung

Als Einrichtung der Philosophisch-Theologischen Hochschule Vallendar (PTHV) dient das Institut für Wissenschaftliche Weiterbildung (IWW) der Initiierung und Koordinierung, Planung, Organisation und Durchführung der Fort- und Weiterbildungsaktivitäten der Hochschule.

Zielgruppen und Schwerpunkte:

- Weiterbildung von Frauen und Männern, die sich in ihrem familiären, beruflichen, gesellschaftlichen und politischen Tätigkeitsfeld am christlichen Welt- und Menschenbild orientieren und von christlichen Werten leiten lassen wollen;
- Ökumenische und interreligiöse Weiterbildung von Christen für die Begegnung mit Angehörigen anderer christlicher Bekenntnisse bzw. mit Gläubigen anderer Religionen;
- Medizin-ethische Weiterbildung von Ärzten, Medizinern, Frauen und Männern in gesundheitlichen Beratungsdiensten;
- Unternehmensethische Weiterbildung von Unternehmern und Führungskräften in Wirtschafts- und Dienstleistungsunternehmen.
- (In Planung sind Weiterbildungsangebote zu wertorientierter Unternehmensführung. Leitvorstellung dabei ist eine Unternehmenskultur auf der Grundlage des christlichen Weltbildes und christlicher Werte wie Achtung der Personenwürde, Selbst – und Mitverantwortung, Subsidiarität, dialogische Loyalität und Verantwortung für das Gemeinwohl.)

Kontakt:
http://www.pthv.de/institute/iww/

Ethik-Institut Vallendar

Das im Oktober 2006 an der PTHV gegründete Ethik-Institut bearbeitet ethische Fragestellungen, vor allem für christliche Trägerorganisationen im Gesundheits- und Sozialwesen. Der Arbeitsschwerpunkt liegt zunächst auf der Medizin- und der Pflegeethik. Geplant sind darüber hinaus weitere Sektionen zur Führungs- und zur Wirtschaftsethik.

Ethik-Institut Vallendar ist Geschäftsstelle des Trägerübergreifenden Ethikrates im Bistum Trier

Auf Initiative der vier großen katholischen Trägerorganisationen im Gesundheits- und Sozialwesen hat sich im Bistum Trier am 26. Februar 2008 mit seiner konstituierenden Sitzung ein trägerübergreifender Ethikrat gebildet, dessen Arbeit die Barmherzige Brüder Trier e.V. (BBT), die Caritas Trägergesellschaft Saarbrücken mbH (cts), der Cusanus Trägergesellschaft Trier mbH (ctt, ehemals Caritas Trägergesellschaft Trier), die Marienhaus Unternehmensgruppe und die Franziskanerbrüder vom Hl. Kreuz (Hausen) zu gleichen Teilen unterstützen. Weiterhin dient er über die Deutsche Ordensoberkonferenz (DOK) auch für weitere von Orden getragene Gesellschaften mit Einrichtungen im Gesundheits- und Sozialwesen als Ansprechpartner.

Der Ethikrat bearbeitet konkrete ethische Fragestellungen von übergeordneter Bedeutung, die sich in den Einrichtungen der genannten Trägergesellschaften ergeben. Er greift daneben aber auch eigenständig Themen auf, die im aktuellen gesellschaftlichen Diskurs erörtert werden und wesentliche Bedeutung für die Arbeit der Träger erlangen können. Mit seinen Empfehlungen, die in den einzelnen Trägerorganisationen eigenverantwortlich umgesetzt werden, will er den Verantwortlichen im normativen Bereich helfen, ihre Entscheidungen vor Ort ethisch reflektiert zu treffen.

Kontakt:
http://www.ethik-institut-vallendar.de